参　编　(排名不分先后)

周雅君（湖北省中医院）	吴晓曼（湖北省中医院）
陈小明（大冶市中医医院）	王艳萍（湖北省中医院）
郑　武（湖北省疾病预防控制中心）	董石磊（湖北省中医院）
赵丁源（湖北省疾病预防控制中心）	向宏刚（孝感市第一人民医院）
张　薇（湖北省疾病预防控制中心）	孙姣英（孝感市第一人民医院）
刘　聪（湖北省疾病预防控制中心）	郑　红（鄂州市第三医院）
吕　凸（湖北省疾病预防控制中心）	张广琴（鄂州市第三医院）
余晓丽（武汉市金银潭医院）	张　冬（荆州市第一人民医院）
黄正辉（武汉市金银潭医院）	张继华（荆州市第一人民医院）
陈　丽（武汉市金银潭医院）	吴明杰（浠水县人民医院）
吴兴邦（武汉市金银潭医院）	南　勇（浠水县人民医院）
刘梦婷（湖北省中医院）	姜荣才（大冶市中医医院）
黄田田（湖北省妇幼保健院）	董　静（黄石市中医医院）
雷恩泽（湖北中医药大学）	黄新造（黄石市公共卫生医疗救治中心）
赵　丹（湖北省中医院）	唐香芸（钟祥市中医医院）
刘　念（湖北省中医院）	

中西医协同防治
艾滋病基础与临床

○ 主　审

涂晋文（湖北省中医院）

赵映前（湖北省卫生健康委员会）

○ 主　编

刘建忠（湖北中医药大学、湖北时珍实验室）

蒋洪林（湖北省疾病预防控制中心）

阮连国（武汉市金银潭医院）

杨　毅（湖北省中医院）

肖明中（湖北省中医院）

○ 副主编

李瀚旻（湖北省中医院）　　　　汤　恒（湖北省疾病预防控制中心）

王　芹（湖北省中医院）　　　　洪　可（武汉市金银潭医院）

刘　毅（随州市中医医院）　　　陈　瑶（湖北省中医院）

倪　维（湖北省中医院）　　　　柯靖雯（湖北省中医院）

华中科技大学出版社
http://press.hust.edu.cn
中国·武汉

内 容 简 介

本书除附录外分为六章。前三章集中讨论了艾滋病的基础知识和最新研究进展,第一章为现代医学对艾滋病的认识,第二章为中医对艾滋病的认识,第三章为艾滋病防治的研究进展;后三章则聚焦于湖北省在艾滋病防治方面的实践经验和案例分析,第四章为湖北省艾滋病的流行与预防控制,第五章为中西医协同防治艾滋病的湖北实践,第六章为湖北省中医药防治艾滋病的应用案例。

本书可供医学专业人士、公共卫生工作者以及广大关心艾滋病防治的人士参考。

声 明

未经主编和出版社书面授权,不得以任何方式复制本书内容。

图书在版编目(CIP)数据

中西医协同防治艾滋病基础与临床 / 刘建忠等主编. -- 武汉:华中科技大学出版社,2025.3.
ISBN 978-7-5772-1725-3
Ⅰ. R512.91
中国国家版本馆 CIP 数据核字第 2025M9L586 号

中西医协同防治艾滋病基础与临床　　　　　　　　　　　　刘建忠等　主编
Zhongxiyi Xietong Fangzhi Aizibing Jichu yu Linchuang

策划编辑:周　琳　黄晓宇
责任编辑:丁　平　毛晶晶
封面设计:廖亚萍
责任校对:朱　霞
责任监印:周治超

出版发行:华中科技大学出版社(中国·武汉)　　电话:(027)81321913
　　　　　武汉市东湖新技术开发区华工科技园　　邮编:430223
录　　排:华中科技大学惠友文印中心
印　　刷:湖北恒泰印务有限公司
开　　本:889mm×1194mm　1/16
印　　张:14　插页:2
字　　数:367千字
版　　次:2025年3月第1版第1次印刷
定　　价:88.00元

本书若有印装质量问题,请向出版社营销中心调换
全国免费服务热线:400-6679-118　竭诚为您服务
版权所有　侵权必究

序

艾滋病作为20世纪末被发现的一种疾病,以其较快的传播速度和对人类健康的严重威胁,迅速成为全球公共卫生领域的一大挑战。随着时间的推移,人们对这一疾病的认识不断加深,防治策略也在不断发展和完善。本书便在这样的背景下诞生,旨在全面介绍艾滋病的现代医学认识、中医理解以及防治研究的最新进展,并特别聚焦湖北省在艾滋病防治方面的实践经验。

本书第一章深入探讨了艾滋病的发病机制、临床表现、诊断标准和治疗方法,为读者认识艾滋病提供了一个全面而科学的现代医学视角。第二章阐述了中医对艾滋病的认识,展现了中医在现代疾病防治中的独特价值和作用。第三章聚焦于艾滋病防治的最新研究进展,包括流行病学研究、疫苗和药物研发、抗病毒治疗策略等,反映了当前科学研究的最新成果。

第四至第六章则将视角转向湖北省,深入探讨了地方层面在艾滋病防治方面的实践经验。第四章详细分析了湖北省艾滋病的流行状况、预防措施和控制策略,以及这些防控措施的实际效果和面临的挑战。第五章着重介绍了中西医协同防治艾滋病的湖北实践,探讨了中西医协同在艾滋病防治中的优势和实际效果。第六章通过一系列应用案例,展示了湖北省中医药防治艾滋病的具体做法和成效,为中医药在艾滋病防治中的应用提供了实证支持。

在六十余载的医学研究生涯中,我深刻体会到艾滋病防治工作的复杂性和艰巨性。本书的出版,不仅为医学专业人士、公共卫生工作者以及广大关心艾滋病防治的人士提供了宝贵的知识和信息,也为全球艾滋病防治事业贡献了一份力量。我坚信,通过不断地进行科学研究、实践探索和国际合作,我们能够找到更有效的防治艾滋病的方法,最终战胜这一疾病。

愿本书成为您在艾滋病防治征途中的良师益友,为您的学习和工作提供指导和帮助。让我们一起携手,为实现"零艾滋"的目标而努力。

敬请启阅。

国医大师
湖北中医药大学二级教授
博士生导师

前　　言

　　习近平总书记强调，艾滋病的防治工作要坚持预防为主、防治结合、依法防治、科学防治，落实"四免一关怀"政策，加强人文关怀，动员社会力量积极参与，消除社会歧视，为感染者和病人提供及时有效的治疗和帮助，让他们感受到社会主义大家庭的温暖。这些措施不仅突显了党和国家对艾滋病防治工作的重视，也为营造一个更加包容和支持的社会氛围打下了坚实基础。

　　中医药在艾滋病防治方面展现出巨大潜力，并逐渐获得现代医学研究的认可。中医药以其独特的理论体系和治疗方法，为艾滋病患者提供了新的治疗途径。在治疗过程中，中医药可调整和增强患者的免疫功能，缓解患者症状，提高患者生活质量。随着科学研究的不断深入，中医药将在未来的艾滋病治疗中扮演更加关键的角色。

　　本书共六章，前三章介绍艾滋病基础知识和最新研究，后三章介绍湖北省艾滋病防治实践经验。第一章介绍现代医学对艾滋病的认识，第二章从中医角度探讨艾滋病防治，第三章总结艾滋病防治的最新研究进展，第四章分析湖北省艾滋病流行状况和防控措施，第五章探讨中西医协同防治艾滋病的湖北实践，第六章通过案例展示中医药在提高艾滋病患者生活质量和降低病毒载量中的效果。

　　整体而言，本书不仅为读者提供了艾滋病防治的科学知识，还通过湖北省的实践经验，展示了中医药在艾滋病防治中的实际应用和潜力。所有编写人员希望每一位读者都能从中获益。本书的出版得到了华中科技大学出版社的大力支持，在此表示衷心的感谢！由于编者水平有限，其中不妥之处，还请同行批评指正。

编　者

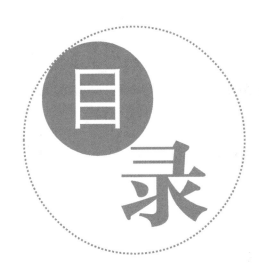

第一章 现代医学对艾滋病的认识 /1

第一节 艾滋病的发现与流行 /1
第二节 艾滋病的病原学、发病机制 /4
第三节 艾滋病的临床表现 /12
第四节 艾滋病的预防 /14
第五节 艾滋病实验室检测、诊断和治疗 /21

第二章 中医对艾滋病的认识 /40

第一节 中医药防治艾滋病的历程 /40
第二节 艾滋病中医证候、病因病机 /42
第三节 艾滋病(包括合并症)的中医辨证论治 /44
第四节 中西医协同防治艾滋病的进展与思考 /47

第三章 艾滋病防治的研究进展 /50

第一节 中西医协同防治艾滋病的研究进展 /50
第二节 艾滋病抗病毒药物的研究进展 /55

第四章　湖北省艾滋病的流行与预防控制　　/78

第一节　湖北省艾滋病流行病学　　/78
第二节　湖北省艾滋病抗病毒治疗现状　　/88
第三节　湖北省艾滋病的预防干预　　/123
第四节　湖北省艾滋病防控的政策演变　　/134

第五章　中西医协同防治艾滋病的湖北实践　　/148

第一节　湖北省中医药防治艾滋病的政策　　/148
第二节　湖北省中医药防治艾滋病的早期临床实践　　/149
第三节　艾滋病"三因制宜"指导思想的确立　　/152
第四节　因时制宜　　/154
第五节　因地制宜　　/160
第六节　因人制宜　　/161
第七节　湖北省中医药防治艾滋病的科学研究　　/163

第六章　湖北省中医药防治艾滋病的应用案例　　/166

第一节　随州的"温馨家园"模式　　/166
第二节　中西医协同大冶模式　　/174
第三节　武汉市金银潭医院中西医协同临证经验　　/182
第四节　依托质控中心，同质、创新抗病毒荆州模式　　/189

附录　　/197

附录1　艾滋病免费抗病毒药品出入库登记表　　/197
附录2　艾滋病免费抗病毒药品出库单　　/198
附录3　艾滋病免费抗病毒药品季度申请表　　/199
附录4　艾滋病免费抗病毒药品发放登记表　　/200
附录5　艾滋病免费抗病毒药品门诊明细表　　/201
附录6　检测样本的采集、保存与运输要求　　/203
附录7　$CD4^+$T淋巴细胞计数送检单　　/205
附录8　HIV-1病毒载量检测送样表　　/206
附录9　HIV-1基因型耐药检测送样单　　/207
附录10　二线药换药申请单　　/208
附录11　督导评估表　　/209
附录12　湖北省流动艾滋病患者抗病毒治疗管理方案(试行)　　/214

第一章 现代医学对艾滋病的认识

第一节 艾滋病的发现与流行

一、艾滋病的发现

(一)艾滋病的起源

艾滋病(AIDS)是一种动物源性的病毒性疾病,起源于非洲中部的野生灵长类动物。人类免疫缺陷病毒1型(HIV-1)与黑猩猩免疫缺陷病毒(SIVcpz)在基因构成方面非常接近,很可能是黑猩猩跨种群传播给人类的病毒;人类免疫缺陷病毒2型(HIV-2)与乌白眉猴免疫缺陷病毒(SIVsm)非常接近,很可能来源于乌白眉猴。

关于人类免疫缺陷病毒(HIV)的起源一直存在争议。有研究者提出五条可证明灵长类动物的慢病毒在动物间传播的证据:①相似的病毒基因组构成;②种系相关性;③在自然宿主间流行;④地理的一致性;⑤可接受的合理传播途径。然而一个显著的特征是黑猩猩或乌白眉猴都可以感染猴免疫缺陷病毒(SIV),但基本不出现症状,因此科学家提出了很多关于病毒跨种群传播的理论,比较受关注的有以下四种理论。

1."猎人"理论 这是最受学者广泛接受的理论。在非洲,猎人捕杀黑猩猩作为食物,在这种情况下,当一些感染了SIVcpz的黑猩猩被宰杀时,其血液中的SIVcpz可能通过猎人破损的伤口进入猎人体内,从而使他们感染SIVcpz,在人体内,机体的免疫系统会对病毒进行免疫应答。在某些特定情况下,如免疫抑制情况下,SIVcpz逐渐适应了新的宿主变成了HIV-1。已经有一些证据支持这种理论。比如,研究发现,一些HIV-1 M组中不同早期病毒株的基因构成有很细微的差别。每一次SIVcpz从黑猩猩传播到人,病毒都会以略微不同的方式适应人体,久而久之就产生了不同的HIV病毒株。逆转录病毒从灵长类动物传播到人的事件每天都在发生。对喀麦隆1099份个体样品的分析发现,有10份(约1%)样品检出了猴泡沫病毒(simian foamy virus,SFV)——一种类似SIV的病毒,以前被认为只感染灵长类动物。

2. "特别癌症病毒项目(special virus cancer program,SVCP)"理论 Cantwell 提出该理论。1964年,美国马里兰州的国立癌症研究所获批了一个由政府资助的特别癌症病毒项目(SVCP),这个项目研究能引起人类癌症和免疫缺陷的各种动物病毒。最初这个项目主要研究与白血病和淋巴瘤相关的病毒,不久,这个项目就扩大到研究各种不同的癌症相关的病毒。每年,美国国立癌症研究所会发布一份研究成果的年报。1971年,SVCP报道了鼠的白血病病毒可以在人的体细胞内生长;通过基因工程技术,改造出了杂合了鼠的肉瘤病毒和猫科的白血病病毒的"杂交瘤病毒",这种病毒可以在猫的细胞内生长;禽类和猫科的逆转录病毒可以在猴子身上产生癌症细胞;猫科和鼠类的杂交瘤病毒及猫科的白血病病毒可以适应人工培养的人体组织细胞。在这些实验中,病毒"跨种"传播经常发生。如果将艾滋病和SVCP联系起来,一些人可能想知道,艾滋病的产生是否与20世纪70年代的病毒"跨种"实验有关。

3. "针具污染"理论 这种理论是对"猎人"理论的扩展。自20世纪50年代起,一次性塑料注射器作为一种廉价、不需消毒的注射器开始在医药卫生领域大范围使用。然而,对于从事免疫接种和其他医疗活动的非洲医疗保健人员来说,大量使用一次性注射器是相当昂贵的。因此,一支未经过消毒的注射器在多名患者之间使用,这使得病毒(例如猎人血液中的SIVcpz)快速在人群之间传播,每个新感染者体内将会有大量的病毒颗粒复制成熟,尽管最初猎人感染的SIV还没转变成HIV。

4. "殖民主义"理论 这是争论较为激烈的理论之一,由 Jim Moore 提出。该理论也是以"猎人"理论为基础,全面解释了艾滋病从原发感染到流行的过程。19世纪晚期到20世纪早期,非洲的许多国家处于殖民统治下,比如法国统治非洲的赤道地区,比利时统治刚果。当时的殖民统治政策极端苛刻和严厉,许多非洲人被驱赶到劳动集中营。集中营卫生条件差,食物供给不足,劳动强度大。由于缺乏食物,对于被殖民者来说,捕食黑猩猩成为额外获取食物的来源,一些感染了SIV的黑猩猩被捕杀,食用这些黑猩猩的人很可能就感染了SIV,在人体免疫力低下时,SIV可能就转变成HIV。HIV被认为在20世纪早期开始在人群中流行,这刚好与集中营建立的时间相一致,这一事实可以支持这种理论。

总的来说,HIV的产生似乎是SIV从黑猩猩/乌白眉猴传播到人类的结果,而其他灵长类动物则成为这种病毒的自然宿主和保存库。

(二)艾滋病的首次病例报道

1981年6月5日,美国疾病预防控制中心在《发病率与死亡率周刊》上简要介绍了5例艾滋病患者的病史,这是世界上第1次有关艾滋病的正式记载。被确诊的最早病毒株可以追溯到1959年,是从金沙萨(现在刚果民主共和国境内)一名成年男性血浆样品分离出来的,就是现在熟知的ZR59,属于HIV-1 M组。第2次有记录的HIV感染者可以追溯到1960年,其是刚果民主共和国的一名成年女性。还有2例早期有记录的确诊病例:一例是1969年,从美国路易斯安那州的一例死亡儿童的组织分离出HIV;另一例是1976年,从挪威一例死亡船员的组织中分离出HIV。1982年,这种疾病被命名为"艾滋病"。不久以后,艾滋病迅速蔓延到各大洲。1985年,一名到中国旅游的外籍青年患病入住北京协和医院后很快死亡,后被证实死于艾滋病,这是我国发现的第1例艾滋病病例。

二、艾滋病的流行

(一)艾滋病的发展

艾滋病严重威胁着人类的生存,已引起世界卫生组织(WHO)及各国政府的高度重视。随着研究的深入,人们逐渐认识到艾滋病是HIV感染所引起的以免疫缺陷为主要特点并累及多系统和器官的病毒性传染病,是影响人类健康和社会经济发展的重要公共卫生问题。

(二)全球艾滋病流行现状

根据2023年7月联合国艾滋病规划署发布的报告,截至2022年底,在世界范围内存活的HIV感染者/艾滋病患者高达3900万例,其中150万例是0~14岁的儿童。2022年新发HIV感染者130万例。2022年约有63万人死于HIV相关疾病,而2004年有190万人,2010年有130万人。2022年全世界约有2980万HIV感染者正在接受抗逆转录病毒治疗,比2010年的780万有大幅度增加。联合国2021年6月8日提出"到2030年终结艾滋病流行"的宣言,将预防作为优先事项,确保到2025年,有效的艾滋病综合预防方案涵盖95%的具有HIV感染风险者;承诺2030年前实现"三个95%"目标,即95%的HIV感染者能得到确诊,95%的确诊者能获得抗逆转录病毒治疗(ART)以及95%的接受ART者体内病毒得到抑制;计划2025年之前消除HIV母婴传播;计划到2025年,将每年新增HIV感染病例控制在37万例以下,将每年艾滋病死亡病例控制在25万例以下,并消除与HIV相关的一切形式的污名化与歧视,实现到2030年终结艾滋病流行的目标。

(三)中国艾滋病流行现状

根据中国疾病预防控制信息系统数据,截至2023年12月31日,31个省(自治区、直辖市)(不含港澳台)报告现存活HIV感染者/艾滋病患者1289700例,报告死亡457609例,存活HIV感染者719464例,艾滋病患者570236例。其中新报告病例数2020年至2023年分别为13.1万、12.9万、10.7万和11.04万,与2019年15.1万相比明显下降;报告存活病例数呈逐年增加趋势;报告病例以性途径传播为主,2023年新报告的HIV感染者/艾滋病患者中,HIV感染者男女之比为3.4∶1,艾滋病患者男女之比为3.8∶1;15岁以下HIV感染者301例,艾滋病患者65例。2020—2022年,经输血/血制品途径传播报告病例数为0;2022年,经注射毒品传播报告病例数占比下降到0.4%,经母婴传播报告病例数占比下降到0.2%,均明显下降。报告全死因死亡数在2019年达到顶峰,为3.9万,2020年开始下降,2022年报告全死因死亡数为3.0万,报告死亡比例为2.4%。异性性传播方式复杂多样,男性同性性传播风险较高,干预力度仍需加强;晚发现者比例较高,抗病毒治疗效果仍有提高空间。

(四)HIV的分子流行病学

HIV的遗传物质是RNA。HIV的RNA有3个结构基因,分别为env、gag和pol,编码结构蛋白;还有6个调节基因,分别为tat、rev、nef、vif、vpr和vpu,编码调节蛋白,调控病毒转录、翻译、复制和致病。HIV的逆转录酶缺乏校正能力,使得在一个复制循环中,每个碱基的突变率达到了3.4×10^{-5}。一方面,据估算,HIV基因组中约有10000个碱基对,每天可以生产出10^9拷贝,所以任何一个感染个体在一天中就可以产生数百万个突变株;另一方面,当一个细胞同时感染两种或两种以上不同的亚型时,它们就会发生基因重组,生产出大量病毒变异株。基因突变和基因重组是HIV复制过程中出现的两个特性,是病毒变异的根源。

已发现 HIV-1 和 HIV-2 两型病毒基因的同源性为 50% 左右,其抗原性有一定差异,两型都能导致艾滋病。HIV-1 致病性强,传播迅速,病程进展快,是世界流行株,绝大多数 HIV 感染者/艾滋病患者由 HIV-1 引起。HIV-2 比 HIV-1 致病性弱,主要在非洲西部地区流行。根据编码包膜蛋白的 env 基因和编码衣壳蛋白的 gag 基因序列的同源性,HIV-1 进一步分为 3 个组,M 组(main,即主要组)、O 组(outline,即外围组)和 N 组(new,or non-M,non-O,即新组或非 M 非 O 组)。HIV-1 M 组是目前全球流行最广泛的 HIV,基于系统化分析可将 M 组分为 10 种亚型(A、B、C、D、F、G、H、J、K 和 L)和一系列的流行重组型(circulating recombinant form,CRF)以及独特重组型(unique recombinant form,URF)。HIV 的传播和病毒重组致使全球基因型的分布特征各异。在全球范围内,C 亚型感染人数最多,约占全球所有 HIV-1 感染者的 46.6%,其次是 CRF(16.7%)、B 亚型(12.1%)、A 亚型(10.3%)、URF(6.1%)和其他亚型(8.2%),其中重组病毒的感染率高达 22.8%,重组病毒的流行率在不断上升。

我国以 HIV-1 为主要流行株,已发现的有 A、B(欧美 B)、B'(泰国 B)、C、D、F、G、H、J 和 K 10 个亚型,还有不同 CRF,目前流行的 HIV-1 主要亚型是 AE 重组型和 BC 重组型。1999 年起在我国部分地区发现有少数 HIV-2 感染者。

第二节 艾滋病的病原学、发病机制

一、艾滋病的病原学特征

HIV 在病毒分类学上属于逆转录病毒科慢病毒属中的人类慢病毒组,为直径 100~120 nm 的球形颗粒,由核心和包膜两部分组成。核心由衣壳蛋白(CA,p24)组成,衣壳内包括两条完全相同的病毒单股正链 RNA、核衣壳蛋白(NC)和病毒复制所必需的酶类,包括逆转录酶(RT,p51/p66)、整合酶(IN,p32)和蛋白酶(PR,p10)等。病毒的最外层为包膜,其中嵌有外膜糖蛋白 gp120 和跨膜糖蛋白 gp41;包膜结构之下是基质蛋白(MA,p17),基质蛋白形成病毒内壳。

HIV-1 入侵宿主的主要受体:HIV 需借助易感细胞表面的受体进入细胞,包括第一受体(CD4,主要受体)和第二受体(CCR5 或 CXCR4 等辅助受体)。根据 HIV 对辅助受体利用的特性可将 HIV 分为 X4 和 R5 毒株。R5 毒株通常只利用 CCR5 受体,而 X4 毒株常常同时利用 CXCR4、CCR5 和 CCR3 受体。值得注意的是,在疾病的早期阶段,HIV 常利用 CCR5 作为辅助受体,而在疾病进程晚期,HIV 常利用 CXCR4 作为辅助受体。

HIV 在人体细胞内的感染过程如下。①吸附、膜融合及穿入:HIV-1 进入人体后,选择性地吸附于靶细胞的 CD4 受体上,在辅助受体的帮助下进入宿主细胞。②逆转录、入核及整合:在细胞质中,病毒 RNA 在逆转录酶的作用下形成互补 DNA(cDNA),在 DNA 聚合酶作用下合成病毒双链线性 DNA。随后进入细胞核,在整合酶的作用下整合到宿主细胞的染色体 DNA 中。这种整合到宿主 DNA 后的病毒 DNA 即被称为前病毒。③转录及翻译:前病毒被活化后,在细胞 RNA 聚合酶的催化下转录形成 RNA,部分 RNA 经加帽、加尾成为病毒的子代基因组 RNA;另一部分 RNA 经拼接而成为病毒 mRNA,在细胞核糖体上转译成病毒的结构蛋白(Gag、Gag-Pol 和 Env 前体蛋白)和各种非结构蛋白,合成的病毒蛋白在内质网核糖体上进行糖化和加工,在蛋白酶作用下裂解,产生子代病毒的蛋白质和酶类。④装配、成熟及出芽:Gag 和 Gag-Pol 前体蛋白与病毒子代基因组 RNA 在细胞膜的内面进行包装,gp120 和 gp41 转运到细胞膜的表面,与正在出芽的 Gag 和 MA 相结合,通过芽生从细胞膜上获得病毒体包膜,形成独立的病毒颗粒。在出芽的中期或晚期,病毒颗粒中的 Gag 和 Gag-Pol 前体蛋白在病毒自身的蛋白酶作用下裂解成更小的病毒蛋白,包括 Gag 中的 p17、p24、p7、p6 以及 Gag-Pol 中的逆转录酶、整合酶和蛋白酶。这些病毒蛋白与子代基因组 RNA 进一步组合,最后形成具有传染性的、成熟的病毒颗粒。

HIV 在外界环境中的生存能力较弱,对物理因素和化学因素的抵抗力较低。一般对乙型肝炎病毒(HBV)有效的消毒剂,如碘酊、过氧乙酸、戊二醛、次氯酸钠等对 HIV 也有良好的灭活作用。因此,对 HBV 有效的消毒和灭活方法均适用于 HIV。除此之外,70%的乙醇也可灭活 HIV,但紫外线或 γ 射线不能灭活 HIV。HIV 对热很敏感,对低温耐受性强于高温。56 ℃处理 30 min 可使 HIV 对人的 T 淋巴细胞失去感染性,但不能完全灭活血清中的 HIV;100 ℃处理 20 min 可将 HIV 完全灭活。

1. 艾滋病的传染源 主要是 HIV 感染者和艾滋病患者。HIV 主要存在于传染源的血液、精液、阴道分泌物、胸腹水、脑脊液、羊水和乳汁等中。

2. 艾滋病的感染和传播途径 经性接触传播(包括不安全的同性、异性和双性性接触传播等)、经血液及血制品传播(包括共用针具静脉注射毒品传播、不安全不规范的介入性医疗操作传播、文身传播等)、经母婴传播(包括宫内感染传播、分娩时传播和哺乳传播等)。

3. 高风险人群 主要有男男性行为者、静脉注射毒品者、与 HIV 感染者/艾滋病患者有性接触者、多性伴人群、性传播疾病(sexually transmitted disease,STD)患者。

二、艾滋病的发病机制

HIV 主要侵犯人体的免疫系统,包括 $CD4^+$ T 淋巴细胞、单核巨噬细胞和树突状细胞等,主要表现为 $CD4^+$ T 淋巴细胞数量不断减少,最终导致人体细胞免疫缺陷,导致各种机会性感染和肿瘤的发生。此外,HIV 感染也会导致心血管疾病(cardiac vascular disease,CVD)、骨病、肾病和肝功能不全等疾病的发生风险增高。

HIV 进入人体后,24~48 h 到达局部淋巴结,5~10 天在外周血中可以检测到病毒成分,继而产生病毒血症,导致急性感染,出现 $CD4^+$ T 淋巴细胞数量短期内一过性迅速减少。大多数感染者未经特殊治疗,$CD4^+$ T 淋巴细胞数量可自行恢复至正常水平或接近正常水平。由于病毒储存库的存在,宿主免疫系统不能完全清除病毒,故形成慢性感染,包括潜伏期和发病期。国际上报道,潜伏期持续时间平均为 8 年,需要注意的是,我国男男性行为感染 HIV 者的病情进展较快,在感染后平均 4.8 年进展到发病期。潜伏期主要表现为 $CD4^+$ T 淋巴细胞数量持续缓慢减少;进入发病期后 $CD4^+$ T 淋巴细胞再次快速减少,多数感染者 $CD4^+$ T 淋巴细胞计数在 $350/\mu L$ 以下,部分晚期患者甚至降至 $200/\mu L$ 以下。

HIV 感染导致 $CD4^+$ T 淋巴细胞计数下降的主要原因:①HIV 引起 $CD4^+$ T 淋巴细胞凋亡或焦亡;②HIV 复制所造成的直接杀伤作用,如病毒出芽时引起细胞膜完整性的改变等;③HIV 复制所造成的间接杀伤作用,如炎症因子的释放或免疫系统的杀伤作用;④HIV 感染导致胸腺组织萎缩和胸腺细胞死亡等。HIV 引起的免疫异常除了 $CD4^+$ T 淋巴细胞数量的减少外,还包括 $CD4^+$ T 淋巴细胞、B 淋巴细胞、单核巨噬细胞、NK 细胞和树突状细胞的功能障碍和异常免疫激活。

HIV感染者在临床上可表现为典型进展、快速进展和长期缓慢进展三种转归。影响HIV感染者临床转归的主要因素有病毒、宿主免疫和遗传背景等。机体通过固有免疫和适应性免疫应答对抗HIV感染。黏膜既是HIV侵入机体的主要门户，又是HIV增殖的场所，是HIV通过性接触传播的重要通道。HIV通过破损的黏膜组织进入人体后，随即局部固有免疫细胞（如单核巨噬细胞、树突状细胞、NK细胞和γδT淋巴细胞等）对HIV进行识别、内吞并杀伤处理后将病毒抗原提呈给适应性免疫系统，之后的2～12周，机体将产生针对HIV蛋白的各种特异性抗体，其中中和抗体在控制病毒复制方面具有重要作用。特异性细胞免疫主要包括HIV特异性CD4$^+$T淋巴细胞免疫反应和特异性细胞毒性T淋巴细胞（CTL）反应。

绝大多数HIV感染者/艾滋病患者经过ART后，HIV所引起的免疫异常改变能恢复至正常或接近正常水平，即免疫重建，包括CD4$^+$T淋巴细胞数量和免疫功能的恢复。然而，有10%～40%的HIV感染者/艾滋病患者即使能够长期维持病毒抑制，但仍不能完全实现免疫重建，这些患者被称为免疫重建不良者或免疫无应答者。与达到完全免疫重建的患者相比，免疫重建不良者艾滋病相关和非艾滋病相关疾病的发生率和死亡率均升高。

1. HIV致免疫系统相关改变 HIV主要侵犯人体的免疫系统，包括CD4$^+$T淋巴细胞、单核巨噬细胞和树突状细胞等，主要表现为CD4$^+$T淋巴细胞数量不断减少，最终导致人体细胞免疫缺陷，引起各种机会性感染和肿瘤的发生。艾滋病定义性肿瘤主要有非霍奇金淋巴瘤和卡波西肉瘤，也需关注非艾滋病定义性肿瘤（如肝癌、肺癌、肛周肿瘤等）的筛查、诊治和处理。肿瘤的确诊依赖病理活检。肿瘤需根据病情给予个体化综合治疗，包括手术治疗、化疗、靶向治疗、免疫治疗、介入治疗和放疗（具体请参考相关指南）。所有艾滋病合并肿瘤的患者均建议尽早启动高效抗逆转录病毒治疗（highly active anti-retroviral therapy，HAART），需要注意抗病毒药物和抗肿瘤药物之间的相互作用，尽量选用骨髓抑制作用和药物相互作用小的HAART方案，如整合酶抑制剂（INSTI）或融合抑制剂（FI）的方案。肿瘤的诊治不应因感染HIV而降低要求，应提倡应用多学科协作诊疗（multi-disciplinary treatment，MDT）模式，应与肿瘤科、介入科、病理科、外科等的专家一同制订诊治方案。治疗中注意预防各种并发症尤其是感染的发生。

2. HIV致心血管疾病发生 HIV感染者心血管疾病（cardiac vascular disease，CVD）发病原因多、机制复杂，与非HIV感染者CVD具有不同的特点。

(1)感染相关因素：HIV引起CVD的发生有多种途径。①HIV-1调节蛋白Tat作用：Tat能够促进单核细胞趋化蛋白-1（monocyte chemoattractant protein-1，MCP-1）分泌，从而使单核细胞向内皮细胞迁移。动物实验证实，Tat能够引起猪冠状动脉内皮功能失调。②HIV可引起血管内皮发生变化。研究发现，病毒载量与血管内皮功能失调相关，未治疗的HIV感染者内皮细胞活化标志物（如血管细胞黏附分子-1、细胞间黏附分子-1、血友病因子等）水平明显高于健康人。③HIV感染者合并巨细胞病毒等感染可以改变促进动脉硬化的危险因素和调节因素，从而促进动脉硬化。④HIV感染相关的细胞因子调节异常可以促进脂代谢障碍，具体机制尚不清楚，可能是通过传统心血管危险因素的改变或某些介质来实现的。

(2)免疫学因素：免疫学因素是HIV感染者独特的因素，其对HIV感染者CVD的发生有促进作用。HIV感染机体后，通过其表面gp120与各种细胞CD4分子结合，进入细胞，不断进行复制、产出和易位，引起机体免疫异常。在整个感染过程中，免疫异常既有CD4$^+$T淋巴细胞数量的减少，又有CD4$^+$T淋巴细胞的功能障碍和异常免疫激活，其中，异常免疫激活包括两个方面：①平衡反应：$CD4^+$ T 淋巴细胞消耗，机体通过负反馈机制产生白介素-7(interleukin-7,IL-7)，从而刺激 $CD4^+$ T 淋巴细胞生成。②炎症反应：既有 HIV 特殊的免疫反应，又有 HIV 引起的旁免疫激活。首先，在 HIV 的急性感染期，$CD4^+$ T 淋巴细胞虽然短期内一过性迅速减少，但是大多数感染者可自行恢复到正常水平或接近正常水平。其后，机体逐渐出现免疫功能失调，$CD4^+$ T 淋巴细胞计数下降。有研究报道：$CD4^+$ T 淋巴细胞计数 $<200/\mu L$、$CD4^+$ T 淋巴细胞计数 $<350/\mu L$（两项不同研究得出的数值）与动脉内膜斑块厚度有关；$CD4^+$ T 淋巴细胞计数 $<200/\mu L$ 也与急性心肌梗死（myocardial infarction, MI）相关，与传统危险因素相比，优势比（odds ratio, OR）值为 1.74；$CD4^+$ T 淋巴细胞计数 $<500/\mu L$ 者患心血管系统疾病的危险程度与吸烟、低密度脂蛋白（low density lipoprotein, LDL）超标者患心血管系统疾病的危险程度相当。所以，HIV 感染者在治疗期间 $CD4^+$ T 淋巴细胞计数和心血管事件的发生密切相关，免疫功能失调是 HIV 感染者发生 CVD 的危险因素。另外，在 HIV 感染发展到发病期，$CD4^+$ T 淋巴细胞逐渐耗竭，免疫功能减退，直至免疫缺陷。由于免疫反应和炎症反应的慢性作用，血管内皮损伤，巨噬细胞和 T 淋巴细胞等炎症细胞浸润血管，以及脂代谢障碍和血凝增强等因素共同作用，最终导致 CVD 发生。

但是也有不同报道，有研究用 IL-2 刺激增加 $CD4^+$ T 淋巴细胞和 $CD8^+$ T 淋巴细胞后发现，CVD 发病率并没有降低，激活的 T 淋巴细胞反而更易损伤颈动脉。可见，HIV 感染者并发 CVD 的免疫学机制还存在分歧，有待进一步研究。

（3）炎症反应：与 HIV 感染相关的炎症反应，根据来源可以分为三个方面，即 HIV 调节蛋白 Tat 导致的炎症反应，免疫反应导致的炎症反应以及免疫重建炎症综合征（immune reconstitution inflammatory syndrome, IRIS）。HAART 使 $CD4^+$ T 淋巴细胞数量快速增加，机体免疫功能恢复，抗感染能力增强，激发免疫反应进而导致炎症反应引起组织受损，从而使以前体内的非活动性疾病开始出现症状，现有机会性感染症状恶化。IRIS 主要见于开始 HAART 时 $CD4^+$ T 淋巴细胞计数 $<50/\mu L$ 的患者，多发生在开始抗病毒治疗后的前几个月。

HIV 感染者炎性指标及其临床意义：①超敏 C 反应蛋白（hs-CRP）、IL-6、D-二聚体基线水平较高的患者，全因死亡率也较高，尤其是 D-二聚体能引起小血管损害和终末期器官进一步恶化。②检测炎症反应应答产物白细胞和 hs-CRP 水平可以预测心血管危险性。③CXCL16 是趋化因子 CXC 家族的成员，随 HIV 感染病情进展和严重程度加重，CXCL16 水平升高。CXCL16 既能抗炎又能促进炎症反应，同时又能增加 HIV 复制。④HIV 病毒血症中的炎性物质和促凝物质能够促进 CVD 的发生。

总之，HIV 不仅直接损害心血管，而且可以通过炎症反应、免疫反应间接引起 CVD 的发生。抗逆转录病毒药物在有效抑制 HIV 的同时，可引起脂代谢障碍、血脂异常、胰岛素抵抗和糖尿病的发生，从而导致 CVD。

3. HIV 致骨病发生　HIV 相关骨骼疾病包括骨质疏松、骨坏死和骨软化症三种。这些骨病的发展多具有隐匿性，若不及时进行诊治，不仅患者自身健康与生活质量（生存质量）受到严重影响，而且社会疾病负担会随之增加。

（1）骨质疏松：一种以骨量降低、骨微结构破坏，导致骨强度降低、易发生骨折为特征的骨骼系统疾病。临床表现主要有骨痛、身高降低和脆性骨折（受到轻微创伤或日常活动中即发生骨折，常见于髋部、椎体、肱骨近端和骨盆等部位）等。其诊断基于脆性骨折和/或骨密度测定结果。骨密度低于正常水平但尚未达到骨质疏松水平时称为骨量减少。

普通人群中，骨质疏松多见于绝经后女性和老年男性。HIV感染者骨质疏松发生率明显高于非HIV感染者。Meta分析显示，HIV感染者中67%存在骨丢失（包括骨量减少及骨质疏松）、15%出现骨质疏松，骨丢失和骨质疏松发生率分别是非HIV感染者的6.4倍和3.7倍。长期应用抗病毒药物的HIV感染者骨丢失进展较快；同时，HIV感染者发生骨折的概率显著高于普通人群。

（2）骨坏死：由创伤性或非创伤性原因造成骨骼供血受损或中断，引起骨细胞死亡及骨髓成分减少，继而导致骨结构改变及塌陷的疾病。其中股骨头坏死最为常见，以髋部、臀部或腹股沟区疼痛为主要临床表现。HIV感染者骨坏死年发病率为0.26%~0.65%，较普通人群高出100倍。

（3）骨软化症：以骨基质矿化障碍为特点的一种代谢性骨病，通常由维生素D缺乏，钙、磷代谢异常或代谢性酸中毒等导致非矿化的类骨质堆积造成。临床表现主要为骨痛、肌无力，并伴有低维生素D、低血钙、低血磷、高碱性磷酸酶。骨软化症的病因虽与骨质疏松不同，但患者亦可有骨密度降低的表现，部分伴有骨折。HIV感染者合并骨软化症相对少见。

HIV感染者骨丢失可能由多重因素造成。一方面，这类患者具有较多的骨丢失传统危险因素，如低体重、维生素D不足等。另一方面，HIV感染本身也可对机体骨代谢造成损伤：①HIV的多种病毒蛋白可直接增高破骨细胞活性，或通过抑制成骨细胞活性、促进其凋亡而抑制骨形成；②HIV感染破坏免疫系统，造成持续免疫激活，由此产生大量细胞因子及炎症因子，其中肿瘤坏死因子-α（tumor necrosis factor-α，TNF-α）、白介素-6（interleukin-6，IL-6）、干扰素-γ（interferon-γ，IFN-γ）等与骨代谢密切相关，具有抑制骨形成、促进骨吸收的作用。此外，抗病毒治疗亦可通过直接损伤成骨细胞功能而抑制骨形成，或通过促进免疫重建、改变肾脏及内分泌功能间接影响骨代谢，导致患者骨密度在治疗初始1~2年降低2%~6%。

骨骼疾病是HIV感染者的常见非艾滋病相关疾病之一。确诊HIV感染后启动抗病毒治疗前需要进行骨骼疾病的评估，特别是需要定期进行骨密度检测，及早发现骨质疏松、骨软化症及骨坏死等情况，调整用药方案和进行针对性治疗，保证HIV感染者有质量地生活。

4. HIV致肾病发生 HIV感染者中约30%伴有肾功能异常，肾功能异常是HIV感染的主要并发症，常表现为肾小球、肾间质、肾小管病变。HIV相关性肾病（HIV-associated nephropathy，HIVAN）临床表现为急性或慢性肾功能衰竭，肾功能衰竭是艾滋病终末期患者死亡的重要原因之一。

HIV感染者的肾脏病理类型多种多样，包括与肾内HIV基因表达直接相关的病变以及合并症、感染、药物应用、免疫失调等导致的病变。需要行肾活检进行鉴别。目前的肾脏病理分类基于主要受累的部位进行，推荐行肾活检来进行诊断并体现出病变与HIV感染的相关强度。

（1）肾小球损伤为主的类型：包括足细胞病和免疫复合物介导性肾病。

①足细胞病（podocytopathy）：HIV感染者的足细胞病可分为四种亚型，分别为经典型HIVAN、非特异型局灶节段性肾小球硬化症（focal segmental glomerular sclerosis-not otherwise specified，NOS型FSGS）、罕见的微小病变、系膜细胞弥漫性增生。这四种亚型均表现出广泛的足突融合和蛋白尿，无或很少有免疫复合物沉积。

经典型HIVAN：表现为肾小球"塌陷"伴肾小管间质损伤（肾小管微囊形成、间质炎症和肾小管损伤）。肾小球"塌陷"定义为至少1个肾小球基底膜塌陷伴上皮细胞肥大和增生，严重时可形成"假新月体";弥漫性足突消失和内皮细胞管网状包涵体是其电镜下的典型特征;塌陷节段和系膜区可有IgM、C3、C1q沉积。有研究显示,塌陷型FSGS可进展为NOS型FSGS。肾小管间质病灶常见,并常与肾小球病变不平行,可引起肾脏肿大,超声下"高回声"改变。管状微囊是膨大的肾小管(至少比正常大3倍),内含玻璃样蛋白管型,有单层上皮包绕;小囊肿可累及所有管状节段。现认为经典型HIVAN是HIV直接感染肾上皮细胞,病毒基因表达,宿主控制细胞分化和细胞周期的基因功能失调所致。

HIV感染者NOS型FSGS:在接受ART的患者中,NOS型FSGS患者常见。此类患者病毒载量极低,很难从病理上与高血压小动脉肾硬化、老化及APOL1相关肾病区分。小管间质病变常不明显,足细胞病变也比HIVAN轻。

围产期HIV感染患儿的足细胞病:围产期感染HIV的儿童可出现微小病变或弥漫性系膜细胞增生,伴大量内皮细胞管网状包涵体和广泛足突融合,小管状微囊和间质炎症很少见。ART普及后罕见。

②免疫复合物介导性肾病(immune complex mediated kidney disease):HIV感染者可出现免疫复合物介导性肾病,该病曾被命名为HIV免疫复合物型肾病(HIV immune complex kidney disease,HIVICKD)。因为病理类型多样,与HIV的关系尚未明确,现推荐直接使用具体的疾病名称取代HIVICKD,如类狼疮样肾炎(病理出现"满堂亮"免疫复合物沉积,血清学阴性,缺乏狼疮的临床表现)、狼疮肾炎、IgA肾病、膜性肾病和膜增生性肾病,需要鉴别乙肝病毒和丙肝病毒感染与上述疾病的关系。

(2)HIV背景下肾小管间质疾病:经典型HIVAN常伴小管间质损伤,在肾小球取材不足时,肾小管间质损伤会显得更加突出。败血症、脱水、缺血、中毒时可出现急性肾小管坏死。抗病毒药富马酸替诺福韦酯(tenofovir disoproxil fumarate,TDF)可导致近端小管病和特征性线粒体异常,抗生素、质子泵抑制剂(PPI)、非甾体抗炎药(NSAID)、蛋白酶抑制剂以及其他药物也可导致肾小管间质损伤。HIV感染者免疫异常相关的2种少见的肾小管损伤性疾病为弥漫性浸润性淋巴细胞增多综合征和免疫重建炎症综合征。前者为对HIV的高免疫反应,其中10%累及肾脏;后者是启动ART后原有炎症的加重,很少累及肾脏。上述炎症均以$CD8^+$T淋巴细胞浸润为主。

(3)以血管为主的病变:HIV感染者可出现血栓性微血管病,推测为HIV直接导致内皮功能异常所致。此种病变在应用ART时很少报道。

(4)其他病变:随着HIV感染者生存时间延长,合并糖尿病肾病、小动脉肾硬化者逐渐增多,继发性FSGS需要与HIVAN和NOS型FSGS鉴别。

HIV阳性患者尚缺乏最佳的慢性肾脏病(chronic kidney diseases,CKD)筛查和监测策略。根据一般CKD监测原则,建议在诊断HIV感染和启动/调整HAART前进行CKD筛查。

5. HIV致神经系统相关疾病 HIV感染者常伴有注意力及记忆力下降、运动神经受损及性情显著变化,这些中枢神经系统的病理改变与HIV在中枢神经系统的感染和复制有关。目前已知,HIV在原发性感染宿主外周免疫系统后,可以很快通过血脑屏障进入中枢神经系统。在没有抗逆转录病毒药物控制下,HIV可以在平均2个月的时间内感染颅脑,在脑脊液中可检出HIV RNA。HIV在脑实质中大量复制带来的神经炎症和神经毒性,可引起一系列神经退行性病变。

(1)HIV进入中枢神经系统的感染路径:目前尚未发现HIV可以直接通过血脑屏障。大量证据显示,被HIV感染的单核巨噬细胞携带HIV DNA跨过血脑屏障,而后HIV复制并感染小胶质细胞,从而形成稳定的中枢感染灶。在这一过程中,HIV感染引起的外周血中的炎症因子激活血脑屏障的内皮细胞表达CCL2趋化因子。而血液循环中被HIV感染的单核巨噬细胞通过其自身细胞膜表达的CCR2受体被血管内皮细胞表面的CCL2特异性识别,进而黏附内皮细胞,随后通过类似阿米巴式的细胞运动携带HIV进入中枢神经系统。另有证据显示,连接黏附分子、活化白细胞黏附分子、CD99和血小板内皮细胞黏附分子都参与了单核巨噬细胞黏附及跨越血脑屏障过程。从脑实质中检出的HIV-1主要为CCR5株,因为CCR5株HIV-1主要侵袭单核巨噬细胞,这也间接证实了中枢神经系统的HIV-1主要为单核巨噬细胞跨越血脑屏障转运而来。

(2) HIV-1在中枢神经系统的复制:HIV-1在中枢神经系统主要感染小胶质细胞。由于小胶质细胞的生物学特性与外周血单核巨噬细胞接近,因此有观点认为,中枢神经系统的小胶质细胞来源于胚胎发育期的单核巨噬细胞。但小胶质细胞并不表达CD14和CD45,这也被认为是区别这两种细胞的重要标志。在脑实质中,小胶质细胞在不同部位占比为0.5%~16.6%,并且会自我更新、动态监测和吞噬中枢神经系统的凋亡细胞,以保持稳定、正常的生理环境。HIV-1主要通过细胞表达的CD4受体和CCR3、CCR5、CCR4协同受体进入小胶质细胞。随后逆转录的HIV-1 DNA嵌入宿主基因组中,转录、翻译并释放HIV-1病毒颗粒。由于小胶质细胞的存活时间可以达到数年或更久,因此感染了HIV-1的小胶质细胞可以形成稳定的颅脑内的病毒复制点。目前,抗逆转录病毒药物的使用已经使得中枢神经系统中处于复制活跃期的小胶质细胞大大减少,然而颅脑内病毒的复制仍在继续。这是因为携带HIV-1 DNA的休眠期的小胶质细胞可以逃避抗逆转录病毒药物的抑制,不断地缓慢释放新的病毒,并引起新的感染。所以,休眠期的携带HIV-1 DNA的小胶质细胞正在受到更多的关注。研究发现,休眠期的小胶质细胞通过调节细胞核内的组蛋白从而有效抑制病毒的转录和调控。小胶质细胞中的转录因子CTIP2可以促进组蛋白去乙酰化酶1和组蛋白去乙酰化酶2的活化,并引起组蛋白3的去乙酰化,从而抑制病毒转录的启动子,使感染HIV-1的小胶质细胞进入不转录病毒的休眠状态。由于没有有效的表面标志物,现在还无法鉴别及诊断休眠期的感染了HIV-1的小胶质细胞。但是有研究显示,中枢神经系统的免疫激活和修复神经退行性病变的生物标志物CD74表达水平升高,提示CD74与休眠期的中枢神经系统的HIV-1感染有关。

另有研究发现,5%~10%的星形细胞也可以被HIV-1感染。星形细胞可以表达HIV-1的协同受体CCR5和CXCR4,但是否表达CD4目前存在争议。体外实验发现,星形细胞可以被HIV-1感染,但经过短暂的病毒复制后,其病毒表达会显著下降至非常低的水平,只有在IFN-γ、粒细胞-巨噬细胞集落刺激因子、TNF-α的刺激下,星形细胞才重新产生新的HIV-1病毒颗粒并具有感染性。所以一般认为,星形细胞可能是长期携带HIV-1 DNA的感染细胞,并不具有很强的病毒复制能力。但是考虑到星形细胞的数量占脑实质的15%~20%,星形细胞仍然是不可忽视的HIV-1感染灶。

(3) HIV-1感染引起神经炎症和神经毒性:HIV-1不能直接感染神经中枢系统中的神经元,但是HIV-1感染所引起的神经炎症是导致HIV相关神经痴呆(HAD)或HIV相关神经认知障碍(HAND)等神经退行性病变的主要致病因素。作为中枢神经系统的免疫监视细胞,小胶质细胞的激活是整个神经免疫的关键。小胶质细胞表面表达大量与巨噬细胞类似的白细胞表面抗原,如CD45、HLA-DR、CD11b等。且小胶质细胞具有类似的吞噬功能,被认为是中枢神经系统的固有免疫细胞。被HIV-1感染的小胶质细胞可以具有与巨噬细胞类似的 M1、M2 激活分型，及与分泌相关的炎症因子和趋化因子，可促进神经炎症反应及导致类似于神经退行性病变的脑部损伤，加快中枢神经系统衰老。小胶质细胞具有很强的生理调节功能，但是 HIV-1 感染可以引起小胶质细胞的生物学行为发生改变，例如改变细胞代谢，增强 p53-p21 信号通路，使小胶质细胞的生命周期延长，从而长期释放炎症因子；另外一个更显著的标志是 HIV-1 可以显著减少 β 淀粉样蛋白降解酶的表达，引起细胞外 β 淀粉样蛋白聚合，从而加快阿尔茨海默病的发生。

星形细胞也是神经炎症反应中不可或缺的部分。作为包绕血管内皮细胞构成血脑屏障的支持细胞，星形细胞可以在 HIV-1 感染早期就被 HIV-1 的 Tat、gp120、Nef 蛋白激活，通过影响环氧合酶及细胞内钙离子和 ATP 的浓度，释放一系列炎症因子，促进血管内皮细胞损伤，使得外周血中的更多单核细胞跨过血脑屏障，加剧中枢神经系统的神经炎症反应。研究还发现，HIV-1 Tat 蛋白可以诱导星形细胞表达 PDGF-BB，引起 CCL2 表达升高。目前已知 CCL2 可以加速神经炎症反应，影响 β 淀粉样蛋白的代谢并加剧认知功能损伤，是引起神经退行性病变和老年痴呆的重要炎症因子。星形细胞激活是诱发 HAD 和 HAND 的重要原因。除此之外，HIV-1 gp120 蛋白引起的星形细胞释放 IL-6、TNF-α 也是导致神经炎症反应的重要因子。

另外，在绝大部分病毒性感染引起的神经退行性病变中，神经免疫炎症反应的发生通常早于神经元损伤。因为数量众多的胶质细胞具有免疫监视功能。但是 HIV-1 的结构蛋白在中枢神经系统的累积，最终可以直接引起神经元损伤。HIV-1 gp120 和 Tat 蛋白被认为是引起 HIV-1 神经毒性的首要病毒蛋白。最早发现，HIV-1 gp120 蛋白可以显著减少神经元对多巴胺的转运，并且减少神经元树突的数量。另有研究证实，HIV-1 gp120 的神经毒性也可以通过激活神经元的 N-甲基-D-天冬氨酸（NMDA）受体，使细胞内钙离子浓度增高，诱发细胞内一氧化氮合酶（NOS）介导的氧化应激反应，从而导致神经元损伤。HIV-1 Tat 蛋白通过磷酸化 NMDA 受体也可以激活以上氧化应激过程；激活 NMDA 受体后还可以引起 MAP 激酶的活化，最终启动神经元的凋亡过程；与神经元表面脂蛋白受体（LRP）结合，引起 LRP 内吞，从而减少 LRP 对其配体如 β 淀粉样蛋白和载脂蛋白 E 的识别和降解，加快神经退行性病变进程。

在持续不断的抗逆转录病毒药物的治疗下，中枢神经系统可能是 HIV-1 在体内的最后藏身之所。目前的治疗手段还不足以彻底清除中枢神经系统中的感染灶。因此，如何尽可能抑制感染并且减少神经免疫炎症反应，尽最大可能减小神经损伤，需要进一步深入研究。

6. HIV 致肝功能不全等其他相关疾病发生　从 HIV 感染到艾滋病终末期的各个阶段，均可能出现肝脏损害，产生乏力、纳差、肝区痛、黄疸、肝大、肝功能异常，甚至肝硬化、肝衰竭等临床表现。但有时仅表现为血清学异常。造成的肝脏组织病理学改变表现为炎症性病变、脂肪变性、肉芽肿病变、肿瘤性病变或血管性病变等。可以说 HIV 感染/艾滋病并发肝损害问题涵盖了肝脏损害的所有类型。HIV 感染/艾滋病并发肝脏损害目前出现诸多热点问题，包括 HIV 感染/艾滋病与病毒性肝炎的关系，各种机会性感染或肿瘤引起的肝脏损害，使用抗逆转录病毒药物或其他肝毒性药物引起的肝脏损害，肝炎病毒与抗逆转录病毒治疗的关系，HIV 感染者/艾滋病患者的脂肪肝问题等。

没有明确证据显示 HIV 本身会对肝细胞造成损害，但是研究发现，用单克隆抗体检测出肝脏巨噬细胞、肝窦内皮细胞内有 HIV P24 抗原，于是可以推测肝脏可能是一个巨大的病毒储存器。80% 的艾滋病患者肝活检显示，对 HIV-1 的免疫反应主要存在于 Kupffer 细胞、单核细胞和肝窦内皮细胞。这些细胞作为天然屏障阻止肝细胞被感染,同时可以通过血流与被感染的淋巴细胞等相接触,这些细胞表面可以检测到CD4受体。

因此,在HIV感染者/艾滋病患者出现肝功能异常时要仔细分析临床资料及病史,以便做出正确判断。

参考文献

[1] 王增强,邱茂峰,蒋岩.追溯艾滋病病毒起源[J].中国热带医学,2010,10(7):903-905.

[2] HEMELAAR J,ELANGOVAN R,YUN J,et al. Global and regional molecular epidemiology of HIV-1 1990-2015:a systematic review,global survey,and trend analysis[J]. Lancet Infect Dis,2019,19(2):143-155.

[3] 中华医学会感染病学分会艾滋病丙型肝炎学组,中国疾病预防控制中心.中国艾滋病诊疗指南(2021年版)[J].中国艾滋病性病,2021,27(11):1182-1201.

[4] 张红军,张久聪,孙永涛.HIV感染并发心血管疾病发病机制研究进展[J].中国艾滋病性病,2013,19(3):225-228.

[5] Morse C G,Mican J M,Jones E C,et al. The incidence and natural history of osteonecrosis in HIV-infected adults[J]. Clin Infect Dis,2007,44(5):739-748.

[6] McComsey G A,Tebas P,Shane E,et al. Bone disease in HIV infection:a practical review and recommendations for HIV care providers[J]. Clin Infect Dis,2010,51(8):937-946.

[7] Lo J,Plutzky J. The biology of atherosclerosis:general paradigms and distinct pathogenic mechanisms among HIV-infected patients[J]. J Infect Dis,2012,205 (Suppl 3):S368-S374.

第三节 艾滋病的临床表现

从最初感染HIV到艾滋病终末期是一个漫长而复杂的过程,在病程的不同阶段,临床表现不尽相同。根据感染后的临床表现,HIV感染的整个过程可以分为三个阶段,即急性感染期、潜伏期和发病期,各期的临床症状也不一样,具体如下。

一、急性感染期

(一)定义

各国和各地区对HIV感染急性感染期的定义并不一致。在中国,HIV感染急性感染期的定义通常为在HIV感染发生后的6个月内,一些感染者出现HIV病毒血症和免疫系统的急性损害的时期。美国卫生与公众服务部(DHHS)指南将急性HIV感染定义为当HIV抗体检测结果为阴性或不确定时,在血清或血浆中检测到HIV RNA或P24抗原;近期HIV感染是指在感染后6个月内逐渐检测到HIV抗体。欧洲临床艾滋病学会指南HIV原发感染的定义:①过去6个月内有高风险暴露史;②血浆中能检测到病毒(P24抗原和/或HIV

RNA)和/或 HIV 抗体阴性或不确定；③有或无临床症状。原发感染又分为急性感染（在 HIV 抗体阴性的情况下，P24 抗原和/或 HIV 核酸阳性）和近期感染（感染后 6 个月内）。

（二）临床表现

部分 HIV 感染者在急性感染期出现 HIV 病毒血症和免疫系统急性损伤相关临床表现。临床表现以发热最为常见，可伴有咽痛、盗汗、恶心、呕吐、腹泻、皮疹、关节疼痛、淋巴结肿大及神经系统症状。大多数患者临床症状轻微，持续 1~3 周之后自行缓解。HIV 病毒血症通常是指在急性感染期产生的一些非特异性症状，当急性感染期结束并进入慢性感染期时，由此产生的症状将基本消失。在 HIV 感染的早期阶段，免疫应答尚未建立，HIV 复制活跃，经常发生一定程度的病毒血症，这有助于病毒在淋巴组织内传播。此时，高病毒载量可攻击 $CD4^+$ T 淋巴细胞，导致 $CD4^+$ T 淋巴细胞计数一过性下降，并诱导免疫系统对 HIV 做出反应。免疫反应过程中产生的细胞因子和免疫效应可引起发热、乏力、皮疹、腹泻和淋巴结肿大等症状，类似于单核细胞增多症的症状，称为急性 HIV 感染综合征。上述症状缺乏特异性，并不是每个人都会有相似的症状，但几乎每个人都会有病毒血症。当免疫反应建立，HIV 复制被抑制时，感染进入慢性感染期，此时病毒血症可能仍然存在，但直到进入发病期才会出现症状，这在机会性感染的发生中更为常见。

（三）实验室检查

原则上，急性感染期的诊断与艾滋病的诊断一致。此期在血液中可检测到 HIV RNA 和 P24 抗原，$CD4^+$ T 淋巴细胞计数一过性下降，$CD4^+/CD8^+$ T 淋巴细胞计数比值倒置。部分患者可有轻度白细胞和血小板计数降低或肝脏生化指标异常。需要特别注意的是，须行抗体检测、补充检测和 $CD4^+$ T 淋巴细胞检测。HIV 感染后 2~3 周即可检测到抗体，因此仍有必要加强流行病学调查和症状的收集。对于疑似接触和疑似感染但抗体阴性的患者，应尽快进行补充检测，包括蛋白质印迹法（Western blotting，WB）检测和核酸检测。由于一些患者在血清转换期 WB 报告存在不确定性，2%~20%的抗体初筛阳性者复测 WB 报告也不确定。在急性感染期，做出诊断的依据不够是很常见的，可以进行核酸检测，也可以在 2~4 周之后再次进行 WB 检测。应尽早根据核酸检测结果做出早期诊断，避免因诊断晚对患者造成不良影响，甚至导致疾病的持续传播。

二、潜伏期

（一）定义

可从急性感染期进入此期，或从无明显急性感染期症状而直接进入此期。此期患者一般无临床症状，持续时间一般为 4~8 年。其时间长短与感染 HIV 的数量和型别、感染途径、机体免疫状况的个体差异、感染者营养条件及生活习惯等因素有关。

（二）临床表现

在潜伏期，由于 HIV 在感染者体内不断复制，机体免疫系统受损，$CD4^+$ T 淋巴细胞计数逐渐下降，可出现淋巴结肿大等症状或体征。

（三）实验室检查

此期感染者 HIV 抗体多为阳性。潜伏期 HIV 复制与清除形成动态平衡，由于病毒储存库的存在，机体免疫系统无法完全清除病毒。在诸多因素影响下，HIV 在复制过程中不断变异而逃脱免疫监视并进一步感染更多 $CD4^+T$ 淋巴细胞,机体在清除被感染 $CD4^+T$ 淋巴细胞时也会杀伤未被感染的 $CD4^+T$ 淋巴细胞,表现为 $CD4^+T$ 淋巴细胞数量总体呈现出缓慢而持续下降的趋势,平均每年减少约 $40/\mu L$(正常人体 $CD4^+T$ 淋巴细胞计数为 $500\sim1600/\mu L$)。

三、发病期

(一) 定义

发病期为感染 HIV 后的终末阶段。此期患者 $CD4^+T$ 淋巴细胞计数明显下降,多低于 $200/\mu L$,血浆 HIV 载量明显升高。

(二) 临床表现

此期主要临床表现为 HIV 相关症状和各种机会性感染及肿瘤。

1. HIV 相关症状 主要表现为持续 1 个月以上的发热、盗汗、腹泻;体重减轻 10% 以上。部分患者表现为神经精神症状,如记忆力减退、精神淡漠、性格改变、头痛、癫痫及痴呆等。另外还可出现持续性全身淋巴结肿大,其特点为:①除腹股沟外有两个或两个以上部位的淋巴结肿大;②淋巴结直径≥1 cm,无压痛,无粘连;③持续时间在 3 个月以上。

2. 各种机会性感染及肿瘤 ①呼吸系统:由肺孢子菌引起的肺孢子菌肺炎,临床表现为慢性咳嗽、发热、发绀、血氧分压降低,少有肺部啰音。胸部 X 线检查示间质性肺炎。②中枢神经系统:隐球菌脑膜炎、结核性脑膜炎、弓形虫脑病、各种病毒性脑膜脑炎。③消化系统:白色念珠菌食管炎、肠炎、沙门氏菌、痢疾杆菌肠炎等,表现为鹅口疮、食管炎或溃疡,吞咽疼痛,胸骨后灼烧感、腹泻、体重减轻等。④口腔:鹅口疮、舌毛状白斑、复发性口腔溃疡、牙龈炎等。⑤皮肤:带状疱疹、传染性软疣、尖锐湿疣、真菌性皮炎和甲癣。⑥肿瘤:恶性淋巴瘤、卡波西肉瘤等。卡波西肉瘤侵犯下肢皮肤和口腔黏膜,患者可出现紫红色或深蓝色浸润斑或结节,融合成片,表面溃烂并向四周扩散。这种恶性病变可出现于淋巴结和内脏。

(三) 实验室检查

此期患者 HIV 抗体阳性,$CD4^+T$ 淋巴细胞计数多低于 $200/\mu L$。X 线检查可以帮助明确并发肺孢子菌、真菌、结核分枝杆菌感染及卡波西肉瘤等情况。痰、支气管分泌物检查或肺活检可以发现肺孢子菌包囊、滋养体或真菌孢子。粪涂片可以发现隐孢子虫。隐球菌性脑膜炎患者的脑脊液中可以找到隐球菌。巨细胞病毒(CMV)、弓形虫及肝炎病毒感染可以用 ELISA 法检测相应的抗原或抗体。通过血和分泌物培养可以明确诊断是否继发细菌感染。卡波西肉瘤或淋巴瘤可以通过组织穿刺活检来诊断。

第四节 艾滋病的预防

一、暴露处理及预防阻断

(一) HIV 暴露前预防(pre-exposure prophylaxis,PrEP)

1. 适用人群 男男性行为者(men who have sex with men)、性工作者、性活跃人群(青壮年及青少年)、性伴为 HIV 感染者、静脉注射吸毒者、药物或酒精成瘾者。

2. PrEP 前评估

(1)医学入选标准评估:①年龄 18 周岁及以上;②HIV 抗体检测呈阴性;③存在 HIV 感染风险;④无不适宜服用 TDF 等 PrEP 药物的情况;⑤同意按时服药,保证依从性,按时参加随访检测;⑥意识清醒,精神正常,能够自主决策。

(2)HIV 暴露风险评估:目前,国际上的指南都通过列举一些问题来辅助医务人员更加准确地评估服务对象的高危行为。这些问题包括在过去 6 个月中:①你是否与至少一名性伴发生无安全套性行为?②你是否与除固定性伴以外的其他男性或者女性或者两性发生过无安全套性行为?③你是否与不知道其 HIV 感染状况的性伴发生过无安全套性行为?④你是否注射过违禁药品并且有过与他人共用针具的情况?⑤在你的性伴中,是否有人具有以上 HIV 感染高危行为?⑥你是否与 HIV 感染者发生过无安全套性行为?⑦你是否被新诊断患有性传播疾病?⑧你是否多次使用过或者有意愿使用 PrEP/暴露后预防(PEP)措施预防通过性传播途径或静脉注射传播途径传播的 HIV 感染?上述 8 个问题中,性行为可以是肛门性交和阴道性交。只要有一个问题答案为"是"便可评为"HIV 高暴露风险"。如果其 HIV 阳性性伴已经开始抗病毒治疗,并且在过去 6 个月中有过病毒载量被完全抑制的记录,或者长期保持一夫一妻制异性性伴关系,均可以不被评为"HIV 高暴露风险"。

(3)PrEP 适用性评估:包括基线实验室检查以及填写 PrEP 评估表。①HIV 检测。②肝肾功能检测。③肝炎病毒血清学检测。④性传播疾病筛查:推荐进行梅毒筛查,其他性传播疾病根据不同地区需求和资源可及性提供筛查。⑤妊娠检测。

(4)PrEP 禁忌证:①HIV 感染。②症状/体征提示 HIV 急性感染期,存在近期暴露后感染的可能。③经过计算后肌酐清除率低于 60 mL/min。④对 PrEP 方案中的药物存在过敏或者禁忌的情况。

3. PrEP 用药

(1)每日服药:每 24 h 口服 1 片 TDF/恩曲他滨(FTC)是对所有高风险人群推荐的 PrEP 方案。如有计划停止或中断 PrEP,需在最后一次风险暴露后持续使用 TDF/FTC 7 天。

(2)按需服药(2-1-1方案):在预期性行为发生前 2~24 h 口服 2 片 TDF/FTC,在发生性行为后,距上次服药 24 h 服用 1 片 TDF/FTC,48 h 再服用 1 片 TDF/FTC。此方案仅推荐用于性行为不太频繁且能提前至少 2 h 计划性生活,或可以延迟至少 2 h 发生性行为的男男性行为者。此方案不适用于静脉注射吸毒者、认同自己生理或社会所确认性别的女性或变性女性、存在阴道性交/正面性行为的变性男性、与女性发生阴道性交或肛门性交的男性、慢性乙型肝炎病毒感染者。

4. 随访 ①PrEP 后 1 个月,应随访并进行 HIV 抗原/抗体检测,其后每 3 个月随访 1 次;②监测肾功能;③建议每次随访进行 HBV 感染指标和梅毒血清学检测;④每年检测 1 次 HCV 抗体;⑤服药依从性监督应伴随 PrEP 的整个过程。

5. 服药期间发生 HIV 感染的处置 ①对 HIV 感染但无症状的 PrEP 人群,建议其于定点医院接受进一步 HIV 感染的评估、咨询与检测,除了一般初次诊断 HIV 感染常规检测项目之外,建议进行 HIV 耐药性检测,并迅速启动 ART。②WHO 建议:通过二次检测来确认 HIV 感染。③尽管确证试验还在进行中,但也可以考虑转换为 HIV 三联抗病毒治疗方案。从 PrEP 转变到完整的三联抗病毒治疗方案可以消除 HIV 二次传播风险。

6. 其他 PrEP 药物研究进展 一项关于丙酚替诺福韦(tenofovir alafenamide,TAF)/

FTC用于PrEP的随机双盲对照非劣效Ⅲ期临床(DISCOVER)试验显示,与未接受PrEP的男男性行为者相比,服用TAF/FTC组和TDF/FTC组的HIV感染风险分别降低了98.0%和89.0%;非劣效性分析结果证实,口服TAF/FTC的PrEP效果不劣于口服TDF/FTC。除基线外,两组HIV抗体转阳的受试者中均未发现FTC或TAF耐药。此外,使用TAF/FTC比TDF/FTC可更快地达到可检测的细胞内药物浓度,并且药代动力学数据证实,TAF/FTC有效药物浓度持续时间比TDF/FTC更长。一项在多个国家开展的长效注射针剂PrEP的随机对照试验(RCT)(HPTN 083)将4570名HIV易感受试者随机分为长效针剂组(每8周注射一次长效注射用卡博特韦(long-acting injectable cabotegravir,CAB-LA))和口服TDF/FTC对照组,研究结果表明,CAB-LA用于HIV PrEP的效果不劣于甚至优于口服TDF/FTC。

(二)HIV暴露后预防(post-exposure prophylaxis,PEP)

1. 职业暴露

(1)暴露途径:暴露源损伤皮肤(刺伤或割伤等)和暴露源沾染不完整皮肤或黏膜。如暴露源为HIV感染者的血液,那么经皮肤损伤暴露而感染HIV的危险性为0.3%,经黏膜暴露而感染HIV的危险性为0.09%,经不完整皮肤暴露而感染HIV的危险性尚不明确,一般认为小于0.1%。

(2)暴露源危险性的分级:①低传染性:病毒载量低、暴露源接受ART且病毒持续抑制者。②高传染性:病毒载量高、艾滋病发病期、未接受ART或不规律服药者。③暴露源情况不明:暴露源所处的病程阶段不明、暴露源不确定是否被HIV感染以及被污染的器械或物品所带的病毒载量不明。

(3)处理原则:①用肥皂液和流动的清水清洗被污染局部。②污染眼部等黏膜时,应用大量等渗氯化钠溶液对黏膜进行反复冲洗。③存在伤口时,应轻柔地由近心端向远心端挤压伤处,尽可能挤出损伤处的血液,再用肥皂液和流动的清水冲洗伤口。④用75%酒精或0.5%碘伏对伤口局部进行消毒。

(4)预防性用药:①阻断方案:首选推荐方案为TDF/FTC+拉替拉韦(RAL)(或多替拉韦(DTG));也可考虑选择比克替拉韦(BIC)/FTC/TAF。如果INSTI不可及,可以使用蛋白酶抑制剂(PI),如洛匹那韦/利托那韦(LPV/r)和达芦那韦/考比司他(DRV/c);对合并肾功能下降并排除HBV感染者可以使用齐多夫定/拉米夫定(AZT/3TC)。②国内有研究显示,含艾博韦泰(ABT)的PEP方案(ABT+DTG,或ABT+TDF+3TC)具有较高的治疗完成率和依从性以及很好的安全性,但这方面尚需积累更多的证据。③在发生HIV暴露后尽可能在最短的时间内(尽可能在2 h内)进行预防性用药,最好在24 h内,但不超过72 h,连续服用28天。

(5)监测:①发生HIV职业暴露后立即、4周、8周、12周和24周检测HIV抗体。②建议服药前及服药期间监测肝肾功能、血脂。③对合并HBV感染的暴露者,注意停药后对HBV相关指标进行监测。

2. 非职业暴露

(1)PEP适用人群:①暴露源,包括明确的或潜在的HIV感染者。②所有与暴露源发生了可能导致HIV感染行为的人。③男男性行为者及跨性别女性、HIV感染者的阴性性伴、静脉注射吸毒者、其他有高风险异性性行为者、性侵受害者等。

(2)适用性评估:①个案咨询:对暴露时间、暴露源、行为风险度、依从性进行评估。②完成HIV抗原/抗体、乙肝血清学、丙肝抗体、梅毒血清学、淋病、衣原体、血常规、肝肾功能等实验室检查,并进行服药适用性分析。

(3)启动PEP及预防性用药:①签署知情同意书,强调规范随访;②让求询者尽快服药,暴露后2h内服药效果最佳,最长不得超过72h;③药物选择与职业暴露相同。

(4)随访:①暴露后4周、12周完成HIV抗原/抗体检测。②性行为暴露者,建议第4周再次检测梅毒血清学、淋病、衣原体指标。③安全性评估:服药第2周、第4周复查肝肾功能和血脂。④一年内使用两次PEP,或持续存在HIV暴露风险者应推荐进行PrEP。

(5)PEP相关综合干预:①通过宣传教育、咨询服务,让求询者提高认知,充分了解自己的各类行为及相关危险因素,促使其转变理念和改变行为;②对男男性行为者、非婚性行为人群进行行为干预、忠贞教育,宣传安全性行为措施、促进定期HIV检测等;③对吸毒和新型毒品滥用人群进行相关宣教,促进他们定期行HIV检测。

(三)HIV母婴垂直传播阻断及单阳家庭生育

1. 预防HIV母婴垂直传播需遵循的三个原则 ①降低HIV母婴传播率;②提高婴儿健康水平和婴儿存活率;③关注母亲及所生婴儿的健康。

2. 妊娠前咨询和保健 ①了解育龄期女性的生育意愿,提供有关安全性行为的信息,以减少非意愿妊娠。②选择合适的避孕方法。若选择使用激素类避孕药,则应考虑此类药与抗逆转录病毒药物之间的相互作用。③鼓励戒酒、戒烟,避免滥用药物。④关注育龄期女性的心理问题,尤其是妊娠期/围产期抑郁症,加强依从性教育。

3. 育龄期女性的HAART

(1)所有计划妊娠的HIV感染女性都应接受ART,即使妊娠前血浆病毒载量低于检测下限。

(2)妊娠前已接受抗病毒治疗的孕产妇,根据病毒载量检测结果进行疗效评估。若病毒载量<50 copies/mL,可保持原治疗方案不变;否则,酌情调整抗病毒治疗方案。

(3)《中国艾滋病诊疗指南(2021年版)》中关于孕妇和育龄期有生育意愿女性的抗病毒方案:①推荐将含RAL或DTG的方案作为孕妇和育龄期有生育意愿女性的首选治疗方案。②BIC因妊娠期应用数据不足,目前不推荐应用于孕妇。③由于在妊娠中晚期药物浓度不足,艾维雷韦/考比司他(EVG/c)应避免在孕妇中应用。④替代方案:TDF/FTC(或TDF+3TC,或阿巴卡韦(ABC)/3TC,或ABC+3TC,或AZT/3TC,或AZT+3TC,或TAF/FTC)+依非韦伦(EFV)(或利匹韦林(RPV),或LPV/r)。

(4)对于妊娠晚期(妊娠28周之后)发现的艾滋病孕产妇,有条件的情况下推荐使用TDF+3TC/FTC+整合酶抑制剂。

4. 孕产妇抗病毒治疗的相关检测 ①初次产前检查时检测$CD4^+$T淋巴细胞计数,如果行ART达2年及以上,病毒持续抑制且$CD4^+$T淋巴细胞计数一直高于$300/\mu L$,妊娠期不必重复行$CD4^+$T淋巴细胞检测。②行ART不足2年、$CD4^+$T淋巴细胞计数低于$300/\mu L$以及依从性不高和/或可检测到病毒载量者,在妊娠期应每隔3~6个月检测一次$CD4^+$T淋巴细胞计数。③对于病毒载量超过耐药性检测阈值上限(即500~1000 copies/mL)的孕产妇,应在启动ART或病毒学失败时进行HIV耐药检测。在耐药检测结果出来之前启动ART,然后根据耐药检测结果调整ART药物。④妊娠晚期进行一次病毒载量检测,在分娩前获得检测结果。⑤有条件的地区,建议孕产妇用药前进行耐药检测。

5. 分娩方式 ①HIV感染不是实施剖宫产的指征。对于妊娠早中期已经开始抗病毒治疗、规律服用药物、没有艾滋病临床症状,或妊娠晚期病毒载量<1000 copies/mL,或已经临产的孕产妇,建议阴道分娩,避免紧急剖宫产。若需要剖宫产或引产,应按照产科适应证的标准进行评估。②对于临产前病毒载量>1000 copies/mL 的孕产妇,无论妊娠期是否接受过 ART,建议在妊娠 38 周时进行择期剖宫产以减少围产期 HIV 传播。③对于病毒载量>1000 copies/mL 或病毒载量未知且产程自然发动或胎膜破裂的孕产妇,没有足够证据确定剖宫产具有降低围产期 HIV 传播的风险的作用。④尽量避免可能增加 HIV 母婴垂直传播危险的会阴侧切、人工破膜、使用胎头吸引器或产钳助产、宫内胎儿头皮监测等损伤性操作。

6. 产后喂养指导 ①感染 HIV 的母亲应尽可能避免母乳喂养,尤其是病毒载量高于检测下限的母亲,不推荐母乳喂养。如果坚持进行母乳喂养,那么整个哺乳期都应继续 ART,方案与妊娠期 ART 方案一致,且在婴儿 6 月龄之后需立即停止母乳喂养。②母乳喂养期间,婴儿每 3 个月进行一次病原学检测;停止母乳喂养后 4~6 周、3 个月和 6 个月分别进行一次随访检测。一旦发生 HIV 感染,迅速为婴儿启动 ART。

7. 新生儿用药 HIV 感染母亲所生婴儿应在出生后尽早(6 h 内)预防性使用抗病毒药物。

(1)符合以下条件之一为艾滋病高暴露风险儿童:①HIV 感染孕产妇妊娠晚期病毒载量>50 copies/mL;②HIV 感染孕产妇无妊娠晚期病毒载量检测结果,妊娠期抗病毒治疗不足 12 周;③孕产妇临产时或分娩后 HIV 初筛试验阳性。不符合上述条件者为普通暴露风险儿童。

(2)普通暴露风险儿童用药:①母亲已接受 ART,依从性较高,且达到长期病毒学抑制者,给予 4 周 AZT 或奈韦拉平(NVP)进行预防;②若选择母乳喂养,应首选 NVP。

(3)高暴露风险儿童用药:①出生后 2 周内使用 AZT+3TC+NVP;②出生后 2~6 周使用 AZT+3TC+LPV/r;③有条件的情况下,出生后 6 周内可以使用 AZT+3TC+RAL。

8. HIV 阳性孕妇所生儿童的随访 ①在出生后 48 h 内、6 周以及 3 个月行 HIV 核酸检测以进行 HIV 感染早期诊断。②HIV 抗体检测在出生后 12 个月和 18 个月进行。HIV 核酸检测阴性而 18 个月时 HIV 抗体阳性的 HIV 暴露儿童需在出生后 24 月再进行一次HIV 抗体检测。③服药期间酌情进行血常规、肝肾功能等检查。

9. 婴幼儿 HIV 感染的诊断 对于围产期 HIV 传播风险较高的婴儿,建议在出生时和停止预防性 ART 后 2~4 周进行病毒学检测。18 月龄及以下儿童,符合下列一项者即可诊断:①为 HIV 阳性母亲所生和 HIV 分离试验阳性;②为 HIV 感染母亲所生和两次 HIV 核酸检测均为阳性(第二次 HIV 核酸检测需在出生 4 周后进行);③有医源性暴露史,HIV 分离试验阳性或两次 HIV 核酸检测均为阳性。

10. 单阳家庭生育 ①男阴女阳家庭,在女方接受 ART 且病毒持续抑制的情况下可选择排卵期自然受孕或者体外授精。②男阳女阴家庭,在男方进行 ART 且病毒持续控制后,在排卵期进行自然受孕。目前认为这种情况下不会发生配偶间的 HIV 传播。在特定情况下,如 HIV 阳性的男方未达到病毒抑制而试图自然受孕时,HIV 阴性的女方应在排卵期无套性交之前 20 天至之后 1 个月连续服用 TDF/FTC(或者 TDF+3TC)进行 PrEP。③自然受孕情况下,HIV 阴性方无保护性交后必须进行 HIV 抗体检测,以排除 HIV 在配偶间传播的可能。④HIV 阳性一方接受 ART 且达到病毒持续抑制是 HIV 单阳家庭备孕的关键,另外,为了提高受孕成功率,准确计算排卵期非常重要,可以寻求妇产科医生的帮助。⑤在病毒载量检测受限或不可及的情况下,建议进行 ART 半年以上再受孕并寻求 HIV 领域专家指导,阴性一方需要服用 PrEP 药物。

二、HIV 疫苗研究进展

研制安全、有效的疫苗是控制 HIV 传播的重要手段之一。在 HIV 感染者/艾滋病患者被发现后至今的几十年里,虽然有 100 余种疫苗在人体进行了测试,但由于 HIV 存在高度变异性及易整合到宿主细胞基因组中、易发生免疫逃逸的特性,HIV 疫苗的研发困难重重。HIV 膜蛋白疫苗 AIDSVax、腺病毒(Ad5)载体疫苗、HVTN505 临床试验均宣告失败;RV144 临床试验采用痘病毒载体疫苗与 gp120 疫苗联合免疫,仅获得了 31% 的保护效果而未能上市。虽然屡遭挫折,但还是成功开发了多种艾滋病疫苗研发技术平台,其中有些平台已经在对艾滋病疫苗开展Ⅲ期临床试验。目前,HIV 疫苗的研究策略多为从预防性疫苗研究转为治疗性疫苗研究,包括基础-加强免疫策略以增强诱导基于 RV144 的保护性免疫反应,联合马赛克抗原设计策略,新型病毒载体疫苗研究策略,诱导广谱中和抗体产生的抗原设计策略,新的核酸疫苗(如 mRNA 疫苗)研究策略及提高免疫原性的强效佐剂的应用策略等,研究整体呈现多样化特点,未来将有可能联合采用两种或以上策略提升免疫效果。下文将重点介绍进入Ⅲ期临床试验的疫苗和最有潜力的疫苗。

(一)传统疫苗

1. 经基因工程改造的 HIV 灭活疫苗

(1)SAV001-H 疫苗:经Ⅰ期临床试验证实,安全性及耐受性较好,且能增强机体对 HIV 的免疫反应,产生的中和抗体能中和 HIV-1 的 B、D、A 亚型的Ⅰ级和Ⅱ级毒株。

(2)Remune:清除 gp120 的灭活 HIV 治疗性疫苗,安全性良好,但其临床功效存在较大争议。截至 2023 年,Remune 加佐剂 IFA 和 Amplivax 正处于Ⅲ期临床试验中。

2. 复制缺陷的假病毒疫苗 假病毒是由某一病毒包膜蛋白嵌合在逆转录病毒基因组编码的骨架蛋白上的一种病毒,它具有外源病毒的包膜特征,并保持着逆转录病毒本身的特征。假病毒不具有自我复制的能力,安全性远高于活病毒。用 HIV 假病毒取代活病毒在疫苗研究中得到了广泛的应用。例如 HIVAX 疫苗,Ⅰ期临床试验结果已证实其安全性,能诱导强烈的抗 HIV 免疫反应,且能显著控制 HIV 感染者体内的病毒复制,同时可减少免疫激活/慢性炎症和潜伏感染。

(二)HIV 重组亚单位蛋白疫苗

1. Env 包膜蛋白

(1)目前已有多种 Env 包膜蛋白如 gp160、gp140、SOSIP、gp120 疫苗进入临床研究。

(2)Sanders 等合成的具有开放式结构的可溶三聚体抗原 BG505 SOSIP.664 gp140,正在进行Ⅰ期临床试验。

2. Tat 疫苗 有助于延缓疾病进程,增强 ART 疗效。Ⅱ期临床试验已证实其安全性及免疫原性;其可在受试者体内诱导产生持久的、高滴度的抗 Tat-B-clade 抗体,并中和 Tat 介导的树突状细胞中寡聚 B 亚型和 C 亚型包膜的进入;抗 Tat 抗体滴度与中和 HIV 能力呈正相关,并增加了 $CD4^+$ T 淋巴细胞数量;在不同遗传背景的 HIV 感染者中,Tat 疫苗可帮助机体恢复免疫系统并诱导机体产生抗 Tat 抗体。

3. 融合蛋白治疗性疫苗

(1)疫苗 732462:p24-RT-Nef-p17 融合蛋白治疗性疫苗,已进入Ⅱb 期临床试验,研究表明它能诱导 F4 特异性的 $CD4^+$ T 淋巴细胞反应,但未能降低 HIV-1 病毒载量。

(2)LFn-p24B.C：一种用重组大肠杆菌表达的与 HIV-1 Gag P24 抗原（B.C 亚型）融合的蛋白质，经铝佐剂吸附制备的疫苗，是 ART 的辅助治疗药物。Ⅰ期临床试验（CTR20130371）结果显示，在接受 ART 的 HIV 感染者中，其比其他疫苗具有更良好的安全性和免疫原性，有助于提高 $CD4^+$ T 淋巴细胞计数并提高免疫活化指标水平。

（三）载体疫苗

载体疫苗是将外源基因插入非致病性病毒、减毒活疫苗病毒或非致病性细菌而构建的重组疫苗，外源基因在宿主细胞内表达，可产生对基因产物及载体的免疫应答。载体疫苗的载体包括腺病毒（Ad）载体、痘病毒载体、腺相关病毒（AAV）载体、麻疹病毒（MV）载体、水疱性口炎病毒（VSV）载体、仙台病毒（SeV）载体等。

1. Mosaic 疫苗　此疫苗融合了来自多种 HIV 的基因片段，覆盖全球大多数 HIV 毒株，因此能诱导机体产生针对多种 HIV 毒株的免疫反应，增强机体识别不同 HIV 毒株的能力，有利于应对 HIV 的高度变异；同时，除了诱导机体产生体液免疫外，此疫苗还能诱导细胞免疫，拓展 T 淋巴细胞免疫反应的广度，激活细胞毒性 T 淋巴细胞，有效识别 HIV 并抑制其复制。2017 年，Dan H. Barouch 等使用含有 HIV"Mosaic"基因的腺病毒作为免疫原，以 gp140 包膜蛋白增强免疫，临床试验结果显示该疫苗具有良好的安全性和耐受性，在恒河猴和人体均诱导产生了强大的体液免疫和细胞免疫反应。目前，其四价疫苗 Ad26.Mos4.HIV 已进入Ⅲ期临床试验，相较于三价疫苗，四价疫苗诱导的免疫反应强度和广度更具优势。

2. 痘病毒载体疫苗

（1）ALVAC-HIV；bivalent subtype C gp120/MF59 vaccines 于 2018 年完成Ⅰ/Ⅱ期临床试验（NCT02404311）。

（2）ALVAC-HIV；bivalent subtype C gp120/MF59；bivalent subtype C gp120 于 2019 年完成Ⅰ/Ⅱa 期临床试验（NCT03284710）。

（3）ALVAC-HIV（vCP2438）；bivalent subtype C gp120/MF59；bivalent subtype C gp120/AS01(B)于 2019 年完成Ⅰ/Ⅱ期临床试验（NCT03122223）。

（4）ALVAC-HIV 及 bivalent subtype C gp120/MF59 因在Ⅱb/Ⅲ期临床试验（NCT02968849）中，疫苗组和安慰剂组分别有 138 名和 133 名受试者感染 HIV-1，该研究已终止。

（四）核酸疫苗

1. DNA 疫苗

（1）DNA HIV-PT123：①HVTN105 临床试验（NCT02207920）显示，同蛋白疫苗（AIDSVax B/E）联合免疫可诱导高强度和长时间 HIV-1 V1V2 结合抗体反应，早期联合使用可更快速诱导这些潜在保护反应。②临床试验（NCT04066881）观察了 DNA HIV-PT123 和蛋白疫苗（AIDSVax® B/E）、CN54 gp140+MPLA-L 不同组合的联合免疫效果。

（2）DNA-rTV 疫苗：由中国疾病预防控制中心牵头研发，是核酸和复制型重组天坛痘苗联合使用的疫苗。目前已完成了Ⅰ期和Ⅱ期临床试验，试验结果证实其安全性良好，免疫性强，能够诱导受试者产生强的抗体反应和细胞免疫反应。2019 年该疫苗启动了多中心Ⅱ期临床试验。

2. mRNA 疫苗

（1）HIVARNA-01：结合树突状细胞激活策略的 HIV-1 治疗性疫苗，Ⅰ期临床试验

(NCT02413645)证实了其安全性,但Ⅱa期临床试验(NCT02888756)中期分析显示,与安慰剂相比,该疫苗没有足够的免疫原性,故该疫苗研究终止。

(2)2022年1月,美国Moderna公司和国际艾滋病疫苗行动组织(IAVI)宣布,已经开始了艾滋病mRNA疫苗的Ⅰ期临床试验。这款实验性mRNA疫苗的目标是刺激特定B淋巴细胞产生广泛中和抗体,这些抗体可以附着在HIV颗粒表面的刺突蛋白上,并使重要但难以进入的区域失效,这些区域在不同HIV毒株之间变化不大,因此可以对抗当前流行的多种HIV毒株。

第五节 艾滋病实验室检测、诊断和治疗

一、实验室检测

HIV感染/艾滋病的实验室检测主要包括HIV抗体检测、HIV核酸定性和定量检测、$CD4^+$ T淋巴细胞计数检测、HIV耐药检测等。

HIV抗体检测发展至今有四代。第一代:抗原是没有纯化的病毒溶解物(蛋白印迹法);第二代:抗原是合成的肽段,对HIV-1/2的grp O和HIV-2敏感性较高;第三代:抗原是合成的肽段,可检测HIV的IgG和IgM抗体及HIV-2的抗体;第四代:联合的合成HIV多肽检测HIV-1/2抗体,以及HIV单克隆抗体检测HIV P24抗原。每种检测方法从检测到结果阳性的时间是不一样的,具体如表1-1所示。

表1-1 HIV抗体检测指标和检测时间

检测类型	检测指标	出现阳性结果的时间/天
第一代	IgG抗体	35~45
第二代	IgG抗体	25~35
第三代	IgM和IgG抗体	20~30
第四代	IgM和IgG抗体;P24抗原	15~20
蛋白印迹法	—	35~50
HIV RNA		
敏感度50 copies/mL	RNA	10~15
敏感度1~5 copies/mL	RNA	5

HIV抗体检测:包括筛查试验和补充试验。筛查试验阴性可出具HIV-1/2抗体阴性报告,见于未被HIV-1/2感染的个体,但窗口期感染者筛查试验也可呈阴性反应。若呈阳性反应,用原有试剂双份(快速)/双孔(化学发光试验或酶联免疫试验)或两种试剂进行重复检测,如均呈阴性反应,则报告为HIV-1/2抗体阴性;如一阴一阳或均呈阳性反应,则需进行补充试验(确证试验),若HIV-1/2抗体确证试验无HIV-1/2特异性条带产生,则报告HIV-1/2抗体阴性;若出现条带但不满足诊断条件,则报告不确定,可进行核酸检测或2~4周之后复测,根据核酸检测或复测结果进行判断。HIV-1/2抗体确证试验结果阳性者,出具

HIV-1/2抗体阳性确证报告。

CD4+T淋巴细胞计数检测：主要检测CD4+T淋巴细胞和CD8+T淋巴细胞，CD4+T淋巴细胞是HIV感染最主要的淋巴细胞。通常CD4+/CD8+T淋巴细胞计数比值大于1，HIV感染人体后，出现CD4+T淋巴细胞进行性减少，随着感染时间的延长，CD4+/CD8+T淋巴细胞计数比值小于1时，提示细胞免疫功能受损。

病毒载量测定：可预测疾病进程和阶段、评估HAART的疗效、指导治疗方案的调整，同时也可作为HIV感染诊断的补充试验，用于急性感染期/潜伏期以及发病期患者、HIV感染者和小于18月龄婴幼儿HIV感染的诊断。

核酸检测属于HIV检测中的核酸补充试验，核酸定性检测结果阳性者报告HIV-1核酸阳性，结果阴性者报告HIV-1核酸阴性。病毒载量检测结果低于检测下限时，报告低于检测下限；病毒载量检测结果大于5000 copies/mL时，报告检测值；病毒载量检测结果在检测下限以上但不大于5000 copies/mL时，建议重新采样检测。临床医生可结合流行病学史、临床表现、CD4+与CD8+T淋巴细胞计数或HIV抗体随访检测结果等进行诊断或排除诊断。病毒载量检测频率是个案管理重点观察的一个指标，初始治疗后，建议第一次检测在治疗后4周左右进行，然后每3个月检测一次，直到病毒完全被抑制。治疗后2年内，建议每3～4个月检测一次。治疗2年以后，如果病毒被稳定抑制，建议每6～12个月检测一次。若出现治疗失败而调整治疗方案或其他原因而中断治疗需要重新启动抗病毒治疗，则需按照以上初治患者的病毒检测时间进行检测。

HIV耐药检测：耐药检测方法包括基因型检测和表型检测，国内外多以基因型检测为主。HIV耐药检测结果可为ART方案的制订和调整提供参考。HIV感染者出现HIV耐药，表示该感染者体内病毒可能耐药，同时需要密切结合临床情况，充分考虑患者的依从性、对药物的耐受性及药物的代谢吸收等因素进行综合评判。ART方案的调整需要在有经验的医生指导下进行。HIV耐药检测结果阴性，表示该份样品未检出耐药性，但不能确定该感染者不存在耐药情况。对于ART失败者，基因型耐药检测应在未停用抗病毒药物时进行，如已停药，则需在停药4周内进行。表型耐药检测一般推荐在有复杂耐药突变的患者中作为基因型耐药检测的补充，特别是蛋白酶抑制剂基因型耐药时，同时也推荐用于整合酶抑制剂、CCR5拮抗剂和具有其他新型作用机制的抗病毒药物的耐药检测。

二、诊断

诊断原则：HIV感染/艾滋病的诊断需结合流行病学史（包括不安全性生活史、静脉注射毒品史、输入未经HIV抗体检测的血液或血液制品史、HIV抗体阳性者所生子女或职业暴露史等）、临床表现和实验室检查结果等进行综合分析，慎重做出诊断。

（一）诊断标准

(1)成人、青少年及18月龄以上儿童，符合下列一项者即可诊断为HIV感染：①HIV抗体筛查试验阳性和HIV抗体补充试验阳性（抗体补充试验阳性或核酸定性检测阳性或核酸定量大于5000 copies/mL）；②有流行病学史或艾滋病相关临床表现，两次HIV核酸检测均为阳性；③HIV分离试验阳性。

(2)18月龄及以下儿童，符合下列一项者即可诊断HIV感染：①为HIV感染母亲所生且两次HIV核酸检测均为阳性（第二次检测需在出生4周后进行）；②有医源性暴露史，HIV分离试验阳性或两次HIV核酸检测均为阳性；③为HIV感染母亲所生且HIV分离试验阳性。

（二）分期的诊断标准

1. 急性感染期的诊断标准 成人及15岁（含15岁）以上青少年符合下列一项即可诊断：①6个月内有流行病学史和/或有急性HIV感染综合征和/或有持续性全身性淋巴结病；②HIV抗体筛查试验无反应，两次核酸检测均为阳性；③1年内出现HIV血清抗体阳转。15岁以下儿童急性感染期的诊断需根据$CD4^+$ T淋巴细胞计数和相关临床表现来进行。

2. 潜伏期的诊断标准 成人及15岁（含15岁）以上青少年符合下列一项即可诊断：①$CD4^+$ T淋巴细胞计数为200～500/μL；②无症状或符合潜伏期相关临床表现。15岁以下儿童潜伏期的诊断需根据$CD4^+$ T淋巴细胞计数和相关临床表现来进行。

3. 发病期的诊断标准 成人及15岁（含15岁）以上青少年，HIV感染加下述各项中的任何一项，即可确诊为发病期：①不明原因的持续不规则发热（38℃以上，超过1个月）；②腹泻（大便次数超过3次/日）超过1个月；③6个月之内体重下降10%以上；④反复发作的口腔真菌感染；⑤反复发作的单纯疱疹病毒感染或带状疱疹病毒感染；⑥肺孢子菌肺炎（PCP）；⑦反复发生的细菌性肺炎；⑧活动性结核病或非结核分枝杆菌病；⑨深部真菌感染；⑩中枢神经系统占位性病变；⑪中青年人出现痴呆；⑫活动性巨细胞病毒（CMV）感染；⑬弓形虫脑病；⑭马尔尼菲篮状菌病；⑮反复发生的败血症；⑯卡波西肉瘤、淋巴瘤。或已确诊HIV感染，$CD4^+$ T淋巴细胞计数<200/μL，也可诊断为发病期。

15岁以下儿童符合下列一项者即可诊断为发病期：①HIV感染和$CD4^+$ T淋巴细胞百分比小于5%（12月龄以下）或小于20%（12～36月龄）或小于15%（37～60月龄）或$CD4^+$ T淋巴细胞计数<200/μL（5～14岁）；②HIV感染和伴有至少一种儿童艾滋病指征性疾病。

三、抗病毒治疗

（一）目标及获益

目标：最大限度地抑制病毒复制，使病毒载量降低至检测下限，并减少病毒变异。

获益：重建免疫功能；降低异常的免疫激活反应；降低机会性感染和肿瘤发病率；减少病毒的传播、预防母婴传播；降低HIV感染的发病率和病死率，降低非艾滋病相关疾病的发病率和病死率，使患者达到正常的预期寿命，提高生活质量。

（二）抗逆转录病毒药物

国内外现有抗逆转录病毒药物共有7大类30多种，分别为核苷类逆转录酶抑制剂（NRTI）、非核苷类逆转录酶抑制剂（NNRTI）、蛋白酶抑制剂（PI）、整合酶抑制剂（INSTI）、融合抑制剂（FI）、CCR5抑制剂和衣壳蛋白抑制剂（CAI）。这些抗逆转录病毒药物主要通过抑制HIV在细胞内复制的过程中相关酶的活性，从而抑制HIV复制。

1. 核苷类逆转录酶抑制剂（NRTI） 包括齐多夫定（zidovudine，AZT）、拉米夫定（lamivudine，3TC）、阿巴卡韦（abacavir，ABC）、富马酸替诺福韦酯（tenofovir disoproxil fumarate，TDF）和两种核苷类逆转录酶抑制剂的复合制剂（如齐多夫定/拉米夫定（AZT/3TC）、恩曲他滨/富马酸替诺福韦酯（FTC/TDF）、恩曲他滨/丙酚替诺福韦（FTC/TAF）等）。

2. 非核苷类逆转录酶抑制剂（NNRTI） 包括奈韦拉平（nevirapine，NVP）、依非韦伦（efavirenz，EFV）、利匹韦林（rilpivirine，RPV）、多拉韦林（doravirine，DOR）、艾诺韦林（ainuovirine，ANV）等。

3. 蛋白酶抑制剂（PI） 目前国内能获得的PI主要为洛匹那韦/利托那韦（lopinavir/

ritonavir,LPV/r)、达芦那韦/考比司他(darunavir/cobicistat,DRV/c)和阿扎那韦/利托那韦(atazanavir/ritonavir,ATV/r)。

4. 整合酶抑制剂(INSTI) 包括拉替拉韦(raltegravir,RAL)、多替拉韦(dolutegravir,DTG)、比克替拉韦(bictegravir,BIC)等。

5. 融合抑制剂(FI) 艾博韦泰(albuvirtide,ABT),恩夫韦地(enfuvirtide,ENF)。

6. CCR5抑制剂 马拉维诺(maraviroc,MVC)。

7. 衣壳蛋白抑制剂(CAI) 来那卡韦(lenacapavir,LEN),于2025年1月2日在中国上市。

8. 复方单片抗病毒药物 多替拉韦/拉米夫定(DTG/3TC)、多替拉韦/拉米夫定/阿巴卡韦(DTG/3TC/ABC)、艾维雷韦/考比司他/恩曲他滨/丙酚替诺福韦(EVG/c/FTC/TAF)、比克替拉韦/恩曲他滨/丙酚替诺福韦(BIC/FTC/TAF)、艾诺米替片(TDF/3TC/ANV)、多拉米替片(DOR/3TC/TDF)等。

(三)成人及青少年抗病毒治疗方案

成人及青少年启动ART的时机:一旦确诊HIV感染,无论CD4$^+$T淋巴细胞计数如何,均建议立即开始ART,启动ART后,需终身治疗,具体见表1-2。

表1-2 成人及青少年初治患者推荐抗病毒治疗方案

推荐方案	药物组成
2NRTI+核心药物	2NRTI:TDF+3TC(FTC)或者TAF/FTC 核心药物:NNRTI(如EFV[a]、RPV[b])或PI(如LPV/r)或INSTI(如DTG、RAL)
复方单片抗病毒药物	①BIC/FTC/TAF ②EVG/c/FTC/TAF ③DTG/3TC/ABC[c] ④DOR/3TC/TDF
NRTI+INSTI	DTG/3TC[d] 或 DTG+3TC[d]
替代方案	①AZT(或ABC)+3TC+NNRTI(EFV或NVP[e]或RPV或DOR或ANV) ②AZT(或ABC)+3TC+PI(如LPV/r,DRV/c) ③AZT(或ABC)+3TC+INSTI(如DTG、RAL) ④TDF+3TC(或FTC)+NNRTI(如ANV) ⑤TDF+阿兹夫定[f]+NNRTI(如EFV)

a:EFV不推荐用于病毒载量>5×10^5 copies/mL的患者;b:RPV仅用于病毒载量<10^5 copies/mL和CD4$^+$T淋巴细胞计数>200/μL的患者;c:用于HLA-B5701阴性者;d:DTG/3TC和DTG+3TC用于HBsAg阴性、病毒载量<5×10^5 copies/mL的患者;e:对于基线CD4$^+$T淋巴细胞计数>250/μL的患者,要尽量避免使用含NVP的治疗方案,合并HCV感染的患者避免使用含NVP的方案;f:国产附条件批准上市药物,用于与NRTI及NNRTI联用,治疗高病毒载量(不低于10^5 copies/mL)的成年患者。

(四)儿童抗病毒治疗方案

儿童一旦确诊HIV感染,无论CD4$^+$T淋巴细胞计数如何,均建议立即启动ART。儿童初治患者推荐方案为 2 种 NRTI＋核心药物联合第三类药物治疗。第三类药物可以为 INSTI 或 NNRTI 或者增强型 PI(含利托那韦或考比司他)，我国目前推荐的主要方案见表 1-3。

表 1-3 儿童抗病毒治疗方案

年龄	推荐方案	备选方案
3 岁以下	ABC(或 AZT)＋3TC＋LPV/r (或 DTG)	ABC(或 AZT)＋3TC＋NVP(或 RAL)
3～10 岁	ABC＋3TC＋EFV(或 DTG)	AZT(或 TDF)＋3TC＋NVP(或 EFV 或 LPV/r 或 RAL)
10 岁以上儿童及青少年	TDF(或 ABC)＋3TC＋EFV(或 DTG)	AZT＋3TC＋NVP(或 EFV 或 LPV/r 或 RAL)

说明：非常小的婴幼儿体内药物代谢很快，且由于免疫系统功能尚未发育完全，体内病毒载量很高，婴幼儿治疗需要非常强有力的方案；曾暴露于 NNRTI 的婴幼儿选 LPV/r；TDF 不能用于该年龄段儿童。

(五)孕妇抗病毒治疗方案

所有感染 HIV 的孕妇不论其 $CD4^+$ T 淋巴细胞计数如何或疾病临床分期如何，均应尽早终身接受 ART。

首选方案：TDF/FTC(或 TDF＋3TC 或 ABC/3TC 或 ABC＋3TC)＋RAL(或 DTG)。

替代方案：TDF/FTC(或 TDF＋3TC 或 ABC/3TC 或 ABC＋3TC 或 AZT/3TC 或 AZT＋3TC 或 TAF/FTC)＋EFV(或 RPV 或 LPV/r)。

(六)抗病毒治疗监测

在 ART 过程中要定期进行临床评估和实验室检测，以评价 ART 的效果，及时发现抗病毒药物的不良反应以及是否产生病毒耐药性等，及时更换药物以保证 ART 成功。

1. 疗效评估 ART 的有效性主要通过以下三个方面进行评估：病毒学指标、免疫学指标和临床症状，其中病毒学指标是最重要的指标。

(1)病毒学指标：大多数患者 ART 后血浆病毒载量的对数值在 4 周内下降 1 以上，在治疗后的 3～6 个月，病毒载量达到检测不到的水平。

(2)免疫学指标：启动 ART 后 1 年内，$CD4^+$ T 淋巴细胞计数与治疗前相比增加 30％ 或增长 $100/\mu L$，提示治疗有效。

(3)临床症状：ART 后患者机会性感染的发病率和艾滋病的病死率大大降低。对儿童患者，可观察身高、营养及发育改善情况。

2. 病毒耐药性检测 病毒耐药是导致 ART 失败的主要原因之一，对 ART 疗效不佳或失败者，可行耐药检测。

3. 药物不良反应观察 抗病毒药物的不良反应包括短期不良反应和长期不良反应，尤其是一些抗病毒药物导致的代谢紊乱、体重增加、骨质疏松、肝肾功能损害等不良反应需要密切观察，及时识别并给予相应处理，必要时更换 ART 方案。

4. 药物浓度检测 特殊人群用药在条件允许的情况下可进行药物浓度检测，如儿童、孕妇及肾功能不全患者等。

(七)换药标准和治疗失败患者的抗病毒治疗

1. 病毒学抑制患者的 ART 病毒学抑制的定义：经过规律抗病毒治疗 24 周以上，病毒载量小于检测下限(20 copies/mL 或 50 copies/mL)。对于持续病毒学抑制的患者,可考虑根据需求调整或优化治疗方案。

2. 病毒学失败的定义 在持续进行 ART 的患者中,开始治疗(启动或调整)24 周后血浆病毒载量持续大于 200 copies/mL;或在达到病毒学完全抑制后又出现病毒载量不低于 200 copies/mL 的情况(病毒学反弹)。

3. 治疗失败处理策略 出现病毒学失败时应首先评估患者的治疗依从性、药物-药物或药物-食物相互作用。治疗依从性是治疗成败的决定性因素。ART 失败的患者应根据 HIV 耐药检测结果来进行 ART 方案调整,选择用药方案的原则是更换至少 2 种具有完全抗病毒活性的药物,最好选择 3 种具有抗病毒活性的药物(可以是之前使用的药物种类中具有抗病毒活性的药物,如 3TC);若不能满足 3 种药物都具有完全抗病毒活性,那么新的 ART 方案应包括 1 种具有完全抗病毒活性的增强 PI 或 INSTI 或未曾使用过的具有新的作用机制的药物(如 FI),或上述药物联合应用。

(八)艾滋病抗病毒药物不良反应及其处理

抗病毒药物可引起多种不良反应,有些较轻微,有些则较严重,甚至会威胁生命。一些不良反应如恶心、头痛、失眠、眩晕、疲惫、皮疹等会使 HIV 感染者感到不适,这些不良反应在治疗开始后的几周内可能较严重,但以后会逐渐好转。这些不良反应会影响 HIV 感染者对抗病毒治疗的依从性,必须予以相应的处理。在患者服药的初期,一定要不断地给予支持,及时了解患者出现的不良反应症状并给予相应的指导,当患者出现比较严重的不良反应,如严重呕吐、中度皮疹、比较严重的眩晕、中度发热时,应及时转介给专科医生处理。

抗病毒药物的不良反应包括短期的和长期的不良反应。治疗开始前,应与 HIV 感染者及其家庭成员就可能的药物不良反应进行沟通,使他们了解可能出现的症状及其可能的严重程度,同时告知这些症状大部分具有自限性(6~12 周后可自行好转),这样有助于增强 HIV 感染者克服这些不良反应的信心,保持较高的依从性。治疗开始后,应鼓励 HIV 感染者坚持治疗并督导其定期到门诊复诊,复诊时注意监测和及时处理已经出现的不良反应,尽可能提高 HIV 感染者的依从性,使 HIV 感染者接受抗病毒治疗。来自家庭和患者互助小组的支持以及帮助患者在服药初期设定短期目标也会在患者应对药物的短期不良反应上起积极的作用。

四、HIV 感染者常见的机会性感染

HIV 感染者常见的机会性感染(opportunistic infection,OI)指的是 HIV 导致机体免疫缺陷,从而出现更为常见和严重的感染,通常出现 OI 提示进入发病期,如肺孢子菌肺炎(pneumocystis carinii pneumonia,PCP)、结核病(tuberculosis,TB)、隐球菌性脑膜炎(cryptococcal meningitis)、鸟分枝杆菌复合群(mycobacterium avium complex,MAC)感染、弓形虫脑炎(toxoplasma encephalitis)、巨细胞病毒性视网膜炎(cytomegalovirus retinitis)、马尔尼菲篮状菌病、念珠菌感染等,同时还包括一些肿瘤,如卡波西肉瘤(Kaposi sarcoma)、中枢神经系统淋巴瘤(central nervous system lymphoma)等,这些通常发生在艾滋病发病期。在无抗逆转录病毒药物的时代,感染 HIV 4~10 年的人通常只有 1~2 年的生存时间。1995 年 HAART 被证实可以长期抑制病毒后,HIV 感染者 OI 的发病率和死亡率极大程度地降低了。中国新发现 HIV 感染者 CD4$^+$ T 淋巴细胞计数<200/μL 的比例约为 38%,OI 和相关肿瘤仍然是 HIV 感染者死亡的重要原因,因此 OI 的治疗仍然是一个巨大的挑战。

（一）细菌性肠炎（bacterial enteritis）

HIV阳性成人感染革兰阴性杆菌的风险至少是HIV阴性成人的10倍,细菌性肠炎的发病率明显与$CD4^+$ T淋巴细胞水平密切相关,细菌性肠炎更多见于$CD4^+$ T淋巴细胞计数$<200/\mu L$的患者,在美国常见的细菌有沙门氏菌、志贺氏菌、弯曲杆菌、致病性大肠杆菌等,其中艰难梭状芽胞杆菌相关感染在HIV感染者中很常见,数据显示,$CD4^+$ T淋巴细胞计数$<50/\mu L$是肠道艰难梭菌感染的风险因素,其他可以导致腹泻的细菌还包括鸟分枝杆菌复合群（MAC）。

1. 临床表现 革兰阴性杆菌是导致HIV感染者感染性腹泻的常见致病菌,主要临床症状可为自限性腹泻或一过性腹泻,也可以为严重而持续的腹泻,可伴有发热、血性腹泻和体重减轻,另外菌血症与肠外器官受累相关,伴有或不伴有胃肠道疾病,或先前就有胃肠道疾病,其症状的轻重与HIV感染者的免疫状态相关,同时已经证实,经适当治疗后,沙门氏菌和其他革兰阴性细菌感染的复发是较常发生的。

2. 诊断 对腹泻患者的评估应包括完整的暴露史（即摄入被污染的食物或水,不洁性生活史,宠物暴露、旅行相关暴露、抗生素或化疗暴露,使用抑酸药物,最近住院情况）;药物排查,因为腹泻可能是一些抗逆转录病毒药物和抗生素的常见副作用;腹泻的频率、持续时间,粪便体积及粪便中是否存在血液;相关的体征和症状,如是否发热及发热的持续时间。

革兰阴性杆菌感染性肠炎通过粪便或血液培养来诊断,虽然粪便分子生物学检测方法可以快速诊断是否发生肠道感染,但需要行粪便培养来获得肠道病原体进行表型抗生素敏感试验,研究发现,在肠道细菌中检测到越来越多细菌具有耐药性。还有一些杆菌可导致腹泻,但非常少见,如空肠弯曲杆菌、幽门螺杆菌等。

艰难梭菌感染只能通过分析易感人群、结合临床表现和实验室检查结果的相关性来进行综合判断。有难辨梭菌腹泻风险的人群包括最近接受或目前正在接受抗生素或肿瘤化疗人群、住院时间超过4周人群、$CD4^+$ T淋巴细胞计数$<200/\mu L$人群和长期服用抑酸药物人群。其诊断需要检测艰难梭菌毒素B基因或艰难梭菌毒素B蛋白。艰难梭菌毒素B蛋白检测灵敏度较低,而聚合酶链反应（PCR）检测艰难梭菌毒素B基因灵敏度较高,可以检测无症状携带者。谷氨酸脱氢酶（GDH）抗原酶免疫测定是检测艰难梭菌菌株常用的方法,但是判断艰难梭菌是否产生毒性而致病则必须结合粪便艰难梭菌毒素B基因检测来进行第二次确认,综上所述,艰难梭菌感染的诊断较为困难,需结合临床表现和实验室检查结果综合分析。

大便培养、镜检及艰难梭菌毒素B基因检测或者血培养失败的患者应进行肠镜检测,肠镜病理组织学检测可能有益于一些细菌性肠炎的诊断。

临床上还需警惕性传播疾病（STD）引起的肠炎,如性病淋巴肉芽肿、淋病奈瑟菌或梅毒螺旋体引起的直肠炎等。

常见的感染途径是摄入受污染的食物或水以及粪口接触。提供有关避免此类接触的建议和教育是卫生保健提供者的责任。$CD4^+$ T淋巴细胞计数$<200/\mu L$的HIV感染者或有艾滋病病史的人患肠道疾病的风险较高。应建议个人经常用肥皂水或酒精类清洁剂洗手,以降低肠道感染的风险。肥皂水比酒精类清洁剂在防止肠道感染方面更受欢迎,因为酒精类清洁剂不能杀死艰难梭菌孢子,对诺如病毒和隐孢子虫只有部分活性。应建议HIV感染者在可能接触人类粪便（例如,排便、清理婴儿粪便、与腹泻者接触）、接触宠物或其他动物后洗手。相比于物理预防,药物预防通常不推荐。

3. 治疗

(1)经验性治疗:在大多数情况下,HIV 阳性者细菌性肠炎的治疗与 HIV 阴性者无太大差异;治疗方案的选择取决于腹泻严重程度和缺水程度。应告知患者保持水分的重要性,并给予口服或静脉补液,关键在于水、电解质和能量代谢的平衡,因为腹泻会导致暂时的吸收不良或乳糖不耐受症。饮食清淡,避免脂肪、乳制品和复杂糖类的摄入可能是有用的;益生菌或抑制肠蠕动的药物在患有腹泻疾病的 HIV 感染者中的有效性和安全性尚未得到充分研究。在尚未获得病原学检查结果时,应依据免疫状态分层治疗,具体如下。

①$CD4^+T$ 淋巴细胞计数为 200~500/μL,有严重腹泻并影响生活和工作者,可选用环丙沙星 500~750 mg 口服,每 12 h 一次。

②$CD4^+T$ 淋巴细胞计数<200/μL,同时伴有每天 6 次以上的腹泻,或伴有发热或寒战者:

【首选治疗】 环丙沙星 500~750 mg 口服(或 400 mg 静滴),每 12 h 一次。

【替代治疗】 头孢曲松 1 g 静滴,每天一次;或头孢噻肟 1 g 静滴,每 8 h 一次。

注:应根据粪便微生物学检查结果和抗生素敏感试验结果调整治疗和持续时间。请参阅下面针对特定细菌的建议。如果未发现病原体,患者恢复迅速,治疗时间通常为 5 天。对于持续腹泻(超过 14 天)但无其他严重临床症状(如脱水、便血)的患者,可暂停抗生素治疗,直至确诊,依据病原学检查结果调整治疗。

(2)病原菌治疗。

①非沙门氏杆菌感染:对于免疫正常的非 HIV 感染者来说,沙门氏杆菌感染通常是自限性的。但对于所有 HIV 感染者来说,若合并沙门氏杆菌感染,则应进行治疗(尽管没有临床试验将抗菌药物治疗与安慰剂进行比较)。值得注意的是,与 HIV 阴性者比较,HIV 感染者患沙门氏杆菌血症的风险高 20~100 倍,死亡率高 7 倍。

【首选方案】 环丙沙星 500~750 mg 口服(或 400 mg 静滴),每 12 h 一次。

【替代方案】 可选以下之一:左氧氟沙星 750 mg,口服或静滴,每 24 h 一次;莫西沙星 400 mg,口服或静滴,每 24 h 一次;磺胺甲噁唑 160 mg/800 mg,口服,每 12 h 一次;头孢曲松 1 g 静滴,每天一次;头孢噻肟 1 g 静滴,每 8 h 一次。

【抗生素使用疗程】

不伴菌血症:若 $CD4^+T$ 淋巴细胞计数≥200/μL,抗感染时间为 7~14 天;若 $CD4^+T$ 淋巴细胞计数<200/μL,抗感染时间为 2~6 周。

伴菌血症:若 $CD4^+T$ 淋巴细胞计数≥200/μL,抗感染时间为 14 天,若菌血症持续存在或感染复杂,则抗感染时间更长;若 $CD4^+T$ 淋巴细胞计数<200/μL,抗感染时间为 2~6 周。

【二级预防】 目前对于复发性菌血症或肠胃炎患者,长期二级预防的作用尚未得到很好的证实。临床医生必须权衡长期抗生素暴露的风险。二级预防的抗生素选择与初级治疗相同,取决于抗生素敏感试验结果。

②志贺杆菌病:应考虑治疗,因为治疗可能略微缩短病程,并有助于防止志贺杆菌病传播给他人。然而,抗生素的选择应以抗生素敏感试验结果为指导。由于志贺杆菌对抗生素的耐药性正在增加,而且有数据表明抗生素治疗限制了志贺杆菌病的传播,因此,在培养确认志贺杆菌感染之前,腹泻症状减轻的 HIV 感染者和 $CD4^+T$ 淋巴细胞计数≥500/μL 的患者可以不接受抗生素治疗。

【首选方案】 环丙沙星 500~750 mg 口服(或 400 mg 静滴),每 12 h 一次。

【替代方案】 可选以下之一:左氧氟沙星 750 mg,口服或静滴,每 24 h 一次;莫西沙星 400 mg,口服或静滴,每 24 h 一次;磺胺甲噁唑 160 mg/800 mg,口服,每 12 h 一次;阿奇霉素 500 mg 口服,每天一次,服用 5 天。菌血症患者不推荐应用替代方案。

【抗生素使用疗程】

肠胃炎:抗感染时间为 7~10 天(阿奇霉素为 5 天)。

伴菌血症:抗感染时间大于 14 天。

复发性感染:抗感染时间大于 6 周。

③弯曲杆菌病:弯曲杆菌感染在 $CD4^+T$ 淋巴细胞计数≥200/μL 的 HIV 感染者中一般症状比较轻微,部分患者不需要治疗即可缓解。同时研究发现,弯曲杆菌的耐药性逐年上升,需要依据抗生素敏感试验结果选用抗生素。2018 年美国的一项研究显示,空肠梭菌分离株中 29% 对环丙沙星耐药,2% 对阿奇霉素耐药;大肠杆菌分离株中 40.5% 对氟喹诺酮类药物耐药,13.3% 对阿奇霉素耐药。

【首选方案】 阿奇霉素 500 mg 口服,服用 5 天;或环丙沙星 500~750 mg 口服(或 400 mg 静滴),每 12 h 一次,疗程 7~8 天;若伴有菌血症,环丙沙星 500~750 mg 口服(或 400 mg 静滴),每 12 h 一次,联合应用氨基糖苷类抗生素。

【替代方案】 依据抗生素敏感试验结果可选以下之一:左氧氟沙星 750 mg,口服或静滴,每 24 h 一次;莫西沙星 400 mg,口服或静滴,每 24 h 一次。

【抗生素使用疗程】

肠胃炎:抗感染时间为 7~10 天(阿奇霉素为 5 天)。

伴菌血症:抗感染时间大于 14 天。

复发性感染:抗感染时间为 2~6 周。

④艰难梭菌病:目前无关于 HIV 感染者艰难梭菌病治疗的随机对照研究,因此关于 HIV 感染者艰难梭菌病的治疗意见与非 HIV 感染者类似。

【首选方案】 万古霉素 125 mg 口服,每天 4 次,服用 10 天,或 500 mg 静滴,每 6 h 一次。

【替代方案】 甲硝唑 500 mg 静滴,每 12 h 一次,门诊患者可考虑 500 mg 口服,每天 3 次。

(二)念珠菌病(candidiasis)

口咽、食管的念珠菌病是艾滋病患者常见的并发症,这类感染绝大多数由白念珠菌引起。非白念珠菌属引起的念珠菌病近年来在世界范围内报道较多,口咽、食管念珠菌病的发生被认为是免疫抑制的一个指标,常见于 $CD4^+T$ 淋巴细胞计数<200/μL 的患者。与口咽、食管的念珠菌病不同,女性外阴阴道念珠菌病是一种常见的感染(无论是否感染 HIV)。随着 ART 的广泛开展,HIV 感染者口咽、食管念珠菌病的患病率急剧下降,难治性疾病的例数也显著减少。

1. 临床特点 口咽、食管念珠菌病的特点是无痛、乳白色、斑块样病变,可发生在口腔表面、软硬腭、口咽黏膜、舌表面和食管黏膜。病灶可以很容易地用压舌器或其他工具刮掉。较为罕见的是一种没有白色斑块的红斑,可以在上腭前或后腭看到或弥漫性地分布于舌头上。念珠菌感染也可引起棱角性唇裂。部分 HIV 感染者的口咽念珠菌病也表现出食管受累,食管念珠菌病通常表现为胸骨后烧灼痛或不适,并伴有吞咽困难,但有时也可以无明显症状,仅胃镜下可见乳白色、斑块样病变。

外阴阴道念珠菌病通常是根据临床表现及显微镜检查阴道分泌物中显示的特征来诊断的。很少需要培养,但培养可以提供支持诊断的证据和做抗生素敏感试验的材料。

2. 诊断 口咽、食管念珠菌病的临床诊断通常基于病变的特征性表现和实验室培养结果来进行,需与口腔毛状白斑相鉴别,口咽念珠菌病的白色斑块可以从黏膜上刮掉。口腔渗出物可以进行培养,若培养出念珠菌,结合特征性临床症状即可诊断。

3. 治疗 不同感染部位的念珠菌病的治疗方案见表1-4。

表1-4 不同感染部位的念珠菌病的治疗方案

病种	首选治疗	备选治疗	备注
口咽念珠菌病	氟康唑 100 mg 口服,每天一次	克霉唑 10 mg 口服,每天 5 次;或伊曲康唑口服液 200 mg 口服,每天一次	—
食管念珠菌病	氟康唑 100 mg(可以增加至 400 mg),口服或静滴,每天一次;或伊曲康唑 200 mg 口服,每天一次	伏立康唑 200 mg,口服或静滴,每天 2 次;或伊曲康唑 200 mg 口服,首剂为负荷剂量,随后每天 100 mg 口服,作为维持剂量;或卡泊芬净 50 mg 静滴,每天一次;或米卡芬净 150 mg 静滴,每天一次;或阿尼芬净 100 mg 静滴,每天一次;或两性霉素 B 0.5～0.6 mg/kg 静滴,每天一次;或脂质体两性霉素 B 3～4 mg/kg 静滴,每天一次	与氟康唑相比,棘白菌素治疗食管念珠菌病复发率更高
外阴阴道念珠菌病	氟康唑 150 mg 口服,每天一次;局部用唑类(克霉唑、丁康唑、咪康唑)治疗	伊曲康唑口服液 200 mg 口服,每天一次,连用 3～7 天;对于唑类难治性光滑念珠菌阴道炎,硼酸阴道栓剂 600 mg,每天一次,连用 14 天	严重或复发性阴道炎应口服氟康唑(100～200 mg)或局部用抗真菌药物治疗 7 天及以上

4. 预防 前瞻性对照试验的数据表明,一级预防使用氟康唑可以降低晚期 HIV 感染者发生黏膜疾病(即口咽、食管和外阴阴道疾病)的风险,但是仍然不建议一级预防,因为一级预防通常会带来昂贵的医药费用、药物的相互作用和不良反应,而积极的 ART 可有效恢复免疫力和预防念珠菌病。

虽然二级预防可以降低念珠菌感染率,但大多数艾滋病专家不建议对复发性口咽或外阴阴道念珠菌病进行二级预防,除非患者频繁或严重复发(真菌性败血症),因为针对急性疾病的治疗一般是有效的,与皮肤黏膜疾病相关的死亡率很低,存在药物相互作用和耐药的念珠菌发展的可能性,并且预防费用昂贵。若采取二级预防,则停止二级预防的时间为 $CD4^+$ T 淋巴细胞计数≥200/μL。

(三)肺孢子菌肺炎(PCP)

1. 临床表现 亚急性起病,呼吸困难逐渐加重,伴有发热、干咳、胸闷,症状逐渐加重,严重者发生呼吸窘迫;肺部阳性体征少,或可闻及少量散在的干湿啰音,体征与症状的严重程度往往不成比例;胸部 X 线检查可见双肺从肺门开始的弥漫性网状结节样间质浸润,肺部 CT 显示双肺毛玻璃状改变,13%～18%的患者同时合并细菌或分枝杆菌感染,肺部影像学检查可有相应表现;血气分析示低氧血症,严重病例动脉血氧分压(PaO_2)明显降低,常为

60 mmHg；血乳酸脱氢酶水平常高于 500 mg/dL，血浆中 1,3-β-D-葡聚糖（1,3-β-D-glucan，BDG）水平明显高于正常值。

2. 诊断 PCP 通常依据临床症状、实验室检查结果及病史来诊断，而确诊依靠病原学检查如痰液或支气管肺泡灌洗液检查及肺组织活检等发现肺孢子菌的包囊或滋养体。PCR 也是一种诊断方法，但需结合肺部表现。

3. 治疗

（1）对症治疗：卧床休息，给予吸氧，注意水和电解质平衡。

（2）病原体治疗：

【首选治疗】 复方磺胺甲噁唑（SMZ-TMP），轻中度患者口服 TMP 15～20 mg/(kg·d)，SMZ 75～100 mg/(kg·d)，分 3～4 次服用，疗程 21 天，必要时可延长疗程。重度患者可选择静脉用药，剂量同口服。SMZ-TMP 过敏者可试行脱敏疗法。

【替代治疗】 克林霉素 600～900 mg 静滴，每 8 h 一次，或 450 mg 口服，每 6 h 一次，联合应用伯氨喹 15～30 mg 口服，1 次/天，疗程 21 天。或氨苯砜 100 mg 口服，1 次/天，联合应用甲氧苄啶 200～400 mg 口服，2～3 次/天，疗程 21 天。或喷他脒 3～4 mg/kg，缓慢静滴（60 min 以上），1 次/天，疗程 21 天。激素治疗：中重度患者（PaO_2<70 mmHg 或肺泡-动脉血氧分压差>35 mmHg），早期（72 h 内）可应用激素治疗，泼尼松 40 mg 口服，2 次/天，5 天后改为 20 mg 口服，2 次/天，再过 5 天后改为 20 mg 口服，1 次/天，至疗程结束；静脉用甲基泼尼松龙剂量为上述泼尼松的 75%。

（3）辅助通气：如患者进行性呼吸困难症状明显，可给予辅助通气。

（4）ART：尽早进行 ART，通常在启动抗 PCP 治疗后 2 周内进行。

4. 预防

（1）预防指征：$CD4^+$ T 淋巴细胞计数<200/μL 的成人和青少年，包括孕妇及接受 ART 者。

（2）药物选择：首选 SMZ-TMP，一级预防为 1 片/天，二级预防为 2 片/天。若患者对该药不能耐受或者过敏，替代药品有氨苯砜。PCP 患者经 ART 使 $CD4^+$ T 淋巴细胞计数增加到 200/μL 以上并持续 6 个月及以上时，可停止预防用药；接受 ART、$CD4^+$ T 淋巴细胞计数为 100～200/μL、病毒载量持续低于检测下限 3～6 个月者，也可考虑停止预防用药。当 $CD4^+$ T 淋巴细胞计数再次降至 200/μL 以下时，应重启预防用药。

（四）结核分枝杆菌感染

结核病是艾滋病的重要机会性感染之一，据报道，在 2017 年估计的 92 万例结核病合并 HIV 感染者中，估计有 30 万人死于结核病。人体感染结核分枝杆菌（Mycobacterium tuberculosis，MTB）后可表现为结核潜伏感染（latent tuberculosis infection，LTBI）和活动性结核病（active tuberculosis，ATB）。HIV 感染是结核病发病的独立危险因素，HIV 感染者 LTBI 进展为活动性结核病的风险较 HIV 阴性者显著增高。

1. LTBI 的诊疗 LTBI 指的是机体对 MTB 抗原刺激产生持续的免疫应答但无明显活动性结核病的一种状态。感染者没有结核病的症状和体征，痰等各种标本抗酸染色涂片和培养均为阴性，影像学检查正常。LTBI 者不具有传染性，但机体免疫状态改变后可进展为活动性结核病，在 HIV 阴性人群中，LTBI 进展为活动性结核病的终身风险 5%～10%，且多发生在感染后的前 5 年内，而在 HIV 感染者中，LTBI 进展为活动性结核病的风险为每年 3%～16%。

(1)LTBI 的诊断：LTBI 者是无症状的，因此 LTBI 通常是通过对重点人群进行筛查而诊断的，HIV 感染人群是 LTBI 筛查的重点人群，WHO 推荐所有新确诊 HIV 感染者均应进行 LTBI 筛查，但 LTBI 的检测无"金标准"，WHO 推荐结核菌素皮肤试验（tuberculin skin test，TST）、γ干扰素释放试验（interferon-γ-release assay，IGRA）都可以用于 LTBI 筛查。TST 简单易行，但无法区分 MTB 感染和卡介苗接种，在免疫缺陷人群中的灵敏度较低。IGRA 检测的特异性高于 TST，且不受卡介苗接种和非结核分枝杆菌（nontuberculous mycobacteria，NTM）感染的影响。鉴于我国卡介苗接种较为普遍及结核病的流行状况，推荐将 IGRA 作为 LTBI 筛查的主要方法，对于无条件行 IGRA 者，也可以行 TST。LTBI 的诊断为排除性诊断，目前主要通过结核病症状调查和 IGRA（TST）来综合判断，诊断步骤如图 1-1 所示。

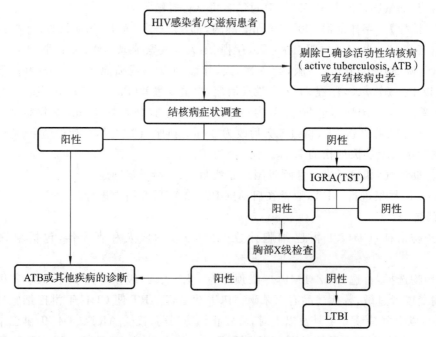

图 1-1　HIV 感染者/艾滋病患者 LTBI 诊断流程

(2)LTBI 的治疗：HIV 感染者/艾滋病患者如排除了活动性结核病的可能，无论免疫抑制的程度如何，即使未进行 LTBI 检测，也应接受结核病预防性治疗（tuberculosis prophylaxis treatment，TPT）。在实施 TPT 之前，需排除活动性结核病的可能，还需评估有无 TPT 的禁忌证。使用 TPT 需要注意抗病毒药物和抗结核病药物之间的相互作用。实施 TPT 时，需重点关注安全性和依从性，如出现肝功能损害，应按照肝功能损害后的处理方案进行处理，待肝功能恢复后可重启干预治疗，可在密切观察下使用原来的药物治疗，也可更换为其他方案。

TPT 可选择以下任何一种方案：

①异烟肼方案，剂量为 5 mg/(kg·d)，每天一次，口服，疗程为 6 个月或 9 个月，可同时使用维生素 B_6（25 mg/d）以减少周围神经炎的发生。

②异烟肼联合利福平方案，异烟肼剂量为 5 mg/(kg·d)，利福平剂量为 10 mg/(kg·d)，每天一次，口服，疗程为 3 个月。

③利福喷丁（每周 900 mg）加异烟肼（每周 900 mg）方案，每周一次，口服，疗程为 12 周。

④利福平方案,剂量为 10 mg/(kg·d),每天一次,口服,疗程为 4 个月。

⑤利福喷丁(600 mg/d)联合异烟肼(300 mg/d)方案,每天一次,口服,疗程为 1 个月。

2. 活动性结核病的诊疗 活动性结核病可出现在任何 $CD4^+T$ 淋巴细胞计数水平的 HIV 感染者/艾滋病患者中。HIV 感染者/艾滋病患者合并结核病的诊断需要结合临床表现及辅助检查、病理学检查、影像学检查的结果来进行综合判断,尤其要注意 HIV 感染者/艾滋病患者的结核病在临床表现以及诊断方面有其自身特点,不能将普通人群结核病的诊断方法简单地套用于 HIV 感染者/艾滋病患者结核病的诊断中,在进行诊断时应注意患者的免疫功能状态,$CD4^+T$ 淋巴细胞计数较高患者的临床表现与普通结核病患者相似,而 $CD4^+T$ 淋巴细胞计数较低的患者常表现为肺外结核病或播散性结核病。因此所有 HIV 感染者/艾滋病患者均应系统筛查是否存在结核病,除了肺部筛查外,还需考虑其他部位的结核病,可通过结核病典型症状、痰抗酸染色涂片镜检、痰分枝杆菌培养、C 反应蛋白(CRP)检测、胸部 X 线检查或 CT 检查以及快速分子检测来进行筛查,推荐进行分枝杆菌菌型鉴定,以区分 MTB 和 NTM。

对于结核病的检测,抗酸染色涂片、培养和快速分子检测技术(如 Xpert MTB/RIF)以及组织病理检查是目前确诊结核病的主要方法。WHO 指南推荐将快速分子检测技术(如 Xpert MTB/RIF 和 Xpert MTB/RIF Ultra)作为初始诊断检测方法。有研究显示,HIV 感染者/艾滋病患者中 Xpert MTB/RIF 技术诊断肺结核的灵敏度和特异度均较高,且能快速区分 MTB 和 NTM,该技术具有较高的应用价值。另外,对于 HIV 感染者/艾滋病患者,WHO 推荐将侧流尿脂阿拉伯甘露聚糖测定法(lateral flow urine lipoarabinomannan assay,LF-LAM)作为辅助诊断技术,LF-LAM 在 HIV 感染者中灵敏度较高,尤其在 $CD4^+T$ 淋巴细胞计数较低的患者中,但有痰的 HIV 感染者仍应将痰 Xpert MTB/RIF 或 Xpert MTB/RIF Ultra 检测作为初始诊断检测方法。LF-LAM 作为一种辅助诊断技术,常与其他检测技术联合应用,不能替代其他传统检测方法,也不能作为分诊检测技术。

HIV 感染/艾滋病合并结核病患者的治疗原则与普通结核病患者相同,但使用抗结核药物时应注意其与抗病毒药物之间的相互作用及禁忌。抗结核药物主要有异烟肼、利福平、利福布汀、乙胺丁醇和吡嗪酰胺。如果结核分枝杆菌对一线抗结核药物敏感,则使用异烟肼、利福平(或利福布汀)、乙胺丁醇、吡嗪酰胺进行 2 个月的强化治疗,然后使用异烟肼、利福平(或利福布汀)进行 4 个月的巩固治疗。对于抗结核治疗反应延迟(即在抗结核治疗 2 个月后仍有结核病相关临床表现或者结核分枝杆菌培养仍为阳性)、骨和关节结核病患者,抗结核治疗疗程应延长至 9 个月。中枢神经系统结核病患者疗程应延长到 9~12 个月。所有合并结核病的 HIV 感染者/艾滋病患者无论 $CD4^+T$ 淋巴细胞计数如何,均应接受 ART。鉴于免疫重建炎症综合征(IRIS)即便出现也很少导致死亡,目前主张合并结核病的患者尽早启动 ART,推荐在抗结核治疗后 2 周内尽早启动 ART。对于合并活动性结核病的儿童,无论 $CD4^+T$ 淋巴细胞计数如何,均建议在抗结核治疗后 2 周内尽早启动 ART。HIV 感染的孕妇合并活动性结核病时,为了母亲健康和阻断 HIV 母婴传播,也应尽早启动 ART。如合并耐药结核病,包括耐多药结核病(MDR-TB)或广泛耐药结核病(XDR-TB),在使用二线抗结核药物后 8 周内启动 ART。对于中枢神经系统结核病患者,早期启动 ART 者发生 IRIS 的风险较高,这类患者启动 ART 的最佳时机尚未明确,通常建议在抗结核治疗后 48 周启动 ART。对于合并结核病的患者,需密切监测药物不良反应并注意药物间相互作用,必要时调整抗病毒药物或抗结核药物的剂量,或进行血药浓度监测以指导治疗。

(五)非结核分枝杆菌感染

非结核分枝杆菌(nontuberculous mycobacteria,NTM)感染是指除结核分枝杆菌复合群和麻风分枝杆菌以外的分枝杆菌感染人体,并引起相关组织、脏器的病变。迄今为止,共发现154种和13个亚种NTM,其中仅少部分对人体致病。NTM是艾滋病患者肺内和肺外感染的重要病原体之一。其中最常见的病原体为鸟分枝杆菌复合群(mycobacterium avium complex,MAC),约占播散性NTM感染病原体的86%。

1. 临床表现 NTM感染的全身中毒症状和局部损害表现与结核病相似,主要侵犯肺,合并HIV感染者易出现肺外病变和播散性疾病,如不对分枝杆菌进行具体的菌型分析,可长期被误诊为结核病。

NTM肺病:最为常见,主要致病菌有MAC、脓肿分枝杆菌和偶然分枝杆菌。NTM肺病的临床症状和体征与肺结核极为相似,全身中毒症状较肺结核轻。NTM淋巴结病:由NTM引起的淋巴结炎比淋巴结核多见,主要致病菌有MAC、嗜血分枝杆菌,次要致病菌有瘰疬分枝杆菌。患者颈部、颌下、腋窝、腹股沟和腹膜后的淋巴结肿大、有触痛,进展缓慢,淋巴结破溃后形成窦道,恶化与好转反复交替,最后纤维化和钙化。NTM皮肤病:引起皮肤病变的主要致病菌有偶然分枝杆菌、脓肿分枝杆菌、龟分枝杆菌、海分枝杆菌和溃疡分枝杆菌,多发生在针刺伤口、开放性伤口或骨折处,表现为皮肤溃疡性病变,往往迁延不愈。

播散性NTM病:此为艾滋病患者合并NTM病的常见类型,引起播散性病变的主要致病菌有MAC、堪萨斯分枝杆菌、脓肿分枝杆菌、嗜血分枝杆菌、瘰疬分枝杆菌和戈登分枝杆菌。常见的症状为持续性或间歇性不明原因发热、进行性体重下降、盗汗、全身表浅或深部淋巴结肿大、轻度腹痛甚至持续性腹痛、不易缓解的腹泻和消化不良等,实验室检查表现为全血细胞减少,可同时伴有肝、肾功能损害。

2. 诊断 NTM感染的临床症状与活动性结核病相似,但全身播散性病变更为常见,可累及多个脏器,表现为贫血、肝大、脾大及全身淋巴结肿大。确诊有赖于从血液、淋巴结、骨髓以及其他无菌组织或体液中培养出NTM,并通过DNA探针、高效液相色谱、质谱技术或生化反应进行菌种鉴定。胶体金法可用于NTM的初步鉴定,采用PCR加基因测序的方法可对临床分离出的常见分枝杆菌进行鉴定,粪便或活组织的抗酸染色涂片与培养以及影像学检查等可协助诊断。

3. 治疗 治疗MAC感染的首选方案:克拉霉素每次500 mg,2次/天(或阿奇霉素500 mg/d)+乙胺丁醇(15 mg/(kg·d)),同时联合应用利福布汀(300~600 mg/d)。严重感染及严重免疫抑制(CD4$^+$T淋巴细胞计数<50/μL)患者可加用阿米卡星(10 mg/(kg·d),肌内注射,1次/天)或喹诺酮类抗菌药物,如左氧氟沙星或莫西沙星。疗程通常至少12个月。其他NTM感染的治疗需根据具体鉴定的菌种以及抗生素敏感试验结果采取相应的治疗措施。在抗MAC治疗开始2周后尽快启动ART。

4. 预防 一级预防:立即启动ART的患者,不推荐一级预防;如没有接受ART或已接受ART,但HIV RNA未被完全抑制,且目前还没有有效的ART,CD4$^+$T淋巴细胞计数<50/μL,排除播散性MAC感染的患者,应予以一级预防。一级预防的方案是克拉霉素每次500 mg,2次/天;或阿奇霉素,每周1200 mg。如果患者不能耐受克拉霉素或阿奇霉素,排除活动性结核病后可以选择利福布汀进行预防治疗,常规剂量为每次300 mg,1次/天。未启动ART的患者一旦启动了有效的ART,即可停止预防用药。

二级预防:MAC感染者在完成规范的治疗后需要长期维持治疗(二级预防)直至患者

$CD4^+$ T淋巴细胞计数>$100/\mu L$，并持续6个月以上，二级预防的方案与初始治疗方案一致。

（六）巨细胞病毒病

巨细胞病毒（cytomegalovirus,CMV）感染是HIV感染者/艾滋病患者最常见的疱疹病毒感染，艾滋病患者由于免疫功能严重受损，感染CMV后可引起播散性或局限性终末器官疾病，这些疾病统称为巨细胞病毒病（cytomegalovirus disease,CMVD）。CMVD可累及全身多个器官系统，如眼、肺、消化系统以及神经系统等，具有高致残性和高致死性的特点。

1. 临床表现 CMV血症是指血液中可以检出CMV核酸或CMV抗原，或分离培养出CMV，但缺乏明确终末器官疾病表现的一种感染状态。CMV血症在严重免疫缺陷的艾滋病患者中相当常见，CMV血症常见于HIV RNA>100000 copies/mL、$CD4^+$T淋巴细胞计数<$100/\mu L$的艾滋病患者；巨细胞病毒视网膜炎（cytomegalovirus retinitis,CMVR）为艾滋病患者中最常见的CMVD，约2/3的患者单侧起病，若不及时治疗，可进展为双侧发病。CMVR早期多无症状，进展阶段典型表现包括飞蚊症、眼前有漂浮物、盲点、外周视野缺损或突然出现的视力下降，早期眼底检查可表现为"番茄炒鸡蛋样"特征性改变。若不及时治疗，眼底病变持续进展者可发生进行性全层视网膜坏死、视网膜脱离、视神经萎缩，最终导致失明。CMV结肠炎是仅次于CMVR的常见CMVD，主要表现为体重减轻、厌食、腹痛、腹泻、全身乏力及发热。肠出血和肠穿孔为CMV结肠炎的严重并发症。CMV食管炎主要临床表现为吞咽疼痛、恶心、呕血、黑便、发热、中上腹或胸骨后不适，有的患者还可出现体重下降。CMV脑炎临床表现取决于病灶累及的解剖位置，常表现为痴呆或进行性脑病。CMV肺炎临床症状和体征缺乏特异性，多表现为发热、干咳、胸闷、呼吸困难、活动后气促、低氧血症等。

2. 诊断 CMV肺炎临床表现为发热、干咳、呼吸困难等，胸片可见间质性改变。CMV肺炎的诊断较为困难，主要依靠临床症状、影像学改变及病理检查结果（肺组织或细胞中见CMV包涵体）来进行，同时需排除肺炎有关的其他常见病原体。CMV食管炎或结肠炎临床表现为发热、吞咽困难或者吞咽疼痛，腹泻，排水样便或者血水样便，伴有腹痛。胃镜或者肠镜可见到黏膜溃疡，组织病理学可以见到CMV包涵体。CMV脑炎临床表现为神经精神改变、昏睡、精神错乱、意识模糊、迟钝、失语、视力障碍、无力、癫痫发作、面瘫等。诊断依赖于脑脊液或者脑组织PCR进行CMV DNA的检测。

3. 治疗 推荐的全身治疗方案：①更昔洛韦5 mg/kg静滴，每12 h一次，连续14~21天，然后5 mg/kg静滴，1次/天；②更昔洛韦5 mg/kg静滴，每12 h一次，连续14~21天，然后改为缬更昔洛韦（900 mg口服，1次/天）或更昔洛韦（1.0 g口服，3次/天）；③缬更昔洛韦900 mg口服，每12 h一次，治疗14~21天，然后缬更昔洛韦（900 mg口服，1次/天）或更昔洛韦（1.0 g口服，3次/天）。替代治疗方案可选择：膦钾酸钠60 mg/kg静滴，每8 h一次或90 mg/kg静滴，每12 h一次，连续14~21天，然后改为膦钾酸钠（90~120 mg/kg静滴，1次/天）或更昔洛韦（1.0 g口服，3次/天）。

CMVR的局部治疗：需要眼科医生参与，玻璃体内注射更昔洛韦（每针2 mg）或膦甲酸钠（每针2.4 mg），每周重复一次，治疗至视网膜病变被控制、病变不活动为止。CMV肺炎的治疗：建议静脉使用更昔洛韦、膦甲酸钠或联合治疗，疗程尚不明确。CMV食管炎或结肠炎的治疗同CMV肺炎，疗程3~4周或症状和体征消失后维持用药。CMV脑炎治疗上采用更昔洛韦联合膦甲酸钠，疗程3~6周，剂量同上，后维持治疗直至脑脊液CMV定量转阴，具体应个体化治疗。

在抗 CMV 治疗开始 2 周内尽快启动 ART。

4. 预防 CMV 感染不主张进行一级预防。对于 CD4$^+$T 淋巴细胞计数＜200/μL 的患者，可定期检查眼底。一旦出现 CMVD，应积极治疗。在 CMVR 得到控制之后需继续预防用药，通常采用更昔洛韦(1.0 g 口服，3 次/天)来预防复发。在经 ART 后 CD4$^+$T 淋巴细胞计数＞100/μL 且持续 3～6 月或更久时，可以考虑停止预防用药，而 CMV 结肠炎、CMV 肺炎以及 CMV 脑炎不主张二级预防。

(七) 单纯疱疹和水痘带状疱疹病毒感染

单纯疱疹和带状疱疹依据典型临床表现常可诊断，也可通过收集疱液，用 PCR 检测法、病毒培养法予以确诊。

疱疹病毒感染的治疗药物主要包括阿昔洛韦、泛昔洛韦、伐昔洛韦和膦甲酸钠。HIV 感染合并水痘带状疱疹病毒感染者，推荐使用阿昔洛韦或膦甲酸钠治疗，具体方案如下。

口唇单纯疱疹疗程 5～10 天，生殖器单纯疱疹疗程 5～14 天；方案为阿昔洛韦口服，每次 400 mg，3 次/天。

重型黏膜单纯疱疹：阿昔洛韦静滴，每次 5 mg/kg，每 8 h 一次，待黏膜损伤开始愈合后更换为阿昔洛韦口服，每次 400 mg，3 次/天，黏膜损伤完全愈合后停药。阿昔洛韦治疗抵抗(耐药)的单纯疱疹患者，推荐膦甲酸钠静滴，每次 40 mg/kg，每 8 h 一次或每 12 h 一次，直到治愈。

局部皮肤带状疱疹：阿昔洛韦静滴，每次 5～10 mg/kg，每 8 h 一次，疗程 7 天。

严重的皮肤黏膜带状疱疹：膦甲酸钠静滴，每次 40 mg/kg，每 8 h 一次或每 12 h 一次，或阿昔洛韦静滴，每次 10 mg/kg，每 8 h 一次，病情稳定后更换为伐昔洛韦口服，每次 1.0 g，3 次/天，直到病变消失。

急性视网膜坏死：阿昔洛韦 10 mg/kg，每 8 h 一次，静滴，病情稳定后更换为伐昔洛韦口服，每次 1.0 g，3 次/天。

(八) 弓形虫脑病

1. 临床表现 发热伴局灶或弥漫性中枢神经系统损害。头颅 CT 示单个或多个低密度病灶，增强扫描呈环状或结节样增强，周围一般有水肿带。MRI 表现为颅内多发长 T1 和长 T2 信号。正电子发射扫描(PET)检测有助于临床诊断。免疫学方法主要是检测血清或组织液等标本中的弓形虫抗体，可以作为弓形虫脑病的辅助诊断。弓形虫脑病的确诊依赖脑组织活检。

2. 治疗 ①病原治疗：首选乙胺嘧啶(负荷量 100 mg，口服，2 次/天，此后 50～75 mg/d 维持)联合磺胺嘧啶(1～1.5 g，口服，4 次/天)。②替代治疗：SMZ-TMP(3 片/次，3 次/天，口服)联合克林霉素(每次 600 mg，静脉给药，每 6 h 给药一次)或阿奇霉素(0.5 g/d)。疗程至少 6 周。③对症治疗：降颅内压、抗惊厥、抗癫痫等。

3. 预防治疗 对无弓形虫脑病史但 CD4$^+$T 淋巴细胞计数＜200/μL，且弓形虫 IgG 抗体阳性者，应给予预防用药，一般采用 SMZ-TMP，2 片/次，1 次/天。接受 ART 后，CD4$^+$T 淋巴细胞计数为 100～200/μL，病毒载量持续低于检测下限 3～6 个月者，可考虑停止预防用药。对既往患过弓形虫脑病者，要长期用乙胺嘧啶(25～50 mg/d)联合磺胺嘧啶(2～4 g/d)预防，直至 CD4$^+$T 淋巴细胞增加到 200/μL 以上并持续 6 个月以上。一旦 CD4$^+$T 淋巴细胞计数下降到 200/μL 以下，需重启预防用药。

（九）隐球菌病

隐球菌病（cryptococcosis）是一种由隐球菌（cryptococcus）感染引起的深部真菌病，可累及全身多个系统，具有高致死性和高致残性的特点，隐球菌病是艾滋病患者常见的机会性感染，我国的调查数据表明，艾滋病患者的隐球菌感染率为12.9%～24.7%，隐球菌病是艾滋病患者死亡的主要原因之一。

1. 临床症状 隐球菌病可发生在艾滋病患者的各个器官及系统，因累及的部位不同而有不同的临床表现，同时累及多个部位的播散性隐球菌病在艾滋病患者中也较为常见。隐球菌性脑膜炎是中枢神经系统隐球菌病中最常见的疾病，症状包括头痛、发热、恶心呕吐、颅神经病变、意识改变、记忆力减退和脑膜刺激征等；肺部也可感染隐球菌，症状主要为咳嗽、咳痰、呼吸困难、胸痛、发热和体重减轻等，严重者也可能出现咯血和呼吸衰竭。隐球菌还可以侵犯皮肤和淋巴结，可无症状，仅表现为隐球菌抗原血症。艾滋病合并隐球菌性脑膜炎患者的临床分型见表1-5。

表1-5 艾滋病合并隐球菌性脑膜炎患者的临床分型

症状或指标	轻型	中型	重型
头痛	轻/无	有	重
呕吐	无	明显	明显
发热	低热/无	有	有
颅内压/mmH$_2$O	<250	250～<350	≥350
意识障碍	无	无	有

2. 诊断 主要包括隐球菌抗原血症、隐球菌性脑膜炎和肺隐球菌病，下面主要介绍隐球菌抗原血症和隐球菌性脑膜炎的诊断标准。

隐球菌抗原血症诊断依据：①血清隐球菌荚膜抗原检测呈阳性；②缺乏诊断中枢神经系统隐球菌病、肺隐球菌病、皮肤隐球菌病等靶器官感染的证据，包括临床表现、异常的实验室检查结果和影像学检查结果等。如果血液中培养出新型隐球菌，但未发现终末器官疾病的证据，也没有寒战、发热等败血症表现，则称为隐球菌血症，可视其为隐球菌抗原血症的特殊类型。隐球菌抗原血症需与隐球菌病患者血液中检出隐球菌抗原的情况相鉴别，后者属于与疾病伴随出现的抗原血症，患者有明确的感染灶、临床症状、体征或异常的实验室检查结果，不属于隐球菌抗原血症的范畴。

艾滋病患者出现脑膜炎相关症状、体征、脑脊液检查结果异常或头颅影像学异常改变，加上病原学检查出现以下结果之一者，即可诊断为隐球菌性脑膜炎：①脑脊液墨汁染色镜检发现隐球菌；②血或脑脊液隐球菌培养阳性；③血或脑脊液隐球菌荚膜抗原阳性；④血或脑脊液隐球菌抗体或核酸检测阳性；⑤组织病理学检查发现隐球菌。

3. 治疗 隐球菌性脑膜炎或脑膜脑炎病原治疗原则：分诱导期、巩固期、维持期三个阶段进行治疗。诱导期经典治疗方案为两性霉素B联合5-氟胞嘧啶。两性霉素B从0.02～0.1 mg/kg开始，每天一次，逐渐增加剂量至0.5～0.7 mg/kg，每天一次。两性霉素B不良反应较多，需严密观察。诱导期治疗至少4周，在临床症状改善与脑脊液培养转阴后改为氟康唑（600～800 mg/d）进行巩固治疗，巩固期至少6周，而后改为氟康唑（200 mg/d）进行维持治疗，维持期至少1年，持续至患者通过ART后CD4$^+$T淋巴细胞计数>100/μL并持续至少6个月时可停药。降颅内压治疗:颅内压增高者需要积极降颅内压治疗,常用降颅内压方法有应用药物、腰穿引流、腰大池置管引流、侧脑室外引流、脑室-腹腔分流术、留置Ommaya囊(贮液囊)等。置管持续外引流降颅内压需严格无菌操作,加强护理,防止继发感染。

肺隐球菌病:弥漫性肺隐球菌感染的推荐治疗方案与中枢神经系统感染治疗方案一致。局灶性肺隐球菌感染应用氟康唑400~800 mg/d,口服10周,而后改为200 mg/d,口服维持,抗真菌治疗的总疗程为6个月。

隐球菌抗原血症:血隐球菌抗原定性检测阳性者,建议给予氟康唑400~800 mg/d,口服10周,而后改为200 mg/d,口服维持,总疗程为6~12个月。

ART时机:艾滋病合并肺隐球菌病的患者应在抗隐球菌治疗2周后进行ART。对于合并隐球菌脑膜炎的患者,过早进行ART可能会增高病死率,故应考虑适当延迟启动ART,一般在正规抗隐球菌治疗4~8周之后启动。一些需要提前启动ART的个体,应以脑脊液隐球菌培养转阴后启动为宜。

(十)马尔尼菲篮状菌病

马尔尼菲篮状菌病是由马尔尼菲篮状菌(talaromyces marneffei,TM)感染引起的一种侵袭性真菌病,国内习惯称之为马尔尼菲篮状菌病或马尔尼菲青霉菌病。该病好发于免疫功能严重低下的晚期艾滋病患者,误诊率和病死率高,即使经过抗真菌治疗,病死率仍可达30%。马尔尼菲篮状菌是地方性条件致病菌,主要流行于东南亚国家和我国南方地区,在我国,广西和广东报告的病例数较多。

1. 临床表现 马尔尼菲篮状菌病的临床表现与器官受累情况有关。根据发病部位和特征,一般分为局限型和播散型。局限型即该病局限于入侵部位,只引起个别器官发病,临床表现以原发病症状为主,如局部皮下结节、皮下脓肿等。而艾滋病合并马尔尼菲篮状菌病多为播散型,典型临床症状包括发热、皮疹、皮损,包括脐凹样皮疹、丘疹、结节、坏死性丘疹、痤疮样病变、毛囊炎和溃疡,其中脐凹样皮疹多见;其次还可以累及呼吸系统,引起上呼吸道(咽喉)感染与下呼吸道(气管、支气管和肺)感染,马尔尼菲篮状菌病还可以导致体重减轻和肝、脾、淋巴结肿大等。

2. 诊断 马尔尼菲篮状菌病的确诊主要依据病原学培养。骨髓和淋巴结活组织培养是最敏感的诊断方法,其次是皮损刮取物和血液培养,另外基于PCR的检测方法也可检测出马尔尼菲篮状菌;13-β-D-葡聚糖(对应的检测试验称为G试验)是许多真菌细胞壁的重要组成成分之一,血清半乳甘露聚糖抗原试验(GM试验)对艾滋病患者的马尔尼菲篮状菌感染具有一定的诊断价值,马尔尼菲篮状菌感染者上述两项试验都为阳性;甘露聚糖蛋白(Mp1p)是马尔尼菲篮状菌细胞壁特异性多糖抗原,可应用于马尔尼菲篮状菌感染的诊断。

严重免疫缺陷艾滋病患者,尤其是$CD4^+$ T淋巴细胞计数<100/μL,长期居住于流行地区或有流行地区旅行史,出现发热、皮疹、体重减轻、肝脾淋巴结肿大等临床表现时应考虑本病。诊断依据包括:①皮肤多发脐凹样皮疹或炎性丘疹;②有呼吸系统症状及发热、贫血等全身症状;③肝脾或淋巴结肿大;④腹部CT见典型"三明治征";⑤镜检发现马尔尼菲篮状菌,抗原检测或PCR检测阳性,或病原学培养检出马尔尼菲篮状菌。

3. 治疗

(1)诱导期:不管疾病严重程度如何,首选两性霉素B 0.5~0.7 mg/kg,每天一次;或两性霉素B脂质体3~5 mg/kg,每天一次,静滴2周,需严密观察不良反应。当患者不能耐受两性霉素B时,可采用替代方案:第一天伏立康唑静滴或口服6 mg/kg(负荷剂量),每12 h一次,然后改为4 mg/kg,每12 h一次,不少于2周。

(2)巩固期:口服伊曲康唑或伏立康唑200 mg,每12 h一次,共10周。随后进行二级预防:口服伊曲康唑200 mg,1次/天,至患者通过ART后CD4$^+$T淋巴细胞计数>100/μL并持续至少6个月时方可停药。一旦CD4$^+$T淋巴细胞计数<100/μL,需要重启预防治疗。

(3)ART:在有效的抗真菌治疗后1~2周,可以启动ART,注意避免抗真菌药物和抗病毒药物之间的相互作用,注意监测和防治IRIS。

参考文献

[1] 中华医学会感染病学分会艾滋病丙型肝炎学组,中国疾病预防控制中心.中国艾滋病诊疗指南(2021年版)[J].中国艾滋病性病,2021,27(11):1182-1201.

[2] "十三五"国家科技重大专项艾滋病机会性感染课题组.艾滋病合并马尔尼菲篮状菌病临床诊疗的专家共识[J].西南大学学报(自然科学版),2020,42(7):61-75.

[3] 中国性病艾滋病防治协会HIV合并结核病专业委员会.人类免疫缺陷病毒感染/艾滋病合并结核分枝杆菌感染诊治专家共识[J].新发传染病电子杂志,2022,7(1):73-87.

[4] Guidelines for the Use of Antiretroviral Agents in Adults and Adolescents with HIV. [EB/OL]. (2024-9-12)[2024-12-25]. https://clinicalinfo.hiv.gov/en/guidelines/hiv-clinical-guidelines-adult-and-adolescent-arv/whats-new.

[5] Guidelines for the Prevention and Treatment of Opportunistic Infections in Adults and Adolescents with HIV. [EB/OL]. (2024-12-16)[2024-12-25]. https://clinicalinfo.hiv.gov/en/guidelines/hiv-clinical-guidelines-adult-and-adolescent-opportunistic-infections/whats-new.

第二章 中医对艾滋病的认识

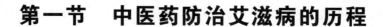

第一节 中医药防治艾滋病的历程

20世纪80年代中期，艾滋病已在非洲大陆猖獗，坦桑尼亚成为重灾区之一，随后艾滋病迅速传播到美国等西方国家，造成大量死亡，严重影响到民族的生存和国家经济的发展。自1981年美国正式报道首例艾滋病以来，艾滋病患者的人数呈几何级数增加。艾滋病患者的死亡率很高，故有些学者称之为"二十世纪新瘟疫""超级癌症"。

1987年国家中医药管理局和坦桑尼亚卫生部签署了协议，由中国中医研究院（现中国中医科学院）与坦桑尼亚穆希比利国立医院合作开展中医药治疗艾滋病项目，中国中医研究院派出了50余名专家，运用中医药为艾滋病患者和HIV感染者进行治疗，并在临床和科研方面卓有成效，在国内外产生了很大的影响。20世纪90年代初，河南中医学院（现河南中医药大学）援非医疗队员在赞比亚发现中医药治疗艾滋病有良好效果。

20世纪90年代中期以来，在国内一些疫情相对较重的地区，中医药工作者有组织或自发地介入艾滋病的治疗，受到患者欢迎和国家领导关注。国务院原副总理吴仪批示要组织中医界参与艾滋病防治工作。《艾滋病防治条例》提出"鼓励和支持开展传统医药以及传统医药与现代医药相结合防治艾滋病的临床治疗与研究"。《中国遏制与防治艾滋病行动计划（2006—2010年）》中要求"支持开展中医治疗艾滋病临床服务"和"总结中医诊治规律，完善艾滋病中西医结合综合治疗方案"。

2002年，河南中医学院率先在全国高等中医药院校成立艾滋病研究所，先后申请了国家"863"项目、国家"973"项目、国家自然科学基金项目、"十五"国家科技攻关项目、"十五"国际科技合作项目、国家中医药管理局中医药标准化行动计划项目等，与北京、广东、云南等地专家一起开展了较大规模的中医药防治艾滋病科研工作。

2003年10月，中华中医药学会防治艾滋病分会成立。分会组织全国中医、中西医协同防治艾滋病专家在全国范围内开展中医药防治艾滋病的科研协作和学术交流活动。分会注册会员来自中医、西医和中西医结合专业，广泛开展艾滋病理论研究、基础研究和临床研究，形成了一支遍布全国的跨学科、复合型、有高度敬业精神和牺牲精神的专家队伍，已成为国内艾滋病研究领域的一支重要力量。

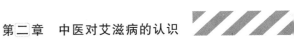

2004年国家中医药管理局启动了中医药治疗艾滋病试点项目,成立了中医药防治艾滋病工作组织协调小组、中医药防治艾滋病专家咨询组和专家组、中国中医科学院艾滋病中医药防治中心,在河南、北京、云南、安徽等省市建立了中医药防治艾滋病基地,在河南、河北、安徽、湖北、广东开展了中医药免费治疗艾滋病试点项目;2005年起,省部局艾滋病科学研究联合行动项目——"适合艾滋病防治示范区河南省艾滋病综合防治研究"启动,每项资助达2400万元,于2006年底完成。2005年参加中医药免费治疗艾滋病试点项目省份从5个省(区、市)扩大到11个省(区、市),增加了北京、江西、湖南、广西、云南、陕西;2006年扩大到14个省(区、市),新增黑龙江、吉林、四川;2007年又新增重庆。首都医科大学附属北京佑安医院被确定为国家中医药管理局中西医协同治疗传染病临床基地,云南、广东等省也建立了从分子、细胞水平到动物模型水平的艾滋病药物筛选和研究技术平台。

2007年,"十一五"国家科技重大专项"艾滋病和病毒性肝炎等重大传染性疾病防治"研究启动,此研究通过解决关键问题,明确艾滋病的中医证候特点及分布规律,形成辨证规范及中医和中西医协同治疗方案,从而提高中医药治疗重大传染病的临床治愈率,降低病死率和临床重大事件的发生率。2008年,卫生部启动了"健康中国2020"战略研究,中医药防治艾滋病作为特色优势被纳入研究中。随着该战略的实施,中医药防治艾滋病进入相对完善阶段。

2014年中华中医药学会防治艾滋病分会成立11年,国家开展了中医药防治艾滋病的临床研究探索,启动了大量相关课题,培养了许多人才,建立了一大批中医药防治艾滋病学科、专科、临床基地,在理论研究、基础研究、临床研究方面取得了巨大的进步,并填补了无症状感染者治疗的空白,拓展了中医药治疗艾滋病的空间,并通过中西医协同治疗提高了艾滋病的治疗效果。初步探索了中医药治疗艾滋病临床疗效评价体系,开发了一系列药物、制剂,在队伍人才培养和学术交流方面取得了巨大的进步。

2015年是"十二五"的收官之年。截至2016年7月底,中医药治疗艾滋病试点项目已先后在河南、云南、广西、安徽、北京、广东、陕西、湖北、四川、河北、黑龙江、湖南、江西、吉林、浙江、重庆、甘肃、上海、新疆19个省(区、市)开展,试点省(区、市)的中医治疗点已达163个。累计救治人数从2582人上升到31000余人(计划治疗12650人),比2010年同期增加2100余人;在治人数达到16354人,比2010年同期增加约500人,实现了《中国遏制与防治艾滋病"十二五"行动计划》中提出的"累计接受中医药治疗的人数比2010年增加70%"目标。在阶段进展方面,HIV感染者早期干预成为防控体系的有益补充,中医药在非艾滋病相关疾病中发挥脏器保护作用,艾滋病(成人)中医诊疗方案颁布。在组织方面,省试点项目继续实施,科研信息平台建设粗具规模。

至2020年9月底,由国家卫生健康委、国家中医药管理局和财政部联合先后在河南、云南、广西、安徽、北京、广东、陕西、湖北、四川等28个省(区、市)的181个中医治疗点开展实施的中医药治疗艾滋病试点项目,累计治疗59375人,与2015年相比增加了100%以上,在治人数达到32889人,中医药防治艾滋病取得了较大的进展。

随着"艾滋病和病毒性肝炎等重大传染病防治"科技重大专项的完成,中医药防治艾滋病进程已走过了30多年,30余年来,中医药治疗艾滋病领域取得了长足的发展,构建出较为完善的基础理论体系、诊疗方案及临床疗效评价体系,中医药在艾滋病治疗领域的参与度逐步提高,治疗人数不断增多,研究文献发表数量及质量不断提升,研究队伍不断壮大,中医药防治艾滋病领域已取得重要成绩。

第二节　艾滋病中医证候、病因病机

根据艾滋病的传染性、流行性特点,多数研究者认为艾滋病属于中医"疫病""伏气温病"范畴。中医古籍中虽无艾滋病直接记载,但对传染病的记载丰富,至今仍有重要的参考价值。早在《黄帝内经素问遗篇》中就有记载:"余闻五疫之至,皆相染易,无问大小,病状相似。"隋代·巢元方《诸病源候论》曰:"人有阴阳不调和,血气虚弱,与患注人同共居处,或看侍扶接,而注气流移,染易得上,与病者相似,故名生注。"强调了传染病以本虚为主,具有接触传播的特点。宋金元时期对传染病有了较为详细的记载,《太平圣惠方》中论述:"转相染易,梦寐氛氲,肌体羸瘦,往来寒热,默默烦闷,欲瘥不能。"《圣济总录》曰:"论曰凡伤寒大病之后,气血未复,若房事太早,不特令病患劳复,因尔染易,男病传女,女苦小腹急痛,力弱着床,不能转侧……或经岁月渐至羸困亦死。"指明其病程长,预后差。

艾滋病病程长,预后差,单一手段治疗难以彻底治愈。中西医协同治疗可以取长补短,充分发挥各种治疗方法的作用。中医药治疗艾滋病以扶正祛邪为指导思想,可以起到提高疗效、减毒增效的作用,能改善症状、提高生活质量、延长生存时间。

艾滋病总体来看乃外感邪毒、内伤正气所致。两者互为因果。正虚邪实,伏邪热毒横行,内窜五脏六腑,毒邪侵袭人体而引起一系列症状。随着邪气不断侵蚀,五脏日渐损伤,气血乏源,终归脾胃,正气日渐衰退,又可招致其他毒邪入侵,如风毒、热毒、湿毒等,其他毒邪入侵机体,或气血津液运行失常,产生气滞、血瘀、痰凝、湿浊、热毒等病理变化,病理产物蕴结于脏腑组织,相互搏结,病情迁延。艾滋病呈进行性发展,病症多端,机体消耗殆尽而亡。

总之,艾滋病多由艾毒艾虫侵袭人体,引起脏腑功能失调,气血津液运行失常,脏腑精髓气血虚损甚至枯竭,或其他毒邪入侵,或产生痰瘀湿毒,使艾滋病临床病变复杂,病情反复难愈。

一、病因

(一)外因——感染艾毒

艾毒侵袭人体,稽留不去,导致脏腑失和,气血运行不畅。本病有致病的特殊因子,在病原学说上,人们提出 HIV 感染是本病的病因。

(二)内因——正气虚弱

劳欲体虚:神劳伤心,体劳伤脾,房劳伤肾,劳欲过度,酒色过度,耗损精血,正虚受感,可致脏腑功能失调,邪气乘虚而入致发病。

感染艾毒和正气虚弱两种病因互为因果。艾毒是发病原因,正虚是发病基础,正虚而感艾毒,两虚相得为发病的关键。

二、病机

HIV 侵袭人体后,正邪交争,元气渐亏,气血阴阳日损,最终脾肾阳虚、阳损及阴、阴阳离决。证候演变多由实证向虚实夹杂证、虚证发展,其中 HIV 感染者以肺脾两虚证为主,艾滋病患者以脾肾阳虚证为主。性传播所致者以肝郁气滞、阴虚内热、脾肾阳虚为主。静脉注入毒品所致者以热毒内蕴、气虚血瘀、气阴两虚为主。采供血所致者以肺脾两虚、脾肾阳虚为主。脏腑之间相互资生、制约，故有"其邪辗转，乘于五脏"之说，艾滋病与脾肝肾关系密切，也涉及心肺。

由于病情有轻重之分，病变发展阶段不同，病理也随之演变转化。一般而言，初起正气尚存，脏腑各司其职，病情较轻。随着邪毒深入，脏腑功能受损，伴随其他毒邪易侵犯机体，病情迁延多变，最终产生湿痰瘀滞病理产物，预后差。

三、证候

（一）热毒内蕴证

不规则发热，体温38℃左右，皮肤有红疹或斑块、疱疹（疼痛剧烈，面积大，反复难愈），或有口疮（多发、易复发、面积大、缠绵难愈），或有脓疱，或躯干四肢有疖肿，或疮疡，伴红肿热痛，或咳嗽痰黄，口苦口臭。舌质红或绛，苔黄腻，脉滑数。（静脉注入毒品所致者、早期HIV感染者较多见）

（二）肝郁气滞证

胸胁胀满，善太息，情志抑郁，急躁易怒，失眠多梦，口苦咽干，全身淋巴结肿大（一般大于1 cm，多发于耳前、耳后、下颌、腋下、腹股沟等处）；妇女月经不调，乳房胀痛，少腹结块。舌苔薄白，脉弦。（早中期HIV感染者、性传播所致者较多见）

（三）肺脾两虚证

声低懒言，神疲乏力，久咳不止，气短而喘，咳痰清稀，面白无华，食欲不振，食少，腹胀，便溏，以慢性腹泻多见，次数多于3次/日，持续时间长，抗生素治疗效果不明显。舌淡，苔白滑，脉弱。（采供血所致者、中晚期艾滋病患者较多见）

（四）气虚血瘀证

面色萎黄或暗黑，乏力、气短，躯干或四肢有固定痛处或肿块，午后或夜间发热，遇劳复发或加重，自汗，易感冒，食少便溏，或脱发。舌暗红，或有瘀点、瘀斑，脉沉涩。（静脉注入毒品所致者、合并HCV感染者、中晚期艾滋病患者较多见）

（五）阴虚内热证

两颧发红，形体消瘦，午后潮热，或夜间发热，失眠盗汗，五心烦热，咳嗽，久嗽，乏力、气短，口燥咽干，大便干结，小便黄赤。舌红少苔，脉细数。（合并结核病、中晚期艾滋病患者较多见）

（六）气阴两虚证

少气，懒言，神疲，乏力，自汗，盗汗，动则加剧，易感冒，或伴口干舌燥，五心烦热，形体消瘦，体重减轻，或见干咳少痰。舌体瘦薄，舌质淡，苔少，脉虚细数无力。（中晚期艾滋病患者较多见）

（七）脾肾阳虚证

面色㿠白，畏寒肢冷，腰膝酸软，腹中冷痛，或腹胀肠鸣，腹泻剧烈或五更泄泻，下利清谷，或小便不利，或面浮肢肿，或见小便频数，余沥不尽。舌质淡胖有齿痕，苔白滑，脉沉迟细弱。（采供血所致者、性传播所致者、晚期艾滋病患者较多见）

第三节 艾滋病(包括合并症)的中医辨证论治

2005年国家中医药管理局制定的《中医药治疗艾滋病临床技术方案(试行)》将艾滋病分为急性感染期、潜伏期、发病期,并沿用至今。

一、急性感染期

此期治疗的原则是尽快透邪外出,消除急性感染的症状。

(一)风热型

症见:身热、头痛、咽痛、微恶风、咳嗽、痰黄稠、自汗。

舌脉:脉浮数,苔薄白或兼黄。

治法:辛凉解表。

方药:银翘散加减,组成为连翘、金银花、苦桔梗、薄荷、竹叶、生甘草、荆芥穗、淡豆豉、牛蒡子。中成药有板蓝根冲剂、银翘片。

(二)风寒型

症见:恶风、恶寒明显,头痛剧烈,发热汗不出,周身肌肉疼痛。

舌脉:脉浮紧,苔薄白。

治法:辛温解表。

方药:荆防败毒散加减,组成为羌活、独活、柴胡、前胡、枳壳、茯苓、荆芥、防风、桔梗、川芎、甘草。中成药有川芎茶调散、正柴胡饮。

二、潜伏期

无症状,此期治疗原则是尽量增强机体的免疫功能,调整全身的功能状态,使正邪处于平衡状态,尽量延缓发病时间。

(一)气血两亏型

症见:平素体质虚弱,面色苍白,畏风寒,易感冒,声低气怯,时有自汗。

舌脉:舌质淡,脉虚弱或细弱。

治法:气血双补。

方药:八珍汤或归脾汤加减,组成为当归、川芎、白芍、熟地、人参、白术、茯苓、甘草、黄芪、龙眼肉、酸枣仁、远志。中成药有人参归脾丸。

(二)肝郁气滞火旺型

症见:平素性格内向,情感脆弱,易抑郁,得知自己感染后,更是焦虑、恐惧,胸胁胀闷,失眠多梦,不能控制自己的情绪,甚至产生轻生念头,妇女可有月经不调,乳房少腹结块,查体可较早出现淋巴结肿大。

舌脉:苔薄白,脉弦。

治法:疏肝理气。

方药:柴胡疏肝散加减,组成为陈皮、柴胡、川芎、香附、枳壳、芍药、甘草、当归、白术、茯苓。中成药有丹栀逍遥丸。

（三）痰热内扰型

症见：平素饮食不节，或嗜食辛辣厚腻，易心烦急躁，口苦吞酸，呕恶嗳气，失眠，目眩头晕。

舌脉：苔腻而黄，脉滑数。

治法：化痰清热，理气和中。

方药：温胆汤加减，组成为半夏、陈皮、茯苓、枳实、竹茹、甘草、生姜。

三、发病期

此期的治疗原则是减轻患者的症状，提高生活质量，延长生命，降低死亡率。以下见主症 2 项、次症 3 项或见主症 3 项、次症 1 项者即可确定为该证型。

（一）热毒内蕴，痰热壅肺型

主症：咳嗽、喘息、痰多色黄、发热、头痛。

次症：胸痛，口干口苦，皮疹或疱疹，或大热、大渴、大汗出、日晡潮热。

舌脉：舌红苔白或兼黄，脉浮数或弦数。

治法：清热解毒，宣肺化痰。

方药：清金化痰汤合麻杏石甘汤加减，组成为半夏、杏仁、陈皮、瓜蒌仁、黄芩、枳实、茯苓、麻黄、生石膏、甘草。中成药有羚羊清肺散、二母宁嗽丸。艾滋病机会性感染之上呼吸道感染、肺炎（包括初、中期）可参考此型论治。

（二）气阴两虚，肺肾不足型

主症：低热盗汗，五心烦热，干咳少痰，痰黏稠难咳出，乏力。

次证：口干咽燥，午后或夜间发热，或骨蒸潮热，心烦少寐，颧红，尿黄，或面色白、气短心悸，头晕，咳嗽无力，咳痰困难或夹血丝，或恶风，多汗，皮肤受风后起痒疹，如粟粒或片状。

舌脉：舌质干红，少苔，脉细数。

治法：补肺益气，滋肾养阴。

方药：生脉散合百合固金汤加减，组成为人参、麦冬、五味子、熟地、百合、甘草、生地、贝母、白芍、玄参、桔梗。中成药有生脉饮口服液或胶囊、养阴清肺丸。艾滋病呼吸系统机会性感染（包括 PCP）之后期可参考此型论治。

（三）气虚血瘀，邪毒壅滞型

主症：乏力气短，躯干或四肢有固定痛处或肿块，甚至肌肤甲错，面色萎黄或暗黑。

次症：口干不欲饮，午后或夜间发热，或自感身体某局部发热，或热势时高时低，遇劳而复发或加重，自汗，易感冒，食少便溏，或肢体麻木，甚至偏瘫，或脱发。

舌脉：舌质紫暗或有瘀点、瘀斑，脉涩。

治法：益气活血，化瘀解毒。

方药：补中益气汤合血府逐瘀汤加减，组成为黄芪、桃仁、红花、当归、生地、川芎、赤芍、牛膝、桔梗、枳壳、甘草、人参、橘皮、升麻、柴胡、白术。中成药有血府逐瘀口服液或胶囊、补中益气丸。艾滋病见周围神经炎、带状疱疹后遗症、脂溢性皮炎等可参考此型论治。

（四）肝经风火，湿毒蕴结型

主症：疱疹，口疮（不易愈合）。

次症:皮肤瘙痒或糜烂、溃疡,或小水疱、疼痛、灼热,或发于面部躯干,或发于口角、二阴,口苦,心烦易怒。

舌脉:苔腻质红,脉滑数。

治法:清肝泻火,利湿解毒。

方药:龙胆泻肝汤加减,组成为龙胆草、黄芩、栀子、泽泻、车前子、当归、生地、柴胡、生甘草、白鲜皮、地肤子。中成药有龙胆泻肝丸、皮肤病血毒丸或防风通圣丸,冰硼散、锡类散、湿毒膏外涂患处。艾滋病见带状疱疹、单纯性疱疹、脓疱疮、脂溢性皮炎、药疹等可参考此型论治。

(五)气郁痰阻,瘀血内停型

主症:瘰疬肿块,郁郁寡欢,病情常随情绪而变化,善太息,按之不痛或轻痛,胸胁胀满。

次症:梅核气,或大便不爽,妇女可见月经不畅或痛经或兼血块。

舌脉:舌淡红苔薄白,脉弦。

治法:理气化痰,解毒散结。

方药:消瘰丸合逍遥丸加减,组成为海藻、昆布、牡蛎、玄参、半夏、陈皮、连翘、贝母、川芎、茯苓、桔梗、当归、柴胡、白术、芍药。中成药有内消瘰疬丸、牛黄解毒片。艾滋病出现的卡波西肉瘤,或淋巴瘤紫色丘疹和结节,或颈部淋巴结核等可参考此型论治。

(六)脾肾亏虚,湿邪阻滞型

主症:腹泻便溏,脘闷食少。

次症:大便如稀水,间歇发作,或持续不断而迁延难愈或泄泻清稀,甚则如水,腹痛肠鸣,恶寒发热,泻下急迫或腹痛,大便不爽,粪色黄而臭,肛门灼热,烦热口渴,小便短黄或泻下粪臭如败卵,得泻而痛减,伴不消化之物,脘腹痞满,嗳腐酸臭或大便时溏时泻,时发时止,日久不愈,水谷不化,稍进油腻等难消之物或凉食则发,食少腹胀,面色萎黄或五更泄泻,甚则滑泄不禁,迁延反复,形寒肢冷,腰膝酸软,腹痛绵绵,下腹坠胀,脱肛或恶心呕吐,食欲不振,腹痛腹胀,泄泻频多,经久不愈或伴腰酸腿软,消瘦羸弱,毛发疏落,耳聋耳鸣。

舌脉:舌淡苔白或黄腻或厚腻秽浊,脉沉细或滑数,或濡缓。

治法:和胃健脾,利湿止泻。

方药:参苓白术散加减,组成为党参、白术、茯苓、桔梗、缩砂仁、白扁豆、山药、薏苡仁、黄连。中成药有参苓白术丸、葛根芩连丸、四神丸。艾滋病合并以消化道疾病为主的各种慢性疾病可参考此型论治。

(七)元气虚衰,肾阴亏涸型

主症:消瘦脱形,乏力身摇,水谷难入。

次症:四肢厥逆,神志似清似迷,冷汗淋漓,或喘脱息高耳鸣重听,齿摇发脱,排尿困难,鸡鸣泄泻,下利清谷或洞泄不止,或口腔舌面布满腐糜,或面色苍白,疲惫腰酸,两耳不聪,小便频数,夜尿增多,甚至失禁。女子月经不行,带下清稀或子宫脱垂,口干咽燥,声音嘶哑。

舌脉:苔灰或黑,或舌光剥无苔,脉沉弱或虚大无力或脉微欲绝。

治法:大补元气,滋阴补肾。

方药:补天大造丸加减,组成为人参、白术、当归、熟地、山药、泽泻、茯苓、枸杞、山茱萸、紫河车、菟丝子、鹿胶、龟胶。艾滋病晚期恶病质可参考此型酌情治疗。中成药有参麦注射液合六味地黄丸或左归丸。

第四节 中西医协同防治艾滋病的进展与思考

30多年来，中医药对艾滋病的认识经历了"模糊混沌—逐渐清晰—全面了解"的过程，研究历程可以简单概括为"试治—试点—重大专项"，发展脉络可分为感性认识阶段、初步探索阶段、逐步规范阶段和相对完善阶段。在此期间，对于艾滋病的病因病机及中医药治则治法、辨证思路及临床疗效评价等方面均开展了相关研究和临床实践。中医药及中西医协同治疗在延缓HIV感染者发病、促进免疫重建、减少ART不良反应、治疗艾滋病机会性感染、降低ART耐药、提高生活质量等方面均进行了探索，并取得了一定成效。

随着艾滋病抗病毒治疗原则从$CD4^+T$淋巴细胞计数低于$200/\mu L$或患者进入发病期开始治疗，到一旦确诊HIV感染即开始HAART的改变，以及国家中医药治疗艾滋病试点项目的实施，目前中西医协同治疗已成为艾滋病的主要治疗手段。

现代医学抗病毒治疗是治疗艾滋病的主要方法，国际上共有7大类30多种药物（包括复合制剂），分别为核苷类逆转录酶抑制剂（nucleotide reverse transcriptase inhibitor，NRTI）、非核苷类逆转录酶抑制剂（non-nucleoside reverse transcriptase inhibitor，NNRTI）、蛋白酶抑制剂（protease inhibitor，PI）、整合酶抑制剂（integrase strand transfer inhibitor，INSTI）、融合抑制剂（fusion inhibitor，FI）、CCR5抑制剂及衣壳蛋白抑制剂（CAI）。

治疗艾滋病中药新药分为抗HIV药和艾滋病辅助用药（增效减毒、提高免疫力、改善症状等）。截至2020年12月，治疗HIV感染/艾滋病的中药新药临床试验申请23个，新药注册申请6个，临床试验申请前沟通交流申请1个，其中，批准临床试验12个（获批时间均早于2010年），批准生产1个（2005年获批）。临床和实验研究报道较多且有疗效的抗HIV中药复方有中研2号、艾宁颗粒、免疫2号、唐草片、益艾康胶囊、复方SH、克艾特胶囊、乾坤宁、艾可清胶囊等。

在HAART基础上，依托国家"十五"科技攻关省部联动项目，及国家"十一五""十二五""十三五"科技重大专项，北京、河南、广西、广东、湖北、云南、新疆等地多个课题组进行了中医药治疗艾滋病的临床研究、艾滋病中西医综合干预研究、艾滋病免疫重建不良中西医综合干预研究、中医药治疗艾滋病疗效评价研究等，以"生物学指标"为基础，以"功能活动、生活质量及临床事件"为评价要素，客观反映了中医及中西医协同治疗艾滋病的有效性及优势。总的研究结果显示，中医药治疗或中西医协同治疗能够延缓HIV感染者进入发病期的时间、提高免疫力、降低HAART毒副作用、降低耐药率、改善免疫重建不良、降低死亡风险。

河南进行了一项长达4年的研究，结果显示，相比于单纯HAART的艾滋病患者群体，采用HAART＋益艾康胶囊联合治疗存在上调患者免疫表达、下调患者免疫抑制的作用，益艾康胶囊通过上调Th17细胞的表达水平，提高Th17/Treg比例，改善了患者的Th17/Treg免疫平衡，同时调节Th17/Treg相关细胞因子的表达水平。新疆研究中医药方剂（免疫Ⅰ号）联合HAART治疗100例HIV感染者/艾滋病患者，结果显示联合治疗可改善HIV感染者/艾滋病患者的皮肤瘙痒、失眠、头痛等临床症状，有效提升$CD4^+T$淋巴细胞数量，对重建免疫功能、提高患者的生活质量及延长生存时间具有积极的临床作用及意义,可在临床积极推广。中国中医科学院中医药防治艾滋病研究中心对艾滋病免疫重建不全(也称免疫重建不良)人群进行多中心研究发现,对基线 CD4$^+$T 淋巴细胞计数≥200/μL 和年龄≥40 岁的艾滋病患者,应用高剂量、中短程(24 周)青蒿琥酯可促进免疫重建,但不建议低剂量下任何疗程以及长疗程下任何剂量使用。云南采用 HAART＋益气健脾颗粒治疗艾滋病免疫无应答患者,这类患者体内 Toll 样受体(TLR)活化水平明显高于健康对照人群,HAART＋益气健脾颗粒可能通过影响 TLR 活化水平进而提高机体抗感染免疫防御能力。

国家"十五"科技攻关项目共完善了八个中医治疗方案,探索了一种疗法,建立了一个药物代谢研究平台。八个中医治疗方案:艾宁颗粒与西药合用组比单纯西药组在稳定 HIV 感染者/艾滋病患者免疫功能或延缓其免疫细胞计数下降速度方面有一定作用,在改善临床症状方面优于单纯西药组;艾灵颗粒加用 AZT＋3TC＋NVP 可改善临床症状,达到减毒增效的作用;益艾康胶囊治疗组有提高生活质量、改善乏力等症状的作用,可能有潜在提升 CD4$^+$T 淋巴细胞水平的临床效果;克艾特胶囊在改善症状、体征方面疗效优于对照组;扶正排毒片早期干预可以改善临床症状,提高或稳定免疫功能;精元康胶囊对艾滋病合并外周血白细胞降低有治疗作用;艾溃灵合剂治疗艾滋病口腔溃疡复发率低,治愈率高,为艾滋病口腔溃疡患者提供了一种选择;喘可治联合 HAART 可改善艾滋病并发皮肤糜烂和溃疡症状,同时在一定程度上提升 CD4$^+$T 淋巴细胞水平。一种疗法:艾灸对艾滋病脾气虚腹泻有较好的临床疗效,对中医非药物疗法介入艾滋病治疗有积极的推动作用。一个药物代谢研究平台:完成了体外中药代谢性相互作用研究平台的建设,研究显示,艾灵颗粒、中研 2 号对茚地那韦有体外增效的作用。

在临床救治及科学研究的基础上,《艾滋病(成人)中医诊疗方案》《艾滋病泄泻(腹泻)中医诊疗方案》《艾滋病血浊(高脂血症)中医诊疗方案》《艾滋病贫血中医诊疗方案》《HIV 感染者中医诊疗方案》等一系列中医诊疗方案的颁布,表明中医药治疗艾滋病逐步规范化。

构建艾滋病中医基础理论体系。目前,已开展了中医药防治艾滋病多方面的研究,但艾滋中医基础理论体系尚未完善,临床研究样本量小,有必要扩大样本量,多中心联动深入开展艾滋病中医基础理论体系研究,形成完善的艾滋病中医病因病机、证候演变规律以及治则治法方药。ART 后免疫重建不良作为当前艾滋病治疗领域的研究热点及难点,亦是中医药防治艾滋病重要切入点。咸庆飞等从免疫重建的角度提出,机体免疫平衡与阴阳平衡、正气(卫气、元气)、肺脾肾等重要免疫器官有关。针对 ART 后免疫重建不良,制定成熟、有效、可进行临床推广的中医药诊疗方案成为目前中医药防治艾滋病的重要目标。开展针对 ART 后艾滋病患者相关疾病、合并症、不良反应的基础研究,构建具有特色的中医诊疗体系,筛选有效方药,制定中医诊疗方案,为临床应用提供循证医学证据。

寻找艾滋病中医证型潜在生物标志物。通过扩大样本量,从代谢组学、基因组学、蛋白组学等方面研究不同中医证型的艾滋病患者存在的差异代谢物,寻找中药制剂对差异代谢物以及潜在生物标志物水平的影响,对探究中药治疗艾滋病患者在疾病发生发展过程中的作用机制有重要的意义,为中医证候治疗提供科学依据。

研究中西医协同治疗艾滋病方案。中医药联合抗病毒疗法对不同中医证型患者的治疗研究结果显示,中医药能有效提高艾滋病患者 CD4$^+$T 淋巴细胞水平,提高不同中医证型患者治疗的有效率,提升患者免疫功能,促进免疫重建。中西医协同治疗可有效改善患者临床症状,针对前期研究中治疗艾滋病不同病期疗效较好的中药进行重点研究,发挥中医药辨证论治的特色,探索制定中西医协同治疗的标准化方案,一方面辅助提升抗病毒治疗的质量,另一方面缓解艾滋病患者临床症状,提高患者生活质量,延缓发病。

艾滋病已成为一种慢性传染病,随着病程延长,艾滋病相关常见慢性病(如贫血、代谢紊乱、肿瘤、肺部感染等)、抗病毒药物不良反应(如高脂血症、失眠、肝肾功能损害、骨质疏松等)、艾滋病免疫重建不良、艾滋病病毒储存库的清除及艾滋病功能性治愈等已成为新的研究方向,制定有较高循证医学证据的治疗方案,进一步降低艾滋病的病死率,中西医协同治疗是关键措施。

在此基础上,积极开展中西医协同治疗的基础研究,如探索中医药对HIV靶细胞$CD4^+$T淋巴细胞的生成、成熟、亚群分化、凋亡、焦亡、自噬等多环节、多靶点、多层次的作用,结合肠道免疫、肠道黏膜屏障、肠道菌群变化等,系统揭示其作用机制及作用靶点;完善抗HIV中药体外筛选和研究模型,构建艾滋病假病毒系统,筛选具有确切抗病毒疗效和抗病毒位点及机制明确的中药组分或中药单体;探索病毒储存库维持机制及其与持续免疫激活的关系,研究中医药对病毒储存库的干预作用及机制等,揭示中西医协同治疗的作用机制。

中西医协同防治艾滋病的定位应以患者为中心,以未被满足的临床需求为目标,以使中医药发挥更好的作用。当前我国正面临着工业化、城镇化、人口老龄化,以及疾病谱、生态环境、生活方式不断变化等带来的新挑战,《"健康中国2030"规划纲要》的提出,给医学发展、医疗服务提出了更高的要求和明确的发展方向。艾滋病仍然在当前全球致死主要病因之列,艾滋病的防治仍然面临着重大的挑战和机遇,中西医协同防治艾滋病大有可为,需要同行共同努力,并在实践过程中不断研究、不断总结,推动中西医协同防治艾滋病快速发展,满足社会大众需求。

扩大中医药治疗艾滋病的规模。中医药防治艾滋病的覆盖率仍有不足,需积极探索、多方合作,结合地区特色,大力开展中医抗艾知识宣教,提高中医药治疗覆盖率,并始终贯彻"学(立足高校、联合医院、培养人才)、研(引入技术、跟踪前沿、创新学术)、用(临床应用、艾防工作)"联合的指导方针,立足于推动基础研究与临床研究相结合,最终形成多极化、多样化的中医药防治艾滋病研究队伍。同时需制定中长期发展战略,成体系、有目标地推进中医药参与防治艾滋病工作,健全中医药参与艾滋病防治工作的机制。中医药治疗艾滋病已有30余年,面临着新的机遇与挑战,制定中西医协同诊疗方案,发挥中医优势,减轻不良反应,从"治未病"思想开展耐药研究、重视人体正气,延长患者生存时间仍任重道远。

参考文献

[1] 李承乘,刘真,杨瑶瑶,等.益艾康对HIV/AIDS患者Th17/Treg免疫平衡的影响[J].国医论坛,2023,38(2):67-70.

[2] 田原,孔德娣,张帼峻,等.中医药联合HAART治疗艾滋病对CD4+T淋巴细胞数量影响的临床研究[J].齐齐哈尔医学院学报,2023,44(3):231-234.

[3] 董继鹏,陶庄,郭会军,等.青蒿琥酯用于艾滋病抗反转录病毒疗法后免疫功能重建不全的疗效特点[J].中华中医药杂志,2022,37(7):4170-4175.

[4] 邹雯,王健,高国建,等.益气健脾颗粒联合HAART治疗对艾滋病免疫无应答患者TLR4和TLR9的影响[J].中华中医药杂志,2019,34(9):4426-4428.

第三章 艾滋病防治的研究进展

第一节 中西医协同防治艾滋病的研究进展

一、免疫重建不良

（一）概述

艾滋病免疫重建不良是艾滋病防治的攻坚克难领域，目前绝大多数学者认为其是指在接受高效抗逆转录病毒治疗（HAART）1~2 年后 $CD4^+$ T 淋巴细胞（简称 CD4 细胞）计数＜200/μL；或接受 HAART 超过 2 年后 CD4 细胞计数＜350/μL；或经过 4~7 年治疗后，CD4 细胞计数未超过特定值，且 HIV RNA 低于检测下限。艾滋病免疫重建不良已引起学术界的高度关注，如何在维持病毒载量稳定的同时恢复机体免疫功能是目前艾滋病领域的热点与难点之一。

（二）机制

艾滋病免疫重建不良的机制非常复杂，目前国际公认的影响因素包括性别、年龄、HAART 时间、病毒载量、基线 CD4 细胞水平、胸腺及骨髓功能、异常免疫激活、特定的遗传或代谢特征等。

1. CD4 细胞生成减少 CD4 细胞由骨髓孕育，在胸腺中成熟，指挥人体免疫系统。当机体内骨髓或胸腺功能发生紊乱时，CD4 细胞就无法正常产生。有学者通过对外周血样本的胸腺功能定量分析发现，与正常人相比，胸腺功能衰竭患者的 CD4 细胞水平较低并且病情进展快，从而验证了胸腺功能异常与 CD4 细胞减少之间的密切关系。除此之外，细胞因子的紊乱也会抑制 CD4 细胞的产生，如 Marziali 等研究发现，CD4 细胞受白介素-7（IL-7）的表达影响，进而抑制免疫激活和调节性 T 淋巴细胞占 T 淋巴细胞的百分比。另有学者在研究创伤导致的免疫系统紊乱患者的 CD4 细胞增殖机制过程中发现，白介素-10（IL-10）也是影响 CD4 细胞产生的重要因素。因此，笔者认为细胞因子的紊乱以及 T 淋巴细胞亚群水平的降低是持续性免疫抑制的重要影响因素。

2. CD4 细胞破坏增多 人类免疫缺陷病毒（HIV）大肆入侵机体后，主要攻击体内免疫系统，而活化的 CD4 细胞则是病毒感染的首要目标。在疾病进程中，由于 HIV 的侵入并发感染产生炎症反应,肠道屏障受损进而导致肠道微生物移位等,免疫系统会过度激活进而加快T淋巴细胞的更新,最终导致CD4细胞耗尽。其中肠道微生物移位是近年来免疫抑制领域的创新理论,肠道菌群的失调会影响机体免疫功能进而导致多种疾病的发生。Ramendra等研究发现,巨细胞病毒感染正是肠道屏障受损和发生炎症反应的主要原因。此外,Doitsh等研究发现,细胞焦亡与CD4细胞耗竭之间存在密切关联,HIV激活Caspase-1引起的细胞焦亡会导致CD4细胞死亡。

(三) 西医治疗

由于艾滋病免疫重建不良机制太过复杂,其治疗方案至今没有达成共识。西医多针对免疫重建不良的不同病因采取相应的个体化治疗。

1. 细胞因子治疗　白介素属于细胞生长因子,具有重要的免疫功能,其中白介素-2(IL-2)可以调节淋巴细胞增殖和分化。有学者通过全面检索发现,联合使用IL-2疗法与单纯使用HAART相比,患者的CD4细胞计数明显增高,且死亡率没有明显差异。从而得出结论:IL-2治疗可以帮助免疫系统重建,且安全性良好,值得进行进一步的临床研究。白介素-21(IL-21)可辅助白介素-15(IL-15)刺激骨髓细胞和NK细胞,促进二者活化来抵抗HIV的入侵。李玉枝等的一系列实验证实,IL-15可促进CD4细胞增殖、增加免疫应答,若联合使用HAART,则疗效更佳。此外,学者们正在通过进一步的研究寻找细胞因子促进艾滋病患者免疫重建的其他有力证据。

2. 干细胞治疗　间充质干细胞在特定条件下可分化为造血细胞,进而抑制T淋巴细胞的增殖及免疫反应,从而进行免疫调节,防止过度免疫激活的发生。有学者将入组患者随机分为实验组和对照组,分别给予3次脐带间充质干细胞输注及生理盐水输注。1年后再对两组样本进行数据分析,他们发现应用干细胞治疗可以增加CD4细胞计数,并促进IFN-γ和IL-2的产生,从而帮助艾滋病患者恢复免疫功能。

3. 补充维生素D　维生素D(VitD)参与构建肠道上皮屏障并辅助维持肠道菌群的稳定,可以减少炎症因子的释放,是一种重要的免疫调节剂。目前已有研究证实了VitD和艾滋病免疫重建之间的关系,如Jiménez-Sousa等报道了缺乏VitD的患者外周血中CD4细胞计数更低,炎症反应和异常免疫激活的可能性更大,从而得出结论:补充VitD可以促进艾滋病患者免疫重建。

除上述方法之外,还有学者认为强化HAART、使用抗炎药物、维持肠道菌群稳定、开发利用新药等方案也可帮助患者恢复免疫功能。这些方案已有一定的研究基础,但是临床证据尚不充分,有待进一步挖掘。

(四) 中医治疗

1. 艾滋病免疫重建不良中医机制　正气理论和免疫理论虽分属于两种医学体系,但是二者具有一定的共通性,在某种程度上相互关联。目前有学者提出了中医免疫观,主张将人体正气与免疫力相映射。正气充沛则腠理紧凑,可抵挡致病因子,防止外邪入侵,又可维持体内微生物平衡,稳定内环境,维持机体免疫功能。

关于艾滋病患者免疫重建不良的病因,学者根据疾病进程及临床表现将其归属于中医"虚劳"等范畴,认为该病患者久病体虚,正气耗竭,五脏俱损,以肺、脾、肾为主。肺为五脏之长,外合皮毛,通过口鼻与外界环境相通,在外邪入侵时最先受累;脾主运化且主肌肉,是人体气血生化之源;肾主藏精,为五脏阴阳之本,温煦各脏腑器官。肺脾肾互资互助,温养全身,补足人体正气,共同维护机体的免疫功能。姜素丽等通过实验发现,运用调补脾肾法可以提高外周血中CD4细胞水平,提高免疫力,证实了脾肾调和可促进免疫功能的恢复。许剑等通过多个角度的剖析认为艾滋病主要病机为脾虚,最终累及五脏。杨巧丽等认为肾阳与人体免疫关系密切,久病及肾,在艾滋病中后期病位在肾。上述学者的研究均证实了脾、肾、肺等脏正气亏虚是艾滋病患者免疫功能恢复受阻的重要病因。

2. 中医治疗方案 我国自发现首例艾滋病病例以来,一直在尝试运用中医学来进行治疗。近年来中医药的运用也成为免疫重建的重要突破口,众多学者开展了广泛的基础和临床研究来验证中医药恢复艾滋病患者免疫功能的安全性和有效性。

(1)单味药:在中医理论指导下正确使用中药可稳定并促进艾滋病患者免疫功能的恢复已经达成共识。目前已有大量研究从多角度验证了灵芝及其提取物的免疫增强作用。李育萍等通过回顾性研究发现,应用灵芝可使艾滋病患者CD4细胞增多,并有助于升高辅助性T淋巴细胞(Th)与抑制性T淋巴细胞(Ts)比值,从而促进免疫重建。雷公藤也是临床常用的抑制免疫激活的中药之一,李太生团队通过一系列临床研究证实了该药对HIV感染者免疫系统的稳定作用。除上述两味中药之外,也有文献报道了黄芪、白术、山茱萸等中药对HIV感染者免疫功能的提高作用。随着中药领域药理学研究的不断深入,中药作用于免疫系统的机制也更加明晰,临床有效性和循证医学证据使中药在艾滋病免疫重建领域得到进一步的认可和推广。

(2)中药复方:将中药按照一定的原则进行搭配可增强药物疗效,扩大药物治疗范围。目前在国家政策的大力扶持下,国内已研制出多种针对艾滋病免疫重建不良的中药复方,如唐草片、广西的清毒胶囊、云南的康爱保生胶囊、新疆的太芪培元颗粒等,该类药物均得到了临床验证,如张国平等的一项研究表明,HIV感染者在接受益艾康胶囊治疗6个月后与对照组相比,虽不能明显抑制病毒载量,但可增加CD3、CD4细胞数量,从而稳定并提高患者免疫功能。文彬等通过观察接受HAART 2年以上的艾滋病患者,在服用清毒胶囊半年后CD4细胞的变化情况,得出该药有助于恢复艾滋病患者免疫功能的结论。此外,上述研究均发现中药复方在改善患者临床症状方面具有明显的优越性。

(3)其他中医特色治疗:除中药外,艾灸、针刺、穴位敷贴等中医特色疗法也可补益正气、促进免疫功能的恢复,在艾滋病领域已有一定的研究。如李璇等通过研究发现,针对免疫重建不良的老年艾滋病患者,运用壮药穴位敷贴能缓解患者的焦虑、抑郁情绪,一定程度上重建免疫功能,降低机会性感染发生率。气功是一项传统中医养生方法,在肿瘤、COPD、抑郁等疾病中已经广泛运用,Ibanez等为了确定练习太极/气功治疗老年艾滋病患者的疗效,做了一项小样本临床试验研究,发现该疗法有助于稳定病情,为后期进一步的临床研究奠定了基础。但这一部分研究大多集中于中老年艾滋病患者,由于其身体状态具有特殊性,是否可以将中医特色疗法有效地运用于其他年龄段的患者有待进一步研究。

二、机会性感染

(一)背景和概述

1. 背景 未治疗的HIV感染和HIV相关免疫抑制可显著增高细菌、病毒、真菌和原虫所致机会性感染的风险。在有效抗逆转录病毒治疗(anti-retroviral therapy,ART)面世之前,这些机会性感染是HIV感染者出现并发症和死亡的主要原因,而且时至今日,仍有患者出现机会性感染,主要是未接受ART的患者。

2. 概述 机会性感染是指因免疫抑制而导致的发生率更高或程度更严重的感染。例如,结核病、球孢子菌病、肺孢子菌肺炎、组织胞浆菌病、弓形虫病、隐球菌病等。

未治疗的 HIV 感染者会出现细胞介导免疫的进行性减弱,这可反映在 CD4 细胞计数上。例如,对于 CD4 细胞计数<100/μL 的患者,不进行预防时发生肺孢子菌肺炎的风险为每年 40%~50%;对于弓形虫血清学阳性且 CD4 细胞计数<100/μL 的 HIV 感染者,弓形虫病再激活的概率约为每年 30%。

(二)管理防治

1. 抗微生物药物 可使用抗微生物药物来降低发生机会性感染的风险。在有效 ART 方案问世前,抗微生物药物治疗显著降低了重度免疫抑制(如 CD4 细胞计数<200/μL)者机会性感染的发生率。抗微生物药物预防性治疗可使肺孢子菌肺炎的发生风险降至 11%,一级预防失败最常见的原因是患者不依从和/或存在严重免疫抑制(CD4 细胞计数<50/μL)。接受复方磺胺甲噁唑(TMP-SMX)抑制治疗的患者的弓形虫病再激活风险低于 3%。

2. ART 使用 ART 来恢复细胞免疫是预防机会性感染的最佳方法。从 20 世纪 90 年代中期开始广泛应用有效 ART 后,机会性感染的发生率已显著降低。ART 可恢复细胞免疫功能,因此如果在免疫功能充分恢复后停止抗微生物药物治疗,绝大多数患者不会再发生机会性感染。

3. 治疗时机 一般根据 CD4 细胞计数的阈值确定是否开始抗微生物药物治疗。对于某些患者,是否开始抗微生物药物治疗还取决于既往病原体暴露情况。无论 CD4 细胞计数如何,所有 HIV 感染者均应接受结核潜伏感染筛查(方法有 γ 干扰素释放试验和结核菌素皮肤试验),除非有明确的结核病既往史或筛查试验阳性;对于 CD4 细胞计数≤200/μL 的患者,笔者推荐使用 TMP-SMX 来预防肺孢子菌肺炎;如果 CD4 细胞计数≤100/μL 且弓形虫 IgG 抗体血清学阳性,笔者推荐使用 TMP-SMX 进行抑制治疗,以预防弓形虫病的再激活。

(三)中医药干预

机会性感染是 HIV 侵袭 CD4 细胞后免疫功能低下,条件致病菌在此基础上引起的一系列病证。常见的机会性感染有带状疱疹、皮肤病、肺部感染、腹泻等,在 ART 基础上使用中药,可降低机会性感染发生率、提高疗效。

理论探讨:结合艾滋病本病与机会性感染的病机,常从本虚标实论治。蒋自强以"艾毒伤元,虚实夹杂"立论辨治艾滋病带状疱疹及后遗神经痛。李发枝将艾滋病相关皮肤瘙痒分虚实,虚为血虚受风,肌肤失养,实为热毒内盛,浸淫肌肤。朱柯颖等分析了肺部机会性感染的病机,认为本病发病、进展的病机关键在于肺脾肾不足,痰浊蕴积;任玉玺等通过临床观察发现艾滋病合并侵袭性肺部真菌感染以痰热壅肺证和气阴两虚证多见。邵灿灿认为艾滋病发热病机总属本虚标实,正邪相争,常见湿热、气虚证型。朱柯颖等分析了艾滋病相关腹泻的病因病机,认为"脾虚湿盛"为关键病机,着眼于脾肾,治以健脾温肾。中医药可益气扶正,预防机会性感染。罗春艳等研究发现,使用 ART 联合中药可明显降低机会性感染发生率。有研究者观察了中药外用治疗艾滋病真菌性皮肤病,发现单独应用中药或中药联合西药的治愈率、有效率均优于单独应用西药。

三、病毒库清除

（一）病毒学抑制

1. 定义 经过规律抗病毒治疗24周以上，病毒载量小于检测下限（20 copies/mL 或 50 copies/mL）。

2. 提示 持续的病毒学抑制使艾滋病相关机会性感染和肿瘤发生率大大降低。

3. 管理 值得注意的是，对于持续病毒学抑制的患者，可考虑根据需求（包括出现各种非艾滋病定义性疾病，如代谢综合征、心脑血管疾病、慢性肝肾骨骼疾病以及非艾滋病定义性肿瘤等），进行治疗方案的调整或优化。

（二）病毒学失败

1. 定义 在持续进行ART的患者中，开始治疗（启动或调整）24周后血浆病毒载量持续大于200 copies/mL；或在达到病毒学完全抑制后又出现病毒载量不低于200 copies/mL的情况（病毒学反弹）。

2. 提示 需要根据HIV抗生素敏感试验结果指导治疗，以更好地抑制病毒，并提高患者生存率；耐药检测可分为基因型耐药检测和表型耐药检测。基因型耐药检测会检测编码蛋白酶、逆转录酶和整合酶的HIV基因组区域中是否存在特定耐药突变。表型耐药检测是检测抗逆转录病毒药物在体外抑制病毒复制的程度。

3. 管理 见第一章相应内容。

（三）低病毒血症

大多数坚持标准HAART方案的患者可获得持续性病毒学抑制。然而，部分患者体内仍存在高于检测下限但低于病毒学失败标准的病毒复制，这被称为低病毒血症。

1. 定义 低病毒血症的病毒载量介于病毒学抑制和病毒学失败之间，但不同指南对病毒学抑制和病毒学失败的定义不同，所以低病毒血症的定义也有所差别。

WHO指南普适性较高，对低病毒血症定义较为宽松，为抗病毒治疗6个月后病毒载量为50～1000 copies/mL。美国卫生与公众服务部指南将其定义为抗病毒治疗6个月后病毒载量为50～200 copies/mL。欧洲临床艾滋病学会指南将其定义为抗病毒治疗6个月后病毒载量为20～50 copies/mL。中国指南未对此作具体定义，但结合《中国艾滋病诊疗指南（2021年版）》相关定义标准，可将其定义为抗病毒治疗6个月后病毒载量为50～1000 copies/mL。

此外，低病毒血症包含两种类型：一种是间歇性低病毒血症，指一次独立的低病毒血症，其前一次和后一次病毒载量检测结果均低于检测下限；另一种是持续性低病毒血症，指连续出现至少两次低病毒血症。

2. 提示 由于体内病毒储存库的存在，药物无法完全清除病毒，低病毒血症患者仍具有传播HIV的风险，低病毒血症可能与后期发生治疗失败有一定相关性，还会增加艾滋病患者的免疫活化，主要包括持续的CD4细胞和CD8细胞活化，同时可以引起炎症因子的释放，影响患者免疫重建并加快病程发展。此外，低病毒血症还会给患者的长期临床结局带来不利影响（如发生死亡事件、心血管系统疾病）。

3. 管理 当前的WHO指南建议病毒载量为50～1000 copies/mL的低病毒血症患者更换当前治疗方案。同时多项研究已表明，更换治疗方案的低病毒血症患者与未更换治疗方案的低病毒血症患者相比，实现病毒学抑制的概率更高。如果患者发生低病毒血症，可通过耐药检测来指导患者选择合适的治疗方案,密切监测患者病毒载量,加强依从性管理等,以避免患者后续发生治疗失败。

(四)潜伏病毒库

1. 概念　尽管 ART 显著降低了艾滋病患者的病死率和传播风险,但患者在停药后仍会出现病毒学反弹。这是因为病毒在入侵机体后的最初几天会迅速在体内多个部位的 CD4 细胞中形成潜伏感染的储存库,而 ART 仅能杀灭病毒复制中的感染细胞,无法清除这些潜伏感染的细胞。这些潜伏感染的细胞成为 HIV 储存库。

2. 机制　HIV 主要感染表面带有 CD4 和趋化因子受体(CXCR4/CCR5)的多种免疫细胞,包括辅助性 T 淋巴细胞、巨噬细胞和树突状细胞等。在入侵细胞后,病毒 RNA 逆转录为互补脱氧核糖核酸(cDNA)。整合酶通过细胞晶状体上皮衍生生长因子(LEDGF/p75)与细胞剪接因子的相互作用,将 cDNA 整合到转录活跃的基因的内含子中。整合后的 HIV 基因在潜伏感染的细胞(尤其是静息记忆辅助性 T 淋巴细胞)内呈低复制状态,几乎不表达特异性蛋白,无法与正常细胞进行区分,从而导致免疫逃逸。

3. 管理策略　经典的"激活灭杀"策略和新兴的"阻断锁定"策略是两种应对潜伏感染的截然不同的治疗思路,分别试图从激活或阻断潜伏的 HIV 基因转录两个方面来达到清除潜伏病毒库后彻底治愈或停药后不反弹的功能性治愈效果。

(1)"激活灭杀"策略:①核心思想:通过潜伏反转剂(LRAs)重新激活 HIV 基因的转录,然后通过 ART 和宿主自身免疫系统消灭感染细胞。大部分 LRAs 是小分子化合物。根据具体作用机制,其可分为以下四类:细胞受体激动/拮抗剂、表观遗传修饰物、转录延伸调节剂、其他。②存在的困境:储存库的多样性、病毒的异质性、激活效应不足、免疫细胞异常与细胞毒性等。

(2)"阻断锁定"策略:①核心思想:阻断 HIV 基因转录,永久锁定潜伏病毒库,达到功能性治愈的目的。与 LRAs 的作用原理类似,"阻断锁定"策略发掘了一系列小分子化合物。根据具体作用机制,其可分为以下四类:整合酶与 LEDGF/p75 结合抑制剂、基因编辑工具、Tat 蛋白抑制剂、通路蛋白/受体抑制剂。②存在的缺点:HIV 整合酶位点突变有可能导致耐药、影响编辑效率(甚至最终导致病毒逃逸),"阻断锁定"策略相关的临床试验目前较少等。

第二节　艾滋病抗病毒药物的研究进展

自第一例艾滋病患者被报道至今,短短 40 余年,艾滋病在全球肆虐,已成为重大的公共卫生问题和社会问题。根据联合国艾滋病规划署报告的数据,截至 2022 年底,存活 HIV 感染者/艾滋病患者约 3900 万,仅 2022 年全球因 HIV 死亡的患者有约 63 万人。1996 年华裔科学家何大一教授提出的高效抗逆转录病毒治疗(HAART),即"鸡尾酒疗法",可以长期抑制 HIV,减少病毒的耐药,提高 CD4 细胞计数,恢复免疫功能,从此艾滋病不再是绝症,而是可以控制的慢性传染性疾病。经过 30 余年的发展,抗 HIV 的药物越来越多,在药物发现和药物开发过程中,更注重提高患者的生活质量。目前主要有 7 大类 30 余种药物,分别为核苷类逆转录酶抑制剂(NRTI)、非核苷类逆转录酶抑制剂(NNRTI)、蛋白酶抑制剂(PI)、整合酶抑制剂(INSTI)、融合抑制剂(FI)、CCR5 抑制剂、衣壳蛋白抑制剂(CAI)。

初治患者推荐治疗方案为2NRTI+1NNRT/1种增强型PI(含利托那韦或考比司他)/1INSTI。有条件的患者可以选择复方单片制剂。抗病毒治疗的有效性主要通过病毒学指标、免疫学指标及临床症状三个方面进行评估,其中病毒学指标为最重要的指标。大多数患者抗病毒治疗后血浆病毒载量的对数值在4周内下降1以上,治疗后3~6个月病毒载量达到检测不到的水平。在HAART后3个月,CD4细胞计数与治疗前相比增加30%或在治疗后1年CD4细胞数增长100/μL,提示治疗有效。出现治疗失败时首先评估患者的治疗依从性、药物-药物或药物-食物相互作用等,若排除,则需进行耐药检测,根据结果调整治疗方案。

一、核苷类逆转录酶抑制剂(NRTI)

NRTI是合成HIV逆转录酶底物脱氧核酸的类似物,在体内转化成活性的三磷酸核苷衍生物,与天然的三磷酸脱氧核苷竞争性结合HIV逆转录酶,抑制逆转录作用,阻碍前病毒的合成。

在核苷类似物与其他抗逆转录病毒药物联合应用的过程中,有病例出现乳酸酸中毒和伴脂肪变性的肝大现象(包括致死病例)。同时感染HBV及HIV的患者使用此类药物后,在中止抗乙肝治疗患者中有病例发生重度肝炎急性加重。对于中止抗乙肝治疗的患者,应在至少数月的临床和实验室随访中对肝功能进行密切监测。必要时,可重新对患者进行抗乙肝治疗。NRTI具有线粒体毒性,需引起关注。

(一)齐多夫定(zidovudine,ZDV)

【适应证】 与其他抗逆转录病毒药物联合使用,用于治疗HIV感染的成人和儿童。由于齐多夫定可降低HIV的母婴传播率,齐多夫定亦可用于HIV阳性孕妇及其新生儿。

【用法与用量】

成人:如与其他抗逆转录病毒药物联合使用,本品推荐剂量为每日600 mg,分2次服用;若单独应用本品,则推荐500 mg/d或600 mg/d,分次服用(在清醒时每4 h服100 mg)。

儿童:推荐3个月至12岁儿童给药剂量为180~240 mg/m^2,每12 h一次。

新生儿:出生12 h后开始给药至6周,每6 h口服2 mg/kg。

用于预防母婴传播:口服,本品用于孕妇(孕周>14周)的推荐剂量为每日500 mg(每次100 mg,每日5次)至开始分娩。在生产期间,齐多夫定需静脉给药2 mg/kg,给药时间为1 h以上。随后继续静脉注射,每小时1 mg/kg至脐带结扎。

【注意事项】

(1)对粒细胞计数<1000/μL或血红蛋白水平<9.5 g/dL的患者,使用时应极度谨慎。

(2)由于严重贫血最常发生于治疗4~6周时,此时需要调整剂量或停止治疗,故治疗过程中应经常检测血细胞计数(至少每2周一次)。

(3)发生粒细胞减少或贫血时,可能需要调整剂量。

(4)不能与司他夫定(d4T)合用。

【禁忌证】 对本品过敏的患者禁用。

【不良反应】

(1)随着疾病进展,不良反应增加,应该仔细监护患者,特别是在疾病进展时。

(2)骨髓抑制:粒细胞计数<1000/μL或血红蛋白水平<9.5 g/dL的患者应谨慎使用。如发生贫血或中性粒细胞缺乏,应调整剂量。

(3)肌病:心肌病或心肌炎,与长期使用本品有关。

(4)乳酸中毒/伴脂肪变性的严重肝大:已有使用NRTI偶发致死性乳酸酸中毒及伴脂肪变性的严重肝大的报道。

(5)其他不良反应:在临床中已发生几起严重不良事件,偶见胰腺炎、过敏、高胆红素血症、肝炎、血管炎及癫痫,这些症状除过敏外,均与疾病本身有关。全身:腹痛、背痛、胸痛、寒战、唇肿、发热、感冒症状、心血管症状、头晕、血管扩张。胃肠道:便秘、腹泻、吞咽困难、腹胀、肛门出血。口腔:齿龈出血、口腔溃疡。肌肉骨骼:关节痛、肌痉挛、震颤。精神:焦虑、混乱、抑郁、头晕、情感脆弱、敏锐力缺失、紧张、共济失调、嗜睡、眩晕。呼吸道:咳嗽、呼吸困难、嘶哑、咽炎、鼻炎、鼻窦炎。皮肤:痤疮、皮肤与指甲色素沉着、荨麻疹、出汗、瘙痒。特殊感官:弱视、畏光、味觉异常、听力丧失。泌尿系统:多尿、尿频、尿急、排尿困难。

(二)拉米夫定(lamivudine,3TC)

【适应证】 与其他抗逆转录病毒药物联合应用,用于治疗HIV感染的成人和儿童。适用于伴有丙氨酸转氨酶升高和病毒复制活跃、肝功能代偿的成年慢性乙肝患者。

【用法与用量】 患者初始治疗应由治疗HIV感染经验丰富的医生进行。可与食物同时服用,也可单独服用。为确保给药剂量,片剂应整片吞服,不可碾碎。

成人、青少年和儿童(体重>25 kg):推荐剂量为每日0.3 g。可选择每次0.15 g、每日2次,或每次0.3 g、每日1次。

儿童(3月龄以上且体重<25 kg):推荐依据体重范围给药。可根据儿童年龄及体重情况,选择0.15 g片剂及拉米夫定口服溶液。

3月龄及以下儿童:目前掌握的数据很少,无法向该患者群提出特殊推荐剂量。

【注意事项】

(1)乳酸酸中毒/伴脂肪变性的严重肝大多出现在女性患者中,肥胖及长期NRTI治疗可能是诱发此类事件的危险因素。对于有已知肝病危险因素的患者,给予拉米夫定治疗时应特别注意,没有风险因素的患者中也有类似报道。出现乳酸酸中毒或明显的肝毒性症状(包括转氨酶无明显升高的肝大和肝脂肪变性)时,应立即停止拉米夫定治疗。

(2)HIV和HBV共感染患者:在HIV和HBV共感染患者中,当HIV的治疗方案由含拉米夫定的方案更换为不含拉米夫定的方案后,可能出现肝炎恶化。在停用拉米夫定的至少数月内,必须通过临床观察和实验室检查密切监测。

(3)本品不应与其他含有拉米夫定或恩曲他滨的产品联合使用。

(4)胰腺炎:有胰腺炎病史或其他重大风险因素的患者,应慎用本品。当出现胰腺炎的临床症状或实验室指标异常时,应立即停用本品。

(5)免疫重建炎症综合征:在接受抗逆转录病毒药物联合治疗的患者中,有发生免疫重建炎症综合征的病例报道。在开始治疗时,患者的免疫系统会出现对非活性的或残留的机会性感染原(如鸟分枝杆菌、巨细胞病毒、肺孢子菌、结核分枝杆菌)的免疫应答,需进一步评估和治疗。

(6)脂肪再分布:体脂重新分布和积聚,包括向心性肥胖、水牛背、外周消瘦、面部消瘦、乳房增大、类库欣综合征。

【禁忌证】 已知对拉米夫定或拉米夫定制剂中的任何成分过敏的患者禁用。

【不良反应】

(1)血液和淋巴系统:少见中性粒细胞减少症、贫血(这两者有时较严重)和血小板减少症,极罕见真性红细胞发育不良。

(2)神经系统:常见头痛、失眠,极罕见外周神经病或感觉异常。

(3)呼吸系统:常见咳嗽、鼻腔症状。

(4)消化系统:常见恶心、呕吐、上腹痛或腹痛、腹泻,罕见血清淀粉酶升高、胰腺炎(已有报道)。

(5)肝胆:少见转氨酶(AST、ALT)一过性升高,罕见肝炎。

(6)皮肤与皮下组织:常见皮疹、脱发。

(7)肌肉骨骼与关节组织:常见关节痛、肌肉功能失调,罕见横纹肌溶解。

(三) 阿巴卡韦(abacavir,ABC)

【适应证】 与抗逆转录病毒药物联用治疗 HIV 感染。

【用法与用量】 成人推荐剂量为 300 mg,每日 2 次。可在进食或不进食时服用。对于不宜服用片剂的患者,有口服溶液可供选择。

儿童(12 岁以下):建议本品按体重给药。体重 14~25 kg 的儿童患者的给药方案,主要根据药代动力学建模。由于口服溶液不能获得准确的剂量,因此可能出现阿巴卡韦的药代动力学过度暴露,所以应当密切监测这些患者用药的安全性。

体重>25 kg 的儿童:应当服用成人的剂量,即 300 mg,每日 2 次。

体重>20~25 kg 的儿童:早晨服本品 150 mg,晚上服 300 mg。

体重 14~20 kg 的儿童:每日 2 次,每次服本品 150 mg。

3 月龄以下的儿童:有关这一年龄组中使用本品的数据非常有限,建议 16 mg/kg,每日分 2 次服用。

【注意事项】

(1)过敏反应:在临床研究中,接受阿巴卡韦的研究对象约 3% 曾出现过敏反应,曾有病例报道出现可危及生命的严重过敏反应。过敏反应症状通常发生于接受阿巴卡韦治疗的前 6 周内,也可发生于治疗过程的其他时间。应对接受阿巴卡韦治疗的患者进行密切的医疗监测,特别是在最初的 2 个月,每 2 周随访一次。因过敏反应而停用阿巴卡韦的患者,切勿再使用。HLA-B5701 等位基因与阿巴卡韦过敏反应密切相关。HLA-B5701 等位基因阳性者不应接受阿巴卡韦治疗。有研究报道,亚洲人中 HLA-B5701 基因出现频率相对较高。

医生必须确保患者充分了解下列有关过敏反应的信息:阿巴卡韦的过敏反应可能导致死亡,若出现可能与过敏反应有关的体征和症状,必须立即与医生联系。

(2)患者接受 NRTI 治疗后,有发生乳酸酸中毒(低氧血症)同时伴发严重肝大和脂肪肝的报道,也有死亡的报道。服用 NRTI,出现转氨酶迅速升高、进行性肝大或原因不明的代谢性乳酸酸中毒时应中断用药。良性消化道症状,如恶心、呕吐和腹痛,提示可能发生乳酸酸中毒。患有肝大、肝炎和有其他已知危险因素的肝病患者(特别是肥胖妇女)应慎用 NRTI。

(3)阿巴卡韦主要经肝代谢。轻度肝功能受损患者不需调整剂量。中度肝功能受损患者应避免使用。严重肝功能受损患者应禁止使用。晚期肾病患者避免使用。

(4)接受阿巴卡韦或其他抗逆转录病毒药物治疗的患者,可能仍会发生机会性感染以及与HIV感染相关的其他并发症。因此，应由有治疗艾滋病相关经验的医生对患者保持密切的临床监测。

(5) 心肌梗死：一项前瞻性、观察性的流行病学研究调查接受抗逆转录病毒药物联合治疗的患者的心肌梗死发生率，发现在既往6个月接受阿巴卡韦治疗者发生心肌梗死的风险较未接受阿米卡韦治疗者高。在一项由葛兰素史克发起的临床试验的汇总分析中，没有发现与使用阿巴卡韦相关的心肌梗死的风险增加。尚无已知的生物学机制能够解释此潜在风险增加的原因。总之，从观察性群组研究和对照的临床试验资料中不能确定阿巴卡韦治疗和发生心肌梗死之间的关系。当应用抗逆转录病毒药物（包括阿巴卡韦）时，应警惕潜在的冠心病风险，并且应采取措施减少所有可变风险因素（如高血压、高血脂、糖尿病和吸烟）。

(6) 阿巴卡韦的药代动力学研究尚未在65岁以上的患者中进行。

(7) 孕妇及哺乳期妇女用药：人类妊娠期使用阿巴卡韦的安全性尚未确定。尚无关于年龄小于3个月的婴儿应用阿巴卡韦的安全性的资料。因此建议接受阿巴卡韦治疗的母亲不要对她们的婴儿进行母乳喂养。

【禁忌证】 禁用于任何已知对阿巴卡韦过敏或对阿巴卡韦片中任何成分过敏的患者。禁用于严重肝功能受损的患者。

【不良反应】

(1) 以下不良反应在超过10%的应用阿米卡韦的患者中出现：恶心、呕吐、嗜睡和疲劳。其他常见的不良反应有发热、头痛、腹泻和厌食。

(2) 过敏反应：几乎所有患者的过敏反应症状有发热和皮疹（通常为斑丘疹和荨麻疹）。常见的症状和体征包括胃肠道症状（恶心、呕吐、腹泻和腹痛）、嗜睡和不适。也曾出现过无皮疹和发热的过敏反应。其他症状和体征包括呼吸系统症状（呼吸困难、咳嗽、气短）、肌肉骨骼症状（肌痛、关节痛）、头痛、感觉异常和水肿。体检可见淋巴结病，偶见黏膜损伤（结膜炎和口腔溃疡）和低血压。有过敏反应伴肾衰竭的病例报道。出现上述过敏反应的患者必须停止使用阿巴卡韦，并且禁止再次使用。

（四）富马酸替诺福韦酯（tenofovir disoproxil fumarate，TDF）

【适应证】 与其他抗逆转录病毒药物联用治疗成人HIV-1感染，TDF可用于3岁以上的儿童和青少年，也可用于治疗慢性乙肝成人患者和年龄≥12岁的儿童和青少年患者。

【用法与用量】 对于成人HIV-1感染的治疗：推荐剂量为每次300 mg，每日一次，口服，可空腹或与食物同时服用。对于慢性乙肝的治疗：剂量为每次300 mg，每日一次，口服，可空腹或与食物同时服用。在体重<35 kg的慢性儿童患者中应用的安全性和疗效尚未研究。

肾功能不全的患者对药物的代谢减慢，从而导致TDF的暴露量相对增加，对于肌酐清除率<50 mL/min的患者，须调整给药间隔时间（表3-1）。对于轻度肾功能损害（肌酐清除率为50~80 mL/min）的患者，无须调整剂量。这些患者应用TDF时应定期监测肌酐清除率和血清磷水平。

表3-1 对肌酐清除率发生变化患者的剂量调整

项目	肌酐清除率/(mL/min)			血液透析患者
	≥50	30~49	10~29	
给药间隔时间	24 h	48 h	72~96 h	7日或共透析12 h

【注意事项】

(1)乳酸酸中毒/伴脂肪变性的严重肝大。

(2)中断治疗后乙肝恶化:对感染 HBV 但中断本品治疗的患者必须严密监测,包括临床和实验室随访,在停止治疗后还要持续几个月的时间。

(3)新出现的或更严重的肾功能损害:TDF 主要通过肾脏清除,使用本品时,曾有引起肾功能损害的报道,包括急性肾衰竭和 Fanconi 综合征(肾小管损伤伴严重低磷血症)的报道。建议在治疗前及治疗期间对所有患者进行肌酐清除率测定。建议对所有肌酐清除率<50 mL/min 的患者调整本品给药间隔时间,密切监测肾功能。近期使用过有肾毒性制剂的患者,应避免使用本品。

(4)与其他药物联用:本品不应与含有 TDF 的固定剂量复方制剂联合使用。本品不应与阿德福韦酯联合使用。

(5)HIV 和 HBV 共感染患者:因存在 HIV-1 耐药风险,本品可作为抗逆转录病毒药物联合治疗方案的一部分用于 HBV 和 HIV-1 共感染患者。

(6)骨矿物质密度下降:在有病理性骨折或有骨硬化症或有骨基质流失风险的成人患者和 12 岁及以上儿童患者中,应当考虑骨基质监测。补充钙和维生素 D 可能对患者有益。

(7)脂肪重新分布:接受抗逆转录病毒联合治疗的 HIV 感染患者中曾经观察到体脂重新分布/堆积,包括向心性肥胖、水牛背、周围消瘦、面部消瘦、胸部增大和库欣面容。这些现象发生的机制和长期后果目前未明确,因果关系尚未确立。

(8)免疫重建炎症综合征:发病的时间多样化,可能在开始治疗后数个月内发生。

(9)早期病毒学失败:三联 NRTI 治疗方案较两联 NRTI+NNRTI/PI 方案总体效果更弱,应谨慎使用。

【禁忌证】 禁用于先前对本药物中任何一种成分过敏的患者。

【不良反应】

(1)包括乳酸酸中毒/伴脂肪变性的严重肝大、中断治疗后乙肝恶化、新发作或恶化的肾功能损害、骨矿物质密度下降、免疫重建炎症综合征。详见"注意事项"。

(2)最常见的不良反应包括皮疹、腹泻、头痛、抑郁、衰弱和恶心。

(五)恩曲他滨/丙酚替诺福韦(emtricitabine/tenofovir alafenamide fumarate,FTC/TAF)

【适应证】 与其他抗逆转录病毒药物联合使用,治疗成人和青少年(年龄 12 岁及以上且体重≥35 kg)的 HIV-1 感染。

【用法与用量】 应由艾滋病管理经验丰富的医生发起治疗。剂量:成人和 12 岁及以上且体重≥35 kg 的青少年患者应按照表 3-2 所示给予 FTC/TAF。

表 3-2 根据 ART 方案中的第 3 种药物确定的 FTC/TAF 剂量

ART 方案中的第 3 种药物	FTC/TAF 剂量
增强型 PI(含利托那韦或考比司他)	200 mg/10 mg,每日一次
DTG、EFV、NVP、RPV、RAL、ANV	200 mg/25 mg,每日一次

【注意事项】

(1)乳酸酸中毒/伴脂肪变性的严重肝大。

(2)HIV 和 HBV 或 HCV 共感染的患者:对于接受抗逆转录病毒药物治疗的慢性乙肝或丙肝患者,出现重度且可能致命的肝脏不良反应的风险升高。TAF 对 HBV 具有活性。在 HIV 和 HBV 共感染的患者中,停止 FTC/TAF 治疗可能会导致重度肝炎急性加重。对于停止 FTC/TAF 治疗的 HIV 和 HBV 共感染患者,应在停止治疗后数月内通过临床及实验室随访进行严密监测。

(3)体重和代谢参数:抗逆转录病毒药物治疗期间可能出现体重增加以及血脂和血糖水平升高。这些变化可能在某种程度上与疾病控制和生活方式相关。在一些病例中,有证据表明血脂受到治疗的影响,但尚无有力证据表明体重增加与任何特定治疗有关。对于血脂和血糖监测,参考已确定的 HIV 治疗指导原则,应在临床上适当时间管理血脂异常。

(4)骨坏死:虽然骨坏死病因具有多因素性(包括使用皮质类固醇、饮酒、重度免疫抑制、体重指数较高),但是已有艾滋病患者发生骨坏死的病例报道(特别是患有晚期艾滋病和/或长期暴露于抗 HIV 药物的患者)。应建议患者在出现关节疼痛、关节僵硬或活动困难时及时就医。

(5)肾毒性:无法排除 TAF 给药导致长期暴露于低水平 TAF 而引起肾毒性的潜在风险。

(6)尚未确定 FTC/TAF 在有显著基础肝病患者中的安全性和疗效。

【禁忌证】 对活性物质或任一辅料有过敏反应者禁用。

【不良反应】

(1)包括乳酸酸中毒/伴脂肪变性的严重肝大、中断治疗后乙肝恶化、新发作或恶化的肾功能损害、骨矿物质密度下降、免疫重建炎症综合征。

(2)临床可见恶心、腹泻、呕吐、腹痛、胃肠胀气、皮疹、疲劳等。

二、非核苷类逆转录酶抑制剂(NNRTI)

NNRTI 与 HIV-1 逆转录酶直接结合形成稳定的复合物,使酶的构象发生改变,抑制酶的活性。NNRTI 具有结构多样、高效、低毒以及与其他药物协同作用等特性,有非常强的抑制活性,但容易产生耐药性,因为酶活性部位易发生变异,需与其他类别的抗病毒药物合用。

(一)奈韦拉平(nevirapine,NVP)

【适应证】 与其他抗逆转录病毒药物合用治疗 HIV-1 感染。

【用法与用量】

(1)成人患者:初始 2 周,每日 1 次,每次 200 mg(导入期后可以降低皮疹发生率)。导入期后用法为每日 2 次,每次 200 mg,并同时使用至少两种其他抗逆转录病毒药物。

(2)儿童患者:对于 2 个月至不到 8 岁的儿童患者,用药初始 2 周按 4 mg/kg、每日 1 次给药,之后为 7 mg/kg、每日 2 次给药。对于 8 岁及以上的儿童患者,初始 2 周按 4 mg/kg、每日 1 次给药,之后为 4 mg/kg、每日 2 次给药。任何患者每日用药总剂量不得超过 400 mg。

(3)预防 HIV 母婴传播:对于即将分娩的孕妇,口服单剂量 200 mg,新生儿在出生后 72 h 内,按 2 mg/kg 单剂量口服用药。

(4)若患者在用药期间出现严重皮疹或伴随全身症状的皮疹,应该停药。如果在导入期 14 日内出现皮疹,则患者的用药剂量不再增加,直至皮疹消失。

(5)如果患者停用奈韦拉平超过 7 日,应按照初次给药的原则重新开始,即每次

200 mg,每日1次导入;之后每次200 mg,每日2次。

(6)如果患者出现中度或重度肝功能异常,应停止使用奈韦拉平,直至肝功能恢复至基础水平。之后,奈韦拉平应从200 mg/d重新开始给药,进一步观察,然后谨慎地增加剂量到每次200 mg、每日2次。如果再次出现中度或重度肝功能异常,奈韦拉平应该永久停用。

【不良反应】

(1)成人:除皮疹和肝功能异常外,在所有临床试验中与奈韦拉平治疗相关的常见不良反应有恶心、疲劳、发热、头痛、嗜睡、呕吐、腹泻、腹痛和肌痛。

(2)皮肤和皮下组织:奈韦拉平最常见的临床毒性是严重皮疹和威胁生命的皮肤反应,包括Stevens-Johnson综合征(SJS)和罕见的中毒性表皮坏死松解症(TEN),接受奈韦拉平治疗的患者大约2%会出现上述症状,上述症状几乎是最初治疗6周内特有的现象。皮疹通常是轻度或中度的斑丘疹、红斑样皮疹,有或没有瘙痒,分布在躯干、面部或四肢。曾报道有变态反应出现(包括过敏反应、喉头水肿和荨麻疹)。

(3)肝胆:最常见的实验室检查异常是肝功能指标升高,包括丙氨酸转氨酶(ALT)、天冬氨酸转氨酶(AST)、γ-谷氨酰转移酶(GGT)、总胆红素和碱性磷酸酶。无症状的GGT升高最常见。黄疸病例曾有报道。用奈韦拉平治疗的患者曾报道出现过肝炎、严重或威胁生命的肝毒性和暴发性肝炎。

【注意事项】

(1)对于应用奈韦拉平初始8周内的患者应严密观察。如果患者出现单独的皮疹,应严密监测。对于产生严重皮疹或伴随全身症状(如发热、水疱、口腔损害、结膜炎、水肿、肌肉或关节疼痛、全身不适)的皮疹,包括中毒性表皮坏死松解症的患者,必须永久性停止使用该药。对伴有全身症状的皮疹高敏反应患者,包括内脏病变(如肝炎、嗜酸性粒细胞增多、粒细胞缺乏、肾功能障碍)或有其他内脏受损迹象患者,必须停用奈韦拉平。

(2)应告知患者皮疹是奈韦拉平的主要副作用,大多数与奈韦拉平相关的皮疹是在用药初始6周内发生的。导入期后皮疹的发生率会降低。

(3)使用本药初始14日内同时服用泼尼松(40 mg/d)不能降低与奈韦拉平相关的皮疹发生率,反而可能增高在服用本药初始6周内皮疹的发生率。

(4)应告知患者本药的主要毒性是对肝脏的损害。用药期间,需每隔一段时间监测肝功能,尤其在治疗初始的2~3个月,以后可以延长监测间隔时间。医生和患者应该警惕肝炎的前驱症状或体征,如厌食、恶心、黄疸、胆红素尿、灰白便、肝大或肝压痛。如果出现这些症状和体征,应指导患者就医。已报道一些患者在开始服用本药后的几周内出现肝功能异常。有较多无症状的转氨酶升高的报道,但这种情况不是使用本药的禁忌证。无症状的GGT升高也不是继续治疗的禁忌证。

(5)对于中度和重度肾功能不全的患者,应谨慎使用本药。

(6)如果AST或ALT超过正常范围上限2倍,那么在定期临床随访期间应经常监测肝功能。如果AST或ALT超过正常范围上限5倍,应立即停用奈韦拉平。如果AST和ALT恢复至基础水平,患者可以重新使用本药,开始的剂量是每日200 mg,应用14日,然后每日400 mg;如果肝功能又很快不正常,应永久停药。

(7)使用奈韦拉平的女性,不应采用单独使用口服避孕药或其他调整激素水平的方法来进行避孕,奈韦拉平可以降低这些药物在血浆中的浓度而导致避孕失败。

【禁忌证】 对奈韦拉平内的活性成分或者此产品的其他辅料有明显过敏反应的患者,

应禁用。对于严重皮疹、皮疹伴全身症状、过敏反应和奈韦拉平引起肝炎的患者,永久禁止使用奈韦拉平。在服用奈韦拉平期间,继往出现 AST 或 ALT 超过正常范围上限 5 倍,重新应用奈韦拉平后迅速复发肝功能不正常的患者应禁用。

(二) 依非韦伦(efavirenz,EFV)

【适应证】 与其他抗病毒药物联用治疗 HIV-1 感染的成人、青少年及儿童。目前研究证实,EFV 也可以用于孕妇各个阶段。

【用法与用量】

(1)成人:本品与 PI 或 NRTI 合用的推荐剂量为 600 mg,研究表明也可以口服 400 mg,每日 1 次,这样可减少相关不良反应。本品可与食物同服或不与食物同服。为提高服药者对神经系统不良反应的耐受性,建议临睡前服药。

(2)儿童:本品仅可用于确定能吞咽片剂的儿童,推荐空腹、睡前服用,推荐剂量如表 3-3 所示。尚未进行 3 岁以下儿童或体重<13 kg 儿童应用本品的研究。

表 3-3 不同体重儿童的服药剂量

体重/kg	13~15	16~20	21~25	26~32.5	32.6~40	>40
剂量/mg	200	250	300	350	400	600

【不良反应】

(1)皮疹:皮疹为最常见的不良反应(11.6%)。儿童在接受依非韦伦治疗前,可考虑预防性应用适当抗组胺药。

(2)精神症状:接受本品治疗的患者中有发生严重精神不良事件的报道,包括严重抑郁、自杀倾向、非致命的自杀企图、攻击性行为、偏执和躁狂。

(3)神经系统症状:每日服用 600 mg 或 400 mg,常报道的神经系统症状包括但不限于眩晕失眠、困倦、注意力不集中及做噩梦。通常开始于治疗第 1 日或第 2 日,在治疗 2~4 周后症状消失,临睡前服用本品可提高患者对这些症状的耐受性。建议在治疗的第 1 周以及持续出现这些症状的患者临睡前服药。

(4)肝功能损害:可见 AST 和 ALT 升高。单独的 GGT 升高反映的是酶的诱导而非肝毒性。

(5)血脂:本品可引起总胆固醇、高密度脂蛋白、甘油三酯、空腹低密度脂蛋白水平升高。

【注意事项】

(1)皮疹:有轻度至中度皮疹的报道,通常在继续治疗时消退。适当的抗组胺药和/或皮质激素类药物可提高患者耐受性并加速皮疹消退。对发展为伴有水疱、脱屑、累及黏膜或发热的严重皮疹患者,应停用本品,还应慎重考虑停用所有抗逆转录病毒药物。间歇性单药治疗或序贯重新给药增加了病毒发生耐药性突变的可能性。

(2)精神症状:既往有精神疾病的患者出现精神症状的危险性更高。一旦出现上述精神症状类不良反应,立即与医生联系以判断是否与本品相关。

(3)惊厥:极少见惊厥发作,通常伴有已知的发作病史。患者同时服用主要经肝代谢的抗惊厥药物如苯妥英钠、卡马西平和苯巴比妥时,需要对其血药浓度进行监测。卡马西平和依非韦伦联用时,卡马西平的血药浓度会降低。

(4)关注神经系统症状。

(5)肝毒性:对于血清转氨酶持续升高并超过正常范围上限 5 倍的患者,需权衡是否使用本品和治疗期间进行总胆固醇和甘油三酯检查。

(6)脂肪重新分布:可观察到向心性肥胖、水牛背、肢体萎缩、面部消瘦、乳房肥大和库欣面容,内在机制和长期影响尚未可知。

(7)依非韦伦的代谢受细胞色素 P450 介导,中度或重度肝功能损害的患者,不推荐使用依非韦伦。不足 1% 的依非韦伦经尿排泄,肾功能受损对依非韦伦代谢的影响极小。依非韦伦不应用于 3 岁以下或体重<13 kg 的儿童。

【禁忌证】 禁用于对本品任何成分明显过敏的患者。

(三)依曲韦林(etravirine,ETV)

【适应证】 与其他抗逆转录病毒药物联合用于经抗逆转录病毒药物初步治疗后出现耐药的成年 HIV-1 感染者。

【用法与用量】 推荐剂量为每次 200 mg,每日 2 次,餐后服用。

(1)食物种类不影响吸收和分布。不可在压碎或咀嚼后服用。

(2)若患者无法整片吞服,可将该药溶于水中,旋摇至成为乳状混浊液后再饮服;饮服后注意用水冲洗水杯,并将杯中残留物服下,以免给药量不足。

(3)在轻度或中度肝功能受损(Child-Pugh A 或 B 级)患者中,不需要对本品进行剂量调整。尚未在重度肝功能受损(Child-Pugh C 级)患者中对本品的药代动力学进行研究,肾功能受损患者不需要对本品进行剂量调整。

(4)如果患者漏服本品,并且与常规服药时间相距 6 h 以内,则必须尽快在餐后服用本品,之后在预定时间接受本品下一次治疗。若相距 6 h 以上,则不得补服本品,仅需按照预定的给药方案进行治疗。

【注意事项】

(1)必须告知患者,目前的抗逆转录病毒治疗不能治愈艾滋病,并且不能预防 HIV 通过血液或性接触向他人传播。仍然需要做好适当的预防措施。

(2)重度皮肤反应和超敏反应:使用依曲韦林可能出现重度甚至危及生命和致死的皮肤反应,包括 Stevens-Johnson 综合征和罕见的中毒性表皮坏死松解症(发生率<0.1%),也有包括伴嗜酸性粒细胞增多及全身症状性药疹(DRESS)在内的超敏反应报道,特征为出现皮疹、原发性病症和罕见器官功能障碍,包括肝衰竭。若出现重度皮肤反应或者超敏反应的体征或症状(包括但不限于重度皮疹,或者伴发热、全身不适、疲乏、肌肉或关节痛、水疱、口腔溃疡、结膜炎、肝炎、嗜酸性粒细胞增多的皮疹),应立即停用依曲韦林。应监测患者临床状态,包括监测肝功能并进行适当的治疗。发生重度皮疹后,若延迟停用依曲韦林,可能引起危及生命的反应。

(3)皮疹:皮疹多为轻度至中度,多数皮疹出现在治疗第 2 周,在治疗第 4 周后很少出现。多数皮疹具有自限性,通常在持续治疗的 1~2 周恢复正常。女性患者中皮疹的发生率更高。

(4)注意脂肪重新分布。

(5)注意免疫重建炎症综合征。

【禁忌证】 对本品或本品辅料过敏者禁用。

【不良反应】

(1)皮疹:常见不良反应为皮疹,程度多为轻度至中度,多在治疗第 2 周出现,并随治疗延续而逐渐消退,治疗 4 周后罕见;有部分患者皮肤反应较为严重,甚至可能致死。因此,在出现严重皮肤反应时,禁止再次使用该品。

(2)其他常见不良反应有腹泻、恶心、腹痛、呕吐、疲劳、手或足有麻木或疼痛感、头痛、尿量改变或黑尿、眼睛或皮肤黄染、精神或情绪改变(如神经质或意识错乱)、癫痫发作和高血压等。

(3)当依曲韦林与其他抗 HIV 感染药物合用时,患者还有可能出现体态或机体脂肪的变化,如水牛背、向心性肥胖、面部及肢端消瘦、乳房肥大等;部分 HIV 感染者也可能出现免疫重建炎症综合征,其症状可能包括咳嗽、呼吸困难、发热、头痛、眼睛和皮肤问题等。

(四)利匹韦林(rilpivirine,RPV)

【适应证】 本品与其他抗逆转录病毒药物联合使用,适用于开始时 HIV-1 RNA≤100000 copies/mL 的 12 岁及以上且体重≥35 kg 的 HIV-1 感染的初治患者。

【用法与用量】 本品在 12 岁及以上且体重≥35 kg 的患者中的推荐剂量为 25 mg,每日 1 次,随餐口服。对于妊娠前已接受稳定的本品治疗且达到病毒学抑制(HIV-1 RNA<50 copies/mL)的妊娠患者,推荐剂量为每日 1 次,每次 25 mg,随餐口服。妊娠期间观察到较低的利匹韦林暴露,因此应密切监测病毒载量。对于与利福布汀合用的患者,应将本品剂量提高至每日 1 次,每次 50 mg,随餐服用。停止合用后,应将本品剂量降低至每日 1 次,每次 25 mg,随餐服用。

【注意事项】

(1)情绪低落、抑郁、烦躁、消极、企图自杀的发生率为 8%,多为轻度或中度,因抑郁症停药患者约占 1%,有严重抑郁症状的患者应立即就医,确定症状与服用药物的相关性,再决定是否继续治疗。

(2)接受利匹韦林治疗的患者脂肪合成和分化受抑制,可能出现面部消瘦、向心性肥胖、乳房肥大以及库欣面容等变化。

(3)接受利匹韦林治疗者可出现免疫重建炎症综合征。

(4)在健康受试者中,75 mg 每日 1 次和 300 mg 每日 1 次给药都会引起 QTc 间期延长。利匹韦林应谨慎与已知有致尖端扭转型室性心动过速风险的药物同时使用。

(5)目前没有特异性药物对抗利匹韦林过量,利匹韦林过量的纠正方法主要是洗胃和服用活性炭,监测生命体征和 QT 间期。利匹韦林和血浆蛋白高度结合,透析不能显著清除本品。

(6)轻中度肝功能受损(Child-Pugh A 及 B 级)患者无须调整剂量。轻中度肾功能不全者无须调整剂量,严重肾功能不全和晚期肾病患者,必须谨慎使用利匹韦林,加强监测。

(7)利匹韦林可用于妊娠期女性。使用时每日最大剂量不超过 25 mg。正在接受利匹韦林治疗的母亲不应哺乳。老年人治疗过程中需严密监测。

(8)利匹韦林经过 CYP3A4 代谢,诱导或抑制 CYP3A4 活性的药物可能会影响利匹韦林的清除。

【禁忌证】 对本品成分过敏者禁用。禁止联用可明显降低利匹韦林血药浓度的药物。

【不良反应】 初次服用该药物的患者,至少 2% 有轻中度不良反应,如恶心、呕吐、腹痛、皮疹、头痛、头晕、抑郁、失眠、疲劳。其他常见不良反应有肌酐、ALT、总胆红素、总胆固醇和低密度脂蛋白升高,以及攻击性增加。不到 2% 的患者出现中等强度及以上的不良反应,包括腹泻、胆囊炎、胆石症、食欲降低、嗜睡、睡眠障碍、焦虑、系膜增生性肾小球肾炎。约 2% 的患者由于不良反应停止治疗,最常见的原因是精神障碍。

三、蛋白酶抑制剂(PI)

HIV蛋白酶是一种天冬氨酸蛋白酶,在体内抑制这种酶的活性后,其子代病毒仍会产生,但是已经不具有传染性。抑制HIV蛋白酶可阻止病毒进一步感染。另外,蛋白酶抑制剂不良反应明显。由于HIV快速变异,蛋白酶抑制剂耐药性也成为一个严重的问题。

(一)阿扎那韦(atazanavir,ATV)

【适应证】 与其他抗逆转录病毒药物联合使用治疗HIV-1感染。对于既往接受过抗逆转录病毒治疗的患者,若先前的病毒学治疗无效,则推荐阿扎那韦/利托那韦联合用药。

【用法与用量】

成人:硫酸阿扎那韦胶囊必须在进食时服用。

本品口服推荐剂量为初治患者阿扎那韦400 mg,每日1次,进食时服用。尚无阿扎那韦/利托那韦在初治患者中使用的资料。经治患者阿扎那韦300 mg,每日1次,与利托那韦(每次100 mg、每日1次)合用,进食时服用。既往病毒学治疗无效的经治患者不推荐阿扎那韦不与利托那韦联用的治疗方案,阿扎那韦与剂量超过100 mg利托那韦合用的疗效及安全性尚未得到证实。使用更高剂量的利托那韦可能改变阿扎那韦的安全性(心脏影响、高胆红素血症)。因此并不推荐此种用法。使用本品时医生应该参考利托那韦的完整处方资料。

【注意事项】

(1)研究发现,阿扎那韦可能使某些患者的心电图PR间期延长。

(2)高胆红素血症:大多数服用阿扎那韦的患者由于UDP-葡萄糖醛酸基转移酶(UGT)被抑制而出现过无症状的间接(非结合)胆红素水平升高。在停用阿扎那韦之后,高胆红素血症可逆。如果由于胆红素升高而出现黄疸或巩膜黄染,可以考虑换用其他药物,不推荐减少剂量使用。

(3)皮疹:临床试验中,使用阿扎那韦治疗的患者中21%出现皮疹,出现皮疹的中位时间为用药后第8周,皮疹持续时间中位数为1.3周。皮疹通常表现为轻至中度斑丘疹。出现皮疹患者的阿扎那韦应用常常不受影响。临床试验中因皮疹而中止治疗者占0.4%。如果出现严重皮疹,应该中止阿扎那韦治疗。

(4)肝脏损害和毒性:阿扎那韦主要经肝脏代谢,肝脏损害可以导致阿扎那韦浓度升高,所以有肝脏损害的患者应用阿扎那韦时需慎重。

(5)耐药性/交叉耐药:已经发现HIV对各种蛋白酶抑制剂有不同程度的交叉耐药,但对阿扎那韦耐药不妨碍使用其他蛋白酶抑制剂。

(6)对血友病的影响:已有报道,接受蛋白酶抑制剂治疗的A型和B型血友病患者自发性皮肤血肿和关节血肿等出血情况增加。有些患者需要增加使用Ⅷ因子。这些事件的因果关系尚不明确。

(7)本品可导致脂肪重新分布。

(8)使用本品可出现免疫重建炎症综合征。

(9)在接受蛋白酶抑制剂治疗的HIV感染者中出现了新患糖尿病的情况,原有糖尿病患者病情恶化和发生高血糖。有些患者需要开始注射胰岛素或口服降糖药物治疗或调整剂量。部分病例还可出现糖尿病酮症酸中毒。部分患者中断蛋白酶抑制剂治疗后高血糖仍持续存在。蛋白酶抑制剂治疗与这些事件之间的因果关系目前还未确定。

(10)本品属于妊娠B类药。尚不清楚母体在妊娠期间服用阿扎那韦是否可能加重新生儿、婴儿生理性高胆红素血症并导致核黄疸。在产前应该加强监测并考虑用其他药物替代阿扎那韦。已有阿扎那韦与核苷类似物合用的患者(包括妊娠期妇女)发生乳酸酸中毒综合征(有时为致死性)和有症状的高乳酸血症的报道,已知核苷类似物与乳酸酸中毒综合征危险性的增高有关。只有对胎儿利大于弊的情况下才可以考虑给妊娠期妇女使用阿扎那韦。由于存在发生核黄疸的危险,阿扎那韦不能用于3个月以下的婴儿患者。

【禁忌证】 本品禁用于对阿扎那韦和其他任何配方成分过敏的患者。阿扎那韦禁止与高度依赖CYP3A4清除的药物及由于联合用药而使血浆浓度升高可能引起严重的和/或威胁生命的不良事件的药物合用。如:苯二氮䓬类药(咪达唑仑、三唑仑)、麦角碱类药物(双氢麦角胺、麦角胺、麦角新碱、甲基麦角新碱)、促胃肠道动力药(西沙必利)、神经镇静药(匹莫齐特)等。

【不良反应】 参见"注意事项"。

(二)达芦那韦(darunavir)

【适应证】 达芦那韦联合利托那韦(达芦那韦/利托那韦)以及其他抗逆转录病毒药物,适用于成人和3岁及以上儿童HIV-1感染者的治疗。

【用法与用量】

未接受过治疗的成人患者:达芦那韦的推荐口服剂量为800 mg(两片400 mg片剂),与利托那韦100 mg(一粒100 mg片剂或胶囊,或1.25 mL浓度80 mg/mL的利托那韦口服溶液)联用,每日1次,与食物同服。

接受过治疗的成人患者:接受过治疗的成人患者的推荐口服剂量汇总于表3-4。建议在基线时进行基因型检测,以便选择剂量。但是,在基因型检测不可行时,建议使用达芦那韦600 mg与利托那韦100 mg,每日2次。

表3-4 接受过治疗的成人患者的推荐口服剂量

无达芦那韦相关耐药基因*	有至少一种达芦那韦相关耐药基因*
达芦那韦的推荐口服剂量为800 mg(两片400 mg片剂),与利托那韦100 mg(一粒100 mg片剂或胶囊,或1.25 mL浓度80 mg/mL的利托那韦口服溶液)联用,每日1次,与食物同服	建议使用达芦那韦600 mg与利托那韦100 mg,每日2次

* V111、V321、L33F、147V、150V、154L、154M、T74P、L76V、184V和L89V。

【注意事项】

(1)应告知患者与利托那韦联合使用和与食物同服的重要性,达芦那韦必须与利托那韦及食物同服以达到预期的抗病毒效果。

(2)肝毒性:有服用达芦那韦/利托那韦后发生药物诱发性肝炎(如急性肝炎、细胞溶解性肝炎)的报道。约0.5%的接受达芦那韦/利托那韦联合用药治疗的患者出现肝炎。先前存在肝功能障碍(包括慢性活动性乙肝或丙肝)的患者发生肝功能异常(包括严重肝脏不良事件)的风险增高。

(3)皮疹发生率约为1.3%。据报道,有0.4%的受试者发生了重度皮肤反应,其中一些病例伴有发热和/或转氨酶升高。临床试验项目中罕见(0.1%)关于Stevens-Johnson综合征的报道,本品上市后有关于中毒性表皮坏死松解症、嗜酸性粒细胞增多及全身症状性药疹和急性全身疱疹性皮肤病的报道。出现重度皮肤反应的症状或体征后应立即将达芦那韦/利托那韦停用。

(4)磺胺类药物过敏:达芦那韦含有磺胺基团,对磺胺类药物过敏的患者,应谨慎使用达芦那韦。在达芦那韦/利托那韦临床研究中,有和没有氨苯磺胺变态反应病史的受试者中皮疹发生率和严重程度相似。

(5)药物相互作用:患者接受经 CYP3A4 代谢药物治疗期间,使用达芦那韦/利托那韦或接受达芦那韦/利托那韦治疗期间使用经 CYP3A4 代谢药物可能导致经 CYP3A4 代谢药物的血浆浓度升高。使用对 CYP3A4 活性具有抑制或诱导作用的药物可能分别导致达芦那韦/利托那韦浓度升高或降低,从而出现不良事件。

(6)达芦那韦肾脏清除较少,肾功能损害患者无须调整剂量。本品与血浆蛋白结合率高,无法通过血液或腹膜透析而大量清除。

(7)接受包括达芦那韦的联合抗逆转录病毒治疗的患者中有发生过免疫重建炎症综合征的报道。

(8)在使用蛋白酶抑制剂治疗的 A 型和 B 型血友病患者中已有出血增加的报道,包括自发性皮肤血肿和关节血肿,应使血友病患者意识到出血增加的可能性。

(9)高血糖:接受 ART 的患者可能出现新发糖尿病或糖尿病恶化。

【禁忌证】 对本品中任何一种成分过敏者禁用。达芦那韦和利托那韦都是 CYP3A4 的抑制剂,应禁止与高度依赖 CYP3A4 清除的药物同时服用,包括阿司咪唑(息斯敏)、特非那定、咪达唑仑、西沙必利和麦角生物碱(如麦角胺、双氢麦角胺、麦角新碱和甲基麦角新碱)。这些药物血浆浓度升高与严重和/或危及生命的事件相关。

【不良反应】

(1)大部分不良反应较轻。最常见(发生率>5%)的中重度(2~3级)不良反应包括腹泻、头痛、腹痛、恶心和呕吐。最常见的 3 级或 4 级不良反应包括转氨酶升高及高甘油三酯血症、高胆固醇血症、头痛、腹痛和呕吐。其他所有 3~4 级不良反应发生率均低于 1%,其中 1% 的患者因不良反应中止治疗。

(2)脂肪重新分布,包括外周和面部皮下脂肪丢失,腹腔和内脏脂肪增多,乳房肥大以及颈背部脂肪堆积。

(3)代谢异常,如高甘油三酯血症、高胆固醇血症、胰岛素抵抗、高血糖及高乳酸血症。

(4)服用本品可出现免疫重建炎症综合征。

(5)在接受蛋白酶抑制剂治疗血友病的患者中有自发性出血增多的报道。

(6)在蛋白酶抑制剂与 NRTI 联合使用时,已有肌酸激酶升高、肌痛、肌炎的报道,极少数患者可出现横纹肌溶解。

(7)在 HBV 与 HCV 共感染并接受达芦那韦/利托那韦的患者中,除转氨酶升高外,不良反应和生化检查异常发生率不高于无共感染的患者。

(三)洛匹那韦/利托那韦(lopinavir/ritonavir,LPV/r)

【适应证】 与其他抗逆转录病毒药物联合应用,治疗成人和 2 岁以上儿童的 HIV-1 感染。已接受过蛋白酶抑制剂治疗的 HIV-1 感染者,是否选择本品治疗主要取决于两个因素,即患者个体的病毒耐药检测结果及治疗史。

【用法与用量】

(1)应由对治疗 HIV 感染有临床经验的医生开具本品处方。本品应该整片吞咽,不能咀嚼、掰开或压碎。

(2)成人和青少年:本品的推荐剂量为每次 400 mg/100 mg(2片),每日 2 次。可以与食物同服或不与食物同服。出于对成年患者管理的考虑,需要按每日1次的方式服药时,本品的给药剂量可以为每次800 mg/200 mg(4片),每日1次,可以与食物同服或不与食物同服。每日1次的用药方法应限于仅有极少蛋白酶抑制剂相关性突变的成年患者(即少于3种蛋白酶抑制剂相关突变,且与临床试验结果一致,同时应考虑到与每日2次的推荐标准用药方法相比,每日1次用药对病毒的持续抑制作用较弱,发生腹泻的风险会增高)。

(3)儿童:2岁及以上儿童使用本品的推荐剂量为每次400 mg/100 mg(2片),每日2次,用于体重≥40 kg的儿童或体表面积(体表面积≈身高(cm)×体重(kg)/3600)>1.4 m²的儿童;对于体重<40 kg或者体表面积在0.6~1.4 m²之间并且可以吞服药片的儿童,用药方法和剂量请参考本品100 mg/25 mg的用法与用量。每日1次的用药方法未在儿童患者中得到验证,2岁以下儿童由于缺乏足够的安全性和有效性数据,故不推荐2岁以下儿童服用本品。

【注意事项】

(1)重度肝功能不全者禁用。原有肝功能损害(包括慢性肝炎)者发生肝功能异常的危险性升高,应根据经验对肝功能进行监测,若肝功能恶化,应考虑中断治疗。肾功能不全者无须调整用量。本品血浆蛋白结合率极高,血液透析或腹膜透析不会影响其清除。

(2)脂质升高:本品可引起胆固醇和甘油三酯浓度大幅度升高,血脂基线水平较高的患者服用本品应特别谨慎,可通过适当的临床措施对血脂异常进行处理。

(3)胰腺炎:服用本品后出现甘油三酯显著升高是发生胰腺炎的一个危险因素。中晚期艾滋病患者服用本品可能会有甘油三酯升高而发生胰腺炎的危险。

(4)高血糖:服用本品患者中有新发糖尿病、高血糖或原有糖尿病加重的报道。高血糖严重的患者甚至会发生酮症酸中毒。

(5)服用本品可导致脂肪再分布和代谢紊乱。

(6)服用本品可导致免疫重建炎症综合征。

(7)骨坏死:虽然骨坏死的病因有多种(包括使用皮质醇、饮酒、重度免疫抑制、体重指数较高等),但中晚期艾滋病患者和/或长期接受ART的患者中发生骨坏死的病例尤其多见。如出现关节疼痛、关节僵硬或行动困难,应及时就医。

(8)PR间期延长:对于存在结构性心脏病和原有传导系统异常,或同时服用可引起PR间期延长的药物(如维拉帕米或阿扎那韦)的患者,在接受本品治疗后有发生罕见Ⅰ度或Ⅱ度房室传导阻滞的报道,需慎用。

(9)本品并不能治愈HIV感染或艾滋病:本品不能降低HIV通过性接触或血液传染给他人的危险性。接受本品治疗的患者仍可能被感染或者出现与HIV感染和艾滋病有关的其他疾病。

(10)本品的药物相互作用复杂。

(11)5型磷酸二酯酶(PDE5)抑制剂:在接受本品治疗的患者中,应用西地那非和他达拉非治疗勃起功能障碍时,应特别谨慎,这些药物和本品合用时被认为可导致这些药物浓度增加,导致低血压、昏厥、视觉改变和勃起时间延长等不良事件。

【禁忌证】 禁用于已知对洛匹那韦、利托那韦或任何辅料过敏的患者。禁用于重度肝功能不全的患者。本品为CYP3A4的抑制剂,不能与依赖CYP3A4进行清除且血药浓度升高会引起严重和/或致死性不良事件的药物同时服用。包括:胺碘酮、夫西地酸、阿司咪唑、特非那定、麦角生物碱类、西沙必利、西地那非、伐地那非、咪达唑仑、三唑仑、贯叶连翘提取物。

【不良反应】

(1)本品常见的不良反应为腹泻、恶心、呕吐、高甘油三酯血症和高胆固醇血症。

(2)其他不良反应如下。感染和传染病:极常见上呼吸道感染。血液和淋巴系统:常见贫血、白细胞减少。免疫系统:常见超敏反应。内分泌系统:常见性腺功能减退。代谢和营养性疾病:常见血糖异常、体重下降、食欲减退。精神异常:常见焦虑。神经系统:常见头痛、神经病变、头晕、失眠。血管系统:常见高血压。胃肠道:常见胰腺炎、胃食管反流、肠胃炎、腹痛、腹胀、消化不良、痔疮、胃肠胀气。肝胆:常见肝炎、AST/ALT/GGT升高。皮肤系统:常见包括面部损毁在内的获得性脂肪代谢障碍、包括斑丘疹在内的皮疹、包括湿疹和皮脂溢在内的皮炎/皮疹、盗汗、痒。骨骼肌肉和结缔组织:常见肌痛、包括关节痛和背部痛在内的骨骼肌肉痛、肌肉异常。生殖系统:常见勃起功能障碍、月经紊乱(闭经)、月经过多。全身:常见疲乏、无力。

(3)在应用蛋白酶抑制剂,特别是和NRTI联合用药时有肌酸磷酸激酶升高、肌痛、肌炎和横纹肌溶解(罕见)的报道。

(4)曾报道有骨坏死病例,特别是存在公认风险因素的患者、晚期艾滋病患者或长期接受联合抗逆转录病毒药物治疗的患者。

四、整合酶抑制剂(INSTI)

整合酶(integrase)是HIV复制过程中的必需酶之一,在HIV中存在,在人体细胞中不存在,是药物设计的理想靶点。INSTI是一类具有全新作用机制的抗HIV感染/AIDS药物,可与其他抗逆转录病毒药物联合应用,以有效治疗HIV感染且临床不易产生耐药性。已报道的INSTI可归纳为5大类:DNA结合物、核苷类化合物、非核苷类化合物、多羟基芳环化合物、二酮酸类化合物。这些化合物中大多数只在细胞外的酶实验中表现出活性,只有二酮酸类化合物展示出有效的细胞内抗病毒活性。

(一)拉替拉韦(raltegravir,RAL)

【适应证】 与其他抗逆转录病毒药物联合使用,治疗HIV-1感染。尚无在儿童中使用本品的安全性和有效性的数据。

【用法与用量】 成人用于治疗HIV-1感染时,口服本品400 mg,每日2次,餐前或餐后服用均可。本品应与其他抗逆转录病毒药物联合使用。儿童如果体重>25 kg,口服本品400 mg,每日2次。如果不能吞咽片剂,可以考虑本品的咀嚼片或干混悬液剂型。因为拉替拉韦不同剂型之间生物不等效,不能用拉替拉韦咀嚼片或干混悬液替代400 mg片剂。使用时参见咀嚼片和干混液说明书。

【注意事项】

(1)严重皮肤反应和过敏反应:在本品与其他药物(与这些不良反应有关)联合使用的患者中出现了重度、潜在威胁生命和致死性皮肤反应,包括Stevens-Johnson综合征和中毒性表皮坏死松解症,也出现了以皮疹和全身性症状为特征的过敏反应以及少数器官功能障碍,包括肝衰竭。一旦发生严重皮肤反应或过敏反应体征和症状,应立刻停用本品和其他可疑药物,监测患者临床状态,包括转氨酶水平,并给予适当治疗。

(2)免疫重建炎症综合征:治疗初期,抗逆转录病毒治疗效果较好的患者可能因潜伏或残余的机会性感染而发生炎症反应(如非结核分枝杆菌、巨细胞病毒、PCP、结核分枝杆菌或水痘-带状疱疹病毒的再激活)。有报道显示,自身免疫性疾病(如甲状腺功能亢进)也可发生在免疫重建过程中,发病时间更多变,可能在数月后。

(3)药物相互作用:拉替拉韦和铝镁抗酸剂联合应用会导致拉替拉韦的血药浓度下降,不推荐二者联用。另外本品与利福平联用可降低拉替拉韦的血药浓度,需注意加量。

【禁忌证】 禁用于对本品任何成分过敏的患者。

【不良反应】

(1)常见的不良反应有腹泻(26%)、恶心(13.6%)、头痛、疲乏等。

(2)在临床试验中,接受本品联合恩曲他滨/富马酸替诺福韦酯治疗的初治患者,曾报道出现下列药物相关的严重不良事件:贫血、恶心、免疫重建炎症综合征、精神障碍、自杀倾向、抑郁。

(二)多替拉韦(dolutegravir,DTG)

【适应证】 与其他抗逆转录病毒药物联合应用,治疗 HIV 感染的成人和 12 岁及以上儿童。

【用法与用量】

(1)成人:未被确诊感染 HIV-1 或临床疑似对整合酶抑制剂耐药的患者,推荐剂量为 50 mg,每日 1 次;与依非韦伦、奈韦拉平、替拉那韦/利托那韦或利福平联用时,按每日 2 次给药。被确诊感染 HIV-1 或临床疑似对整合酶抑制剂耐药的患者,推荐剂量为 50 mg,每日 2 次,且避免与上述药物联合应用。

(2)漏服:距离下一次服药时间超过 4 h 时,可补服本品。距下一次服药时间不足 4 h 时,不得服用漏服剂量,按照常规给药方案服用即可。

(3)12 岁及以上青少年:12~17 岁且体重≥40 kg,对整合酶抑制剂不耐药者,服用 50 mg,每日 1 次。

(4)特殊人群:65 岁以上老年人用药数据有限。肾功能损害患者无须调整剂量。轻中度肝功能损害(Child-Pugh A 或 B 级)患者无须调整剂量,重度肝功能损害(Child-Pugh C 级)患者慎用本品。12 岁以下或体重<40 kg 儿童应用本品的数据有限。

(5)饭前或饭后服用均可,若存在整合酶抑制剂耐药的情况,首选餐后服用,以增强暴露。

【注意事项】

(1)特别关注整合酶抑制剂耐药。病毒株中突变的 G140A/C/S、E138A/K/T、L74I 发生 Q148 位点+2 个次级突变时,多替拉韦的抗病毒活性大幅度下降。

(2)超敏反应:使用整合酶抑制剂,包括多替拉韦,曾报道有超敏反应,特别是皮疹、全身性表现,有时存在器官功能障碍(包括肝功能损害)。如出现超敏反应体征或症状,应停止使用本品或其他可疑药物。

(3)使用本品可导致免疫重建炎症综合征。

(4)在接受本品或其他抗逆转录病毒药物治疗的患者中,HIV 感染无法治愈。尚未证实本品可阻止 HIV 通过性接触或血液污染传播给他人。

(5)骨坏死:如出现关节疼痛、关节僵硬或行动困难,患者应及时就医。

(6)使用本品可导致脂肪重新分布。

【禁忌证】 禁止与多非利特或吡西卡尼联合使用。对多替拉韦或本品任何辅料过敏者禁用。

【不良反应】

(1)精神病症常见失眠、做异梦、抑郁,不常见有自杀想法或自杀企图。

(2)神经系统极常见头痛,常见头晕。

(3)胃肠道系统极常见恶心、腹泻,常见呕吐、胃肠胀气、腹痛、腹部不适。

(4)常见皮疹、痒。

(5)全身性症状常见疲乏。

(6)实验室检查常见 ALT、AST、肌酸磷酸激酶升高。

(三)多替阿巴拉米片(多替拉韦 50 mg+阿巴卡韦 600 mg+拉米夫定 300 mg)

【适应证】 本品适用于治疗感染 HIV 的成人和 12 岁以上青少年(体重≥40 kg)。

在 HIV 感染者中,无论患者人种如何,开始使用含阿巴卡韦的产品治疗前,应当筛查是否携带 HLA-B5701 等位基因。如果已知患者携带 HLA-B5701 等位基因,则患者不应当服用含有阿巴卡韦成分的产品。

【用法与用量】 成人和 12 岁以上青少年(体重≥40 kg)每日 1 次,每次 1 片。体重<40 kg 者不应当给予本品,本品为复方制剂,不可减少使用剂量。

【注意事项】 参见"多替拉韦""阿巴卡韦"及"拉米夫定"的注意事项。

【禁忌证】 禁用于已知对多替拉韦、阿巴卡韦和拉米夫定或任何辅料有超敏反应的患者。禁止与多非利特和吡西卡尼联合使用。

【不良反应】 参见"多替拉韦""阿巴卡韦"及"拉米夫定"的不良反应。

(四)艾考恩丙替片(艾维雷韦 150 mg+考比司他 150 mg+恩曲他滨 200 mg+丙酚替诺福韦 10 mg)

【适应证】 本品适用于治疗感染 HIV-1 且无任何与整合酶抑制剂、恩曲他滨或丙酚替诺福韦耐药性相关的已知突变的成人和青少年(年龄≥12 岁且体重≥35 kg)。

【用法与用量】

(1)成人和年龄≥12 岁且体重≥35 kg 的青少年:每日 1 次,每次 1 片,随食物服用。如果患者在正常服药时间的 18 h(含 18 h)内漏服一剂艾考恩丙替片,则患者应尽快随食物补服一剂,并恢复正常服药时间。如果患者漏服一剂艾考恩丙替片超过 18 h,则患者不应服用漏服的剂量,仅恢复正常服药时间即可。

(2)对于老年患者,无须调整艾考恩丙替片的剂量。

(3)对于肌酐清除率(CCr)>30 mL/min 的成人或青少年(年龄≥12 岁且体重≥35 kg),无须调整本品剂量。对于 CCr<30 mL/min 的患者,不应使用本品进行治疗。对于在治疗期间 CCr 估计值下降至 30 mL/min 以下的患者,应停用本品。

(4)轻度(Child-Pugh A 级)或中度(Child-Pugh B 级)肝功能损害患者无须调整本品剂量。尚未在重度肝功能损害(Child-Pugh C 级)患者中进行本品研究,不推荐本品用于重度肝功能损害患者。

【注意事项】 参见"多替拉韦""阿巴卡韦"及"拉米夫定"的注意事项。

【禁忌证】 禁用于已知对多替拉韦、阿巴卡韦和拉米夫定或任何辅料有超敏反应的患者。禁止与多非利特和吡西卡尼联用。

【不良反应】 参见"多替拉韦""阿巴卡韦"及"拉米夫定"的不良反应。

(五)比克恩丙诺片(比克替拉韦 50 mg+恩曲他滨 200 mg+丙酚替诺福韦 25 mg)

【适应证】 本品可作为完整治疗方案用于感染 HIV-1 的成人,且患者目前和既往无对整合酶抑制剂、恩曲他滨或丙酚替诺福韦产生耐药性的证据。

【用法与用量】 应由艾滋病管理经验丰富的医生发起治疗。剂量为每日1次,每次1片,口服,可随食物或不随食物服用,不应嚼碎、碾碎或掰开薄膜衣片。

漏服时剂量:如果患者在通常的服药时间后18 h内(含18 h)漏服一剂比克恩丙诺片,则患者应尽快补服比克恩丙诺片,并恢复正常给药时间。如果患者漏服一剂比克恩丙诺片的时间超过18 h,则患者不应补服漏服的剂量,仅恢复通常的给药时间即可。如果患者在服用比克恩丙诺片后1 h内呕吐,则应再服用一剂比克恩丙诺片。如果患者在服用比克恩丙诺片后超过1 h出现呕吐,则患者无须在下一次给药时间前再服用一剂本品。

老年人:关于比克恩丙诺片用于65岁以上患者的数据有限。老年患者无须调整剂量。

肾功能损害:肌酐清除率估计值(eGFR)≥30 mL/min的患者无须进行剂量调整。eGFR<30 mL/min的患者,不建议开始比克恩丙诺片治疗,原因是比克恩丙诺片用于此人群的数据不足。

肝功能损害:在轻度(Child-Pugh A级)或中度(Child-Pugh B级)肝功能损害患者中无须调整比克恩丙诺片的剂量。尚无关于重度肝功能损害(Child-Pugh C级)患者应用比克恩丙诺片的研究,因此,不推荐将比克恩丙诺片用于重度肝功能损害患者。

儿童和青少年:尚未确定比克恩丙诺片在18岁以下的儿童和青少年中使用的安全性和疗效。

【注意事项】 虽然已经证明抗逆转录病毒治疗的有效病毒抑制作用可显著降低性行为传播的风险,但是仍不能排除有性行为传播的风险。应按照国家指导原则采取预防措施。

【禁忌证】 对本品活性成分或任何一种辅料出现超敏反应者禁用。禁止与利福平或贯叶连翘提取物合用。

【不良反应】

安全性特征总结:不良反应的评估基于所有比克恩丙诺片Ⅱ期和Ⅲ期临床试验的安全性数据。在针对接受48周比克恩丙诺片治疗的先前未接受过治疗的患者的临床研究中,最常见的不良反应为头痛(5%)、腹泻(5%)、恶心(4%)。

不良反应总结:按照系统器官分类和发生频率列出的不良反应见表3-5。频次定义如下:十分常见(>1/10)、常见(>1/100~1/10)、偶见(>1/1000~1/100)、罕见(1/10000~1/1000)或十分罕见(<1/10000)。

表3-5 比克恩丙诺片不良反应

不良反应频率	不良反应
血液及淋巴系统疾病	
偶见	贫血
精神疾病	
常见	抑郁、梦魇
偶见	有自杀行为、焦虑、抑郁
神经系统疾病	
常见	头痛、头晕
胃肠道疾病	
常见	腹泻、恶心
偶见	呕吐、腹痛、消化不良、胃肠胀气

续表

不良反应频率	不良反应
肝胆疾病	
偶见	高胆红素血症
皮肤及皮下组织疾病	
偶见	血管性水肿、皮疹、瘙痒
肌肉骨骼和结缔组织疾病	
偶见	关节痛
全身性疾病和用药部位状况	
常见	疲劳

关于特定不良反应的说明如下。

代谢参数：抗逆转录病毒治疗期间体重可能会增加，血脂、血糖水平可能会升高。

免疫重建炎症综合征：在存在严重免疫缺陷的 HIV 感染者中，可能会出现无症状或残余机会性感染引起的炎症反应，然而，所报道的发病时间多变，可能发生在治疗开始后数月。

骨坏死：已报道有骨坏死病例，尤其是存在公认风险因素、患晚期艾滋病或长期暴露于 CART 的患者。该不良事件发生率不明。

血肌酐变化：比克替拉韦会升高血肌酐水平，因为其可抑制肾小管分泌肌酐；不过这些变化不被视为具有临床相关性，因为未出现肾小球滤过率变化。在比克恩丙诺片临床研究中，未出现用药 48 周内因肾脏不良事件而停药的情况。

胆红素变化：在本品Ⅲ期临床研究中，在 12% 的接受比克恩丙诺片治疗 48 周的先前未接受过治疗的患者中观察到总胆红素升高。总胆红素升高主要为 1 级（9%）和 2 级（3%）。与肝脏不良反应或肝脏相关其他实验室检测结果异常无关。在该临床研究中，至用药第 48 周时未出现因肝脏不良事件而停药的情况。

（六）拉米夫定多替拉韦片（拉米夫定 300 mg＋多替拉韦 50 mg）

【适应证】 作为完整治疗方案用于以下两类对本品任一成分无已知耐药相关突变的 HIV-1 感染成人及 12 岁以上青少年（体重≥40 kg）患者：①无抗逆转录病毒治疗史的患者；②作为替代治疗方案，用于接受稳定抗逆转录病毒治疗达到病毒学抑制（HIV-1 RNA＜50 copies/mL）且无治疗失败史的患者。

【用法与用量】 本品应在具有 HIV 感染治疗经验的医生指导下应用。在开始使用本品之前或期间，应对患者进行 HBV 感染检测。有生育能力的个体在开始使用本品之前，应进行妊娠试验。

对于成人及 12 岁以上青少年（体重≥40 kg），本品的推荐剂量为每日 1 次，口服，每次 1 片，本品可与或不与食物同服。在 65 岁及以上的患者中，本品的应用数据有限，但无须调整剂量。

肾功能损害：肌酐清除率＜50 mL/min 的患者不建议服用本品。轻度肾功能损害患者无须调整剂量。

肝功能损害：轻度或中度肝功能损害（Child-Pugh A 级或 B 级）患者无须调整剂量。尚无重度肝功能损害(Child-Pugh C 级)患者用药的数据,因此,不推荐本品用于重度肝功能损害的患者。

【禁忌证】 禁用于已知对多替拉韦或拉米夫定或任何辅料有超敏反应的患者。禁止与多非利特或吡西卡尼联合使用。禁止与治疗窗口狭窄且含有机阳离子转运体 2(OCT2)的底物的药物联合使用。

五、融合抑制剂(FI)

融合抑制剂是继逆转录酶抑制剂和蛋白酶抑制剂后的一类抗 HIV 感染药物,通过与 HIV 包膜、糖蛋白 gp41 结合,抑制病毒进入靶细胞,在感染的初始阶段切断 HIV-1 的传播。2003 年,多肽类融合抑制剂恩夫韦地在美国获批上市,这标志着 HIV-1 跨膜蛋白 gp41 作为药物有效靶点被确认。在强效口服药物如达芦那韦和利托那韦出现之前,恩夫韦地用于经验性治疗几乎没有其他治疗方案可选的患者,但如今已很少使用。该药为针剂,需每天皮下注射 2 次,且注射部位不良反应较多。艾博韦泰为我国自主研发的全球第一种长效注射融合抑制剂,已于 2018 年 5 月获批上市。

(一)恩夫韦地(enfuvirtide,ENF)

【用法与用量】 皮下注射,每日 2 次,每次 90 mg。

【不良反应】

(1)临床试验中,93%的患者在随访期间出现至少一种注射部位不良反应,如硬结(89%)、结节(86%)、疼痛(73%)等。

(2)乏力是常见的不良反应。

(二)艾博韦泰(aibuvirtide,ABT)

【适应证】 与其他抗逆转录病毒药物联合使用,治疗经其他多种抗逆转录病毒药物治疗仍有 HIV-1 复制的 HIV-1 感染患者。

【注意事项】

(1)本品溶解后应为澄清透明溶液,如有混浊、沉淀、异物,则不可使用。配制后的溶液应一次滴注完毕,不得分次使用。

(2)艾博韦泰不是 CYP450 酶抑制剂,对人肝微粒体酶 CYP1A2、2C8、2C9、2C19、2D6 和 CYP3A4 活性没有明显的抑制作用。

(3)体外联合用药:抗 HIV-1 试验中,本品与齐多夫定(AZT)和沙奎那韦(SQV)具有协同作用,与依非韦伦(EFV)和恩夫韦地(ENF)表现为相加作用。

(4)艾博韦泰与洛匹那韦/利托那韦(lopinavir/ritonavir,LPV/r)联合用药没有改变艾博韦泰的药代动力学特征,LPV/r 体内暴露量降低但不需要调整剂量。

【禁忌证】 对本品过敏者禁用。

【不良反应】 临床试验中常见的不良反应为腹泻、头痛、头晕、皮疹,常见的实验室异常包括高脂血症、ALT 升高、AST 升高、GGT 升高、高胆红素血症和血尿酸升高等。

【用法与用量】

(1)给药方案:成人及 16 岁以上青少年患者,本品配制后静滴,每次 320 mg,第 1、2、3、8 日每日 1 次,此后每周 1 次。

(2)配制方法:取 1 瓶(袋)规格为 100 mL 的生理盐水,用一次性注射器抽取 12 mL 生理盐水弃去,其余备用。然后取本品 2 瓶,用 2 mL(或 2.5 mL)一次性注射器分别抽取 5% 碳酸氢钠注射液加入注射用艾博韦泰瓶中,每瓶 1.2 mL,立即轻轻振摇直到药品溶解。溶解过程需要几分钟。如果振摇过程中发生固体黏附瓶壁现象,则需要倾斜瓶子振摇,让溶液与附壁固体充分接触,如 20 min 后仍有不溶颗粒物,则弃去该瓶药物,另取一瓶配制。药品完全溶解后,向每瓶注射用艾博韦泰瓶中加入约 6 mL 备用的生理盐水摇匀。然后抽出该溶液加入备用的生理盐水瓶(袋)中,混合均匀即可。配制的注射用博韦泰溶液需立即静滴,不得冷藏、冷冻,如果配制完成后 30 min 内未开始使用,则应丢弃不用。静滴给药速度及注意事项:配制的注射用艾博韦泰溶液总量约 90 mL,以约 2 mL/min 的速度静滴,约 45 min 完成给药。配制的注射用艾博韦泰溶液应该为无色或淡黄色、澄清、透明状,无颗粒物。如果在给药前或给药过程中观察到颗粒物析出,应丢弃不用。

六、CCR5 抑制剂

CCR5(趋化因子受体 5)为 G 蛋白偶联受体(GPCR)超家族成员的细胞膜蛋白。在 HIV 入侵机体过程中,除了所必需的 CD4 受体外,重要的辅助受体如 CCR5 或 CXCR4 在 gp120 与 CD4 细胞识别后发生的构象改变中也起到了至关重要的作用。针对 CCR5 的拮抗剂又可分为趋化因子衍生物、非肽类小分子化合物、单克隆抗体、肽类化合物 4 类。马拉韦罗是目前唯一被批准上市的 CCR5 抑制剂,也是唯一一种宿主受体靶向抗 HIV 感染药物,2007 年在美国获批上市。我国已进口此产品。马拉韦罗阻止 HIV 与 CCR5 结合,从而阻断病毒进入细胞。临床试验表明,马拉韦罗具有良好的耐受性,长期应用未发现严重不良反应。

马拉韦罗(maraviroc,MVC)

【适应证】 联合其他抗逆转录病毒药物用于治疗曾接受过治疗的成人 R5 型 HIV 感染者。

【用法与用量】 每次 150 mg、300 mg 或 600 mg,每日 2 次。

【注意事项】

(1)马拉韦罗主要由 CYP3A4 代谢。体内存在 CYP3A4 抑制剂时,70% 的马拉韦罗经肾排泄。当体内存在 CYP3A4 抑制剂同时伴有肾功能损害时,本品的血药浓度增高。

(2)马拉韦罗对 X4 和 R5X4 型 HIV-1 无抗病毒活性,在进行马拉韦罗治疗前需对患者进行体内 HIV-1 亲嗜性测定,选择合适的人群。

(3)肝功能损害可对其代谢产生影响,轻度(Child-Pugh A 级)和中度(Child-Pugh B 级)肝功能损害能使本品的 C_{max} 分别增加 11% 和 32%,药时曲线下面积(AUC)增加 25% 和 46%。

【禁忌证】 对本品过敏者禁用。

【不良反应】 常见的不良反应为腹泻、恶心和头痛,但发生率与安慰剂组无明显差异,其他较常见(发生率>1%)的不良反应有肝毒性、腹痛、腹胀、皮疹、皮肤痒、头晕、失眠、感觉异常、味觉障碍、咳嗽、体重下降、乏力、肌肉痉挛等;少见严重不良反应有心肌梗死、全血细胞减少、昏迷、癫痫、面瘫、多发性神经病、呼吸窘迫、支气管痉挛、胰腺炎、直肠出血、肾衰竭、肌炎、肺炎、肝硬化等。

七、衣壳蛋白抑制剂(CAI)

在 HIV 的复制周期中,病毒核心衣壳发挥着十分关键的作用,在 HIV 进入细胞核、脱衣壳释放病毒核酸和合成结构功能完整的衣壳三个环节发挥着重要作用,若阻断这三个环节,则可以将病毒复制进程阻断,因而病毒核心衣壳也可成为潜在的抗逆转录病毒药物的作用靶点。衣壳蛋白抑制剂是一种具有全新作用靶点的新药,目前已经在美国上市的有来那卡韦。

来那卡韦(lenacapavir,LEN)

【适应证】 注射液与其他抗逆转录病毒药物联合用于治疗多药耐药 HIV-1 感染的成人,否则无法构建抑制性抗病毒方案。

【用法与用量】 来那卡韦有口服剂型和注射剂型,口服剂型为每片 300 mg,在治疗第 1 日和第 2 日,推荐剂量为每日口服 600 mg。在治疗第 8 日,推荐剂量为口服 300 mg。在治疗第 15 日,开始应用注射剂型,推荐剂量为皮下注射 927 mg,自最后一次注射之日起(±2 周),每 6 个月(26 周)皮下注射一次。

【注意事项】 若超过了注射时间,如果临床认为仍需要继续进行来那卡韦治疗,则需以上述给药方式重新开始给药。

轻度、中度或重度肾功能损害(肌酐清除率≥15 mL/min)的患者无须调整来那卡韦的剂量。来那卡韦尚未在终末期肾病(肌酐清除率<5 mL/min 或接受肾脏替代治疗)患者中进行研究,因此在这些患者中应谨慎使用来那卡韦。

轻度或中度肝功能损害(Child-Pugh A 级或 B 级)患者无须调整剂量。来那卡韦尚未在严重肝功能损害(Child-Pugh C 级)患者中进行研究,因此在这些患者中应谨慎使用来那卡韦。

来那卡韦在 18 岁以下儿童及青少年中应用的安全性和有效性尚未确定。

来那卡韦是 CYP3A4、P 糖蛋白(P-gp)和尿苷二磷酸葡萄糖醛酸转移酶 1A1(UGT1A1)的底物。CYP3A4、P-gp 和 UGT1A1 的强诱导剂,如利福平,可能会显著降低来那卡韦的血浆浓度,导致治疗效果丧失和耐药性的产生,因此禁忌联用。适度的 CYP3A4 和 P-gp 诱导剂,如依非韦伦,也可能显著降低来那卡韦的血浆浓度,因此不建议同时给药。CYP3A4、P-gp 和 UGT1A1 的强抑制剂(即所有 3 种途径),如阿扎那韦,可能会显著增高来那卡韦的血浆浓度,因此不建议联用。单独使用 CYP3A4 的强抑制剂(如伏立康唑)或联合使用 CYP3A4 和 P-gp 的强抑制剂(如考比司他)不会导致来那卡韦暴露量有临床意义的增加。

【禁忌证】 对活性物质或本节所列任何赋形剂过敏者禁用。禁止与 CYP3A4、P-gp 和 UGT1A1 的强诱导剂共同给药(见注意事项)。

【不良反应】 在接受过大剂量治疗的成年艾滋病患者中最常见的不良反应是恶心(发生率约为 4%)。

参考文献

[1] 卢洪洲.艾滋病及其相关疾病常用药物与相互作用[M].上海:上海科学技术出版社,2020.

[2] Guidelines for the Use of Antiretroviral Agents in Adults and Adolescents with HIV. [EB/OL].(2024-9-12)[2024-12-25]. https://clinicalinfo.hiv.gov/en/guidelines/hiv-clinical-guidelines-adult-and-adolescent-arv/what-new.

第四章 湖北省艾滋病的流行与预防控制

第一节 湖北省艾滋病流行病学

一、疫情概况

湖北省于1986年开始艾滋病(AIDS)监测工作,1988年在留学生中发现首例HIV感染者。20世纪90年代中期,由于不规范的采供血事件,湖北省部分地区出现不规范的采供血导致的艾滋病集中流行。2004年,湖北省对全省既往有偿供血人群进行全面调查,发现了一批HIV感染者/艾滋病患者。根据中国疾病预防控制信息系统数据,2010年开始,湖北省每年新发现经性途径感染人数超过1000例,此后异性性传播和同性性传播的比例逐年递增。2016年,湖北省新发现HIV感染者/艾滋病患者首次超过3000例,后续每年新发现HIV感染者/艾滋病患者维持在3000例左右。

湖北省艾滋病疫情处于低流行状态。截至2020年底,按现住址统计,湖北省累计报告HIV感染者/艾滋病患者31000余例,在全国排第12位,死亡7800余例,存活的HIV感染者/艾滋病患者有23000余例(其中艾滋病患者10000余例),约占全省常住人口的4/10000。2020年,存活HIV感染者/艾滋病患者中经诊断发现并知晓自身感染状况的比例为75%左右。

二、艾滋病监测

(一)监测目的、作用、策略及概况

1. 监测目的和作用 艾滋病监测是指系统地、连续地收集、整理和分析艾滋病感染、发病以及危险因素信息,及时把相关信息反馈给决策者、专业人员等,为艾滋病防治决策、防治工作开展等提供科学依据。艾滋病监测强调长期地、连续地收集疾病的动态资料,只有这样才能及时发现疾病的动态分布及其影响因素的变化。疾病的动态分布不仅包括疾病的人群种类、时间和地域的动态分布,还包括从健康到发病的疾病谱的动态分布。疾病影响因素包括与疾病发生有关的自然因素和社会因素。只有全面、及时、准确地收集、分析和利用艾滋病流行的相关信息,才能达到指导防治工作的目的。

艾滋病监测的目的在于及时掌握艾滋病的流行形势和特点,为防治决策和干预措施的制订提供科学依据,其主要作用如下:①反映艾滋病流行形势:通过分析监测资料,描述全国及不同地区、不同人群艾滋病流行现状及特点,包括地区分布、年龄分布、性别分布、人群种类和传播途径分布、时间趋势等。②预测艾滋病流行趋势,并对可能发生的流行进行早期预警:在分析既往监测资料的基础上,利用预测模型等,对未来艾滋病流行的总体趋势、不同人群的流行趋势等进行预测。利用行为危险因素等资料,对可能(即将)发生的艾滋病流行进行早期预警。③指导项目设计和评价:利用血清学监测和行为监测的资料,获得不同地区的艾滋病流行特点,并将其作为确定项目工作现场、设计项目活动的依据。④为决策的制订提供依据:提供艾滋病流行的相关信息,用于制订防治决策及资源分配计划。⑤指导干预。

2. 监测策略 随着艾滋病流行形势及防治工作需求的变化,逐步调整和完善艾滋病监测策略,以便切实掌握 HIV 感染者/艾滋病患者的数量及个案信息,以及各类人群中艾滋病流行的危险因素和感染状况的动态变化,提高疫情估计和预测的能力及准确性,为落实艾滋病政策及防治措施、测算投入资源、评估防治效果提供更为确切的依据。

目前,与艾滋病监测相关的主要策略有被动监测、主动监测、病例发现和筛查、咨询检测等。根据上级单位接收监测报告的方式,监测可分为被动监测与主动监测。被动监测和主动监测是艾滋病监测的主要策略。被动监测指下级单位常规上报监测数据和资料,而上级单位被动接收监测报告。法定传染病报告即属于被动监测范畴。主动监测是根据特殊需要,上级单位亲自调查或者要求下级单位尽力去收集病例。哨点监测、行为监测和重点人群专题调查属于主动监测。

被动监测与主动监测在监测的具体目标、内容和结果等方面往往会有质和量的明显差异。被动监测的主要方式是病例报告。病例报告的主要目的是及时发现不同地区和不同人群中艾滋病疫情,掌握全国或某些地区艾滋病流行状况,为评估性病、艾滋病流行现状和趋势提供基础信息。我国病例报告数据是 31 个省(自治区、直辖市)(不含港澳台)疾病控制、医疗卫生和其他有关机构检测发现报告的 HIV 感染者、艾滋病患者和死亡的个案信息,多数由具有 HIV 抗体检测确证资格的实验室接受各医疗卫生机构等送检血样确证后经疾病系统或医疗卫生单位上报。病例报告的主要作用是提供不同地区 HIV 感染者/艾滋病患者的数量及发现时间、人群分布及传播途径等信息,是我国艾滋病监测工作第一阶段的主要方式。病例报告的数据收集方式不能提供各类人群感染率的信息,无法反映投入力度、检测数量和检测人群种类等因素的影响。

主动监测的具体活动包括哨点监测、行为监测和重点人群专题调查等。哨点监测和行为监测是主动监测过程,选择有代表性的地区和人群,统一方法,统一技术,统一试剂,开展逐年定点、定时、定量的纵向观察。哨点每年采集 1~2 轮血样,每个哨点每轮连续收集 250~400 份血样进行 HIV 抗体检测,同时收集相关危险行为等信息。哨点监测和行为监测可以获得不同地区、不同人群 HIV 感染率及危险行为因素状况和变化趋势资料。哨点监测和行为监测的主要任务是动态掌握不同地区、不同人群 HIV 感染和危险行为的状况和趋势。在不具备条件或由于其他原因未开展哨点监测的人群中,需要通过专题调查获得该人群 HIV 感染和危险行为状况的信息。

3. 监测概况 1986 年以来,在国家卫生部(现为国家卫生健康委)和中国疾病预防控制中心的组织和指导下，湖北省逐步开展了艾滋病病例报告、哨点监测、行为监测、流行病学专题调查及疫情估计等工作，掌握了湖北省艾滋病的流行状况及基本特征，并为各级政府制定预防控制艾滋病规划及决策，指导艾滋病预防控制工作，评价干预措施的实施效果，提供了大量的科学依据。随着艾滋病流行范围及流行特点的变化，湖北省艾滋病监测工作得到发展和完善。湖北省艾滋病监测工作主要经历了四个发展阶段。

第一阶段（1986—1994年）：被动监测阶段。此阶段，湖北省经历了艾滋病流行的传入期。这一阶段艾滋病监测是以病例报告为主要内容的被动监测。1989年颁布的《中华人民共和国传染病防治法》把艾滋病列入乙类传染病，此后，艾滋病作为法定报告传染病，同时通过艾滋病专报系统和全国法定传染病疫情报告（大疫情）系统进行病例报告。根据当时的病例报告结果，在传入期，湖北省只报告3例HIV感染者。这一时期的病例报告资料对于监测艾滋病在湖北省早期流行起到非常重要的作用。

第二阶段（1995—1998年）：主动监测和被动监测并存阶段。在以病例报告为主的被动监测的基础上，为反映全国艾滋病流行形势和趋势，作为病例报告系统的补充，建立了国家艾滋病哨点监测系统，对吸毒人群、性病门诊就诊者、暗娼、长途卡车司机四类人群进行主动监测。湖北省根据本地艾滋病流行状况和资源条件，也设立了省级艾滋病监测哨点。

以病例报告和哨点监测为主要方式的血清学监测在揭示流行规模的大小、后果的严重性和呼唤社会重视方面起到了至关重要的作用，但理论和实践都证实血清学监测相对于艾滋病监测目的而言存在着两点缺陷：一是血清学监测由于不能提供有关行为或社会特征的信息，不可能对将要发生的流行提出早期预警；二是血清学监测的内容缺少艾滋病流行的决定因素的指标。

第三阶段（1999—2009年）：综合监测阶段。1998年世界卫生组织（WHO）/联合国艾滋病规划署（UNAIDS）提出第二代HIV监测的概念。第二代HIV监测指在以HIV血清学监测和艾滋病病例报告为主要内容的第一代HIV监测的基础上，开展行为学监测，为估计HIV流行规模、追踪流行动态、制订干预对策和干预活动计划、评价对策和干预的效果等提供血清学和行为学等全方位的信息。在此基础上，我国专家根据我国国情，吸收国外先进思想，采用"综合监测"一词，并在原卫生部疾病控制司的领导下，由中国疾病预防控制中心性病艾滋病预防控制中心（原卫生部艾滋病预防控制中心）组织有关专家制定了《艾滋病性病综合监测指南及方案（试行）》（2002年）。该指南及方案指出，综合监测指在现有艾滋病性病监测的基础上，将艾滋病和性病监测相结合，将生物学与行为学监测相结合，并广泛收集、综合分析和共享各种信息，从而形成一个艾滋病性病综合监测系统，为分析艾滋病流行现状和趋势以及制订艾滋病防治决策和措施提供依据。

第四阶段（2010年至今）：综合监测新阶段。2010年，在第三阶段综合监测的基础上，为进一步完善我国艾滋病监测系统，中国疾病预防控制中心性病艾滋病预防控制中心组织各省拟定了各自的艾滋病疫情监测哨点设置调整计划，最终确定了2010年湖北省艾滋病疫情监测哨点76个，覆盖吸毒者、男男性行为者、暗娼、性病门诊男性就诊者、长途卡车司机、流动人口、青年学生、孕产妇八类人群。2022年，为了适应艾滋病的流行形势以及监测工作的需要，再次对艾滋病监测哨点进行调整和完善，监测人群统一调整为六类，分别是吸毒者、男男性行为者、暗娼、性病门诊男性就诊者、青年学生和孕产妇。

（二）病例报告

1986年，国家卫生部将艾滋病列为乙类传染病进行管理，1989年颁布的《中华人民共和国传染病防治法》把艾滋病列入乙类传染病进行监测管理。2003年中国疾病预防控制中心建立了"中国疾病预防控制信息系统",2005年3月,卫生部建立和启动了"艾滋病网络直报信息系统"。而后,中国疾病预防控制中心性病艾滋病预防控制中心组织各省收集、整理1985年以来既往报告的HIV感染者/艾滋病患者个案资料,于2006年12月将既往报告的HIV感染者/艾滋病患者资料全部导入了"艾滋病网络直报信息系统",运行2年多以后,"艾滋病网络直报信息系统"调整为"艾滋病综合防治数据信息管理系统",并于2008年1月1日启用。湖北省按照国家要求,从1986年开始一直进行艾滋病的病例报告工作,同时通过艾滋病专报系统和全国法定传染病疫情报告系统进行病例报告。通过病例报告,可以掌握湖北省各地HIV感染者/艾滋病患者数量及分布。

病例报告的主要作用是提供不同地区HIV感染者/艾滋病患者的数量及被发现时间、人群分布及传播途径等信息。它是湖北省艾滋病监测工作第一阶段的主要方式。病例报告的数据收集方式不能提供各类人群感染率的信息,易受投入力度和行政干预等因素的影响。由于社会歧视、缺乏有效的治疗药物和救助措施,前期报告的部分病例因使用假名、假地址等情况而最终失访。2005年3月以后,随着救助政策的实施,病例报告的数据收集方式发生了变化,采取实名制网络直报方式,由各个开展艾滋病检测的单位通过网络直报系统直接报告,提高了疫情报告的及时性,增加了个案信息中危险因素暴露时间、$CD4^+$ T淋巴细胞检测结果等数据的收集,并与治疗信息库直接衔接,有助于掌握个体和群体感染状况、病程发展及免费抗病毒治疗情况。

（三）哨点监测

哨点监测作为病例报告系统的补充,主要作用是获得特定时间、特定地区、特定人群的HIV感染率和行为危险因素数据及其变化趋势。湖北省2014—2020年吸毒人群、男男性行为人群、卖淫妇女人群和性病门诊男性就诊人群监测哨点HIV抗体阳性检出率见图4-1。由图可知,历年男男性行为人群HIV抗体阳性检出率始终在较高范围内波动,而哨点监测的其他重点人群HIV抗体阳性检出率均处于较低水平。

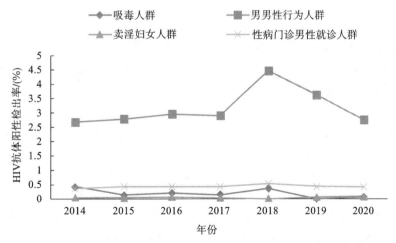

图4-1 湖北省2014—2020年部分监测哨点中HIV抗体阳性检出率

随着艾滋病疫情在高危人群中持续增长并向一般人群扩散,艾滋病发病和死亡人数显著增加,"遏制流行,共享健康"成为湖北省艾滋病防治工作的主要任务,需要进一步发挥哨点监测的作用,以尽可能多地发现病例,进而为预防二代传播和救治患者服务。

(四)行为监测

行为监测指系统地监测目标人群中危险行为的流行趋势,一般是通过在全国或一定地区范围内连续定期开展的横断面调查来实现。

行为监测旨在对行为改变做定量的估计,包括制订调查问卷,对特定人群(主要是性乱人群和吸毒人群)做定期抽样调查。由于相关资料已证实,全球大多数 HIV 感染是由不安全性行为导致的,因此,与性行为有关的指标构成了行为监测的大多数变量。

行为监测的内容因不同流行阶段、不同人群而有所差别,但都包括一些基本内容。例如,为了动态监测目标人群性病和艾滋病预防知识、态度、危险行为在项目干预活动中的变化趋势,针对各个流行阶段设计了行为监测核心内容,包括性病和艾滋病预防知识、态度及危险行为,如性伴人数、安全套使用情况、吸毒情况、同性性行为情况、就医行为等。

2004 年,卫生部在 19 个省(自治区、直辖市)建立了国家级行为监测点,湖北省有 7 个,后增加到 2010 年的 76 个。

(五)专题调查和重点人群筛查

专题调查是在现有常规监测(病例报告、哨点监测、行为监测)、流行病学调查等工作的基础上,根据艾滋病性病预防控制工作的需要,对情况不明的事件或某类突发事件,开展特定目的的专题调查。如高危人群艾滋病感染率调查和高危人群基数调查等,作为常规监测工作的补充,为摸清湖北省各地存活的 HIV 感染者/艾滋病患者人数,评价湖北省艾滋病负担,合理分配资源和评价干预项目效果等提供科学依据。

专题调查是艾滋病监测的重要手段。结合常规监测和专题调查资料,可以对艾滋病流行趋势做出令人信服的分析。自 1986 年以来,湖北省已经先后在不同地区开展了不同类别的专题调查,如对既往有偿供血员的调查,高危人群 HIV 感染状况的调查,大冶市中老年男性艾滋病相关知识态度和行为调查,随州市 HIV 感染者/艾滋病患者服药依从性调查,艾滋病知识知晓率调查等。这些调查对防治政策的制定和调整产生了较大的影响。

(六)高危人群基数估计和疫情估计

1. 高危人群基数估计 随着对艾滋病防治投入力度的增大,HIV 感染者/艾滋病患者关怀救治需要的增加以及循证决策思想在卫生决策中的应用,人们对艾滋病流行病学研究和监测提出了更高的要求,即不但要掌握 HIV 感染率,还要科学地进行艾滋病高危人群基数估计,以便对 HIV 感染者/艾滋病患者人数做出令人信服的估计,并为艾滋病治疗、干预等工作提供基础数据。

近几十年,国际上开展了艾滋病高危人群基数估计的研究工作。中国疾病预防控制中心于 2002 年颁布《艾滋病性病综合监测指南及方案(试行)》,把高危人群基数估计列为艾滋病流行病学专题调查的内容之一。

2003 年开始,湖北省疾病预防控制中心在中国疾病预防控制中心性病艾滋病预防控制中心的指导下,结合国际上使用的有关方法和国内开展同类工作的经验,对暗娼、吸毒人群、同性恋者、既往有偿采供血者等人群基数估计方法进行了探索,开展了高危人群基数估计工作。

2. 疫情估计 由于艾滋病的病例报告数字只能反映受检者中的 HIV 感染者/艾滋病患者人数,不代表 HIV 感染者/艾滋病患者的实际人数,因此,国际上通过疫情估计来测算 HIV 感染者/艾滋病患者的实际人数。

疫情估计是综合利用病例报告、哨点监测、专题调查等的资料来估计艾滋病流行的实际情况。疫情估计结果（通常是一个包含低限和高限的区间）是在现有的估计方法和现有监测数据的前提下对艾滋病疫情做出的尽可能合理的测算。尽管有很多方法应用于疫情估计研究、实践领域，但至今尚未有一种"金标准"方法，不同方法各有优缺点和模型假设，且一些假设在现实中往往难以直接观察和验证。因此，开展艾滋病疫情估计工作，根据病例报告、哨点监测、项目数据、人口死亡登记数据和HIV检测信息等多种数据来源而采用多种方法，有助于减小估计结果的不确定性，从而实现对艾滋病流行和防治效果的客观评价。

自2003年开始，湖北省每两年对全省艾滋病疫情进行一次测算，测算结果促进了对全省实际疫情的掌握和有关政策的形成。需要指出的是，与病例发现和病例报告不同，疫情估计是从群体水平来测算HIV感染者/艾滋病患者的实际人数，不能得到HIV感染者/艾滋病患者的个人基本信息。

2003年，湖北省采用WHO及UNAIDS专家推荐的WORKBOOK模型进行疫情估计。在中国疾病预防控制中心性病艾滋病预防控制中心指导下，根据当时艾滋病聚集性流行的特点，在疫情估计工作中开创性地使用了"高危人群性伴法"来估计一般人群中感染HIV的人数，该方法对估计全球艾滋病高危人群中HIV感染者人数产生了重要影响。随着监测数据的日益丰富、监测质量的日渐提高，湖北省的艾滋病疫情估计工作从2005年开始以地（市）级为基本估计单位。2009年和2011年，湖北省除继续以WORKBOOK模型作为基本疫情估计方法外，还尝试使用AEM法和Spectrum法进行疫情估计。

2018年，湖北省正式启用EPP/Spectrum方法作为主要疫情估计方法，估计频次也由原来的每两年一次改为每年一次。每年的疫情估计以前期工作为基础，中国疾病预防控制中心性病艾滋病预防控制中心同时配套发布当年疫情估计工作方案、数据收集指南和方法使用指南，根据我国艾滋病流行特征、病程发展、治疗质量等具体情况，进行模型本土化改造，包括设定各省流行框架，利用中国本土化数据代替模型设定参数，如在流行框架中增加既往采供血人群，将模型默认的年龄范围16~49岁改为不小于15岁，使用我国调查数据计算$CD4^+T$淋巴细胞进展参数和死亡参数，使模型更符合我国艾滋病流行特点。

三、流行特征

（一）时间分布

湖北省艾滋病的流行可划分为四个阶段：传入期（1988—1994年），经血传播局部流行期（1995—2003年），性传播扩散期（2004—2010年），性传播期（2011年至今）。

1988—1994年被称为传入期，此期以HIV感染者/艾滋病患者高度分散为特征。1988年，湖北省在留学生中发现首例HIV感染者，随后7年间，湖北省共发现3例HIV感染者，其中2例为留学生，1例为归国劳务人员。此阶段艾滋病病例呈零散分布状态，多为外籍公民或与境外有密切关系的中国公民。1989年湖北省成立艾滋病监测中心。同时，由湖北省出入境检验检疫局对经湖北口岸入境人群进行HIV抗体检测，据报道，入境人群中1986—1995年间未检出HIV感染者，1996—2005年检出13例HIV感染者。

1995—2003年被称为经血传播局部流行期，此期湖北省艾滋病传播由单纯境外带入转变为经血传播、性传播、注射毒品传播等各种传播方式并存，其中以经血传播最为严重。

1995—2003年间，湖北省新发现HIV感染者/艾滋病患者1152例，其中经血传播占比最高，为76.5%（881/1152），其次为性传播和注射毒品传播，分别为10.7%（123/1152）和2.8%（32/1152）。该阶段HIV感染者/艾滋病患者人群分布特征为男女性别比为1.41∶1；年龄以16~45岁青壮年为主,占74.02%;职业以农民为主,占68.47%。由于经血传播人群的占比较大,且经血传播的感染者多产生于靠近河南省的县市或较偏远的县市,故该阶段艾滋病具有明显的地域聚集性。

2004—2010年被称为性传播扩散期,其特征是由经血传播为主过渡到性传播为主。2004年,全省既往有偿采供血人群专题调查发现了一批既往采供血/输血(血制品)传播HIV感染者/艾滋病患者,此后,在1995—2003年间呈增长趋势的单采血浆传播和输血传播比例在这一阶段逐渐降低,注射毒品传播在2007年达到高峰后也开始下降,性传播比例开始逐渐增加。2005—2007年,全省新发现HIV感染者/艾滋病患者例数处于相对稳定状态。2008年开始,新发现HIV感染者/艾滋病患者例数开始增加。

2011年至今被称为性传播期,其特征是性传播成为主要传播方式,同性性传播与异性性传播并存,而且异性性传播出现了商业性性传播、非婚非商业性性传播、配偶性传播等多种形式,15~24岁青年和60岁以上老年感染者人数增多。2011—2019年湖北省新发现HIV感染者/艾滋病患者例数逐年增多。2020年受新冠疫情的影响,全省新发现HIV感染者/艾滋病患者例数有所下降(图4-2)。

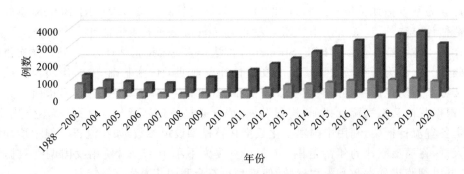

图4-2 湖北省历年新发现HIV感染数/艾滋病患者例数

(二)地域分布

1988—1994年,新发现HIV感染者/艾滋病患者为2例留学生和1例在国外生活及工作过的武汉市居民。1995年,襄樊市(现为襄阳市)和恩施州开始发现HIV感染者/艾滋病患者。截至2000年底,湖北省已有13个市州发现过HIV感染者/艾滋病患者,主要分布在恩施州、襄阳市和宜昌市。

1996—2005年,新发现HIV感染者/艾滋病患者例数居前5位的是襄阳市、随州市、黄冈市、恩施州和十堰市,共占全省新发现HIV感染者/艾滋病患者例数的75.1%。

2006—2010年,新发现HIV感染者/艾滋病患者例数居全省前5位的市州为武汉市、襄阳市、黄冈市、恩施州和荆州市,共占全省新发现HIV感染者/艾滋病患者例数的53.8%。

2011—2020年,新发现HIV感染者/艾滋病患者例数居全省前5位的市州为武汉市、荆州市、黄冈市、黄石市和襄阳市,共占全省新发现HIV感染者/艾滋病患者例数的60.6%。

截至2020年底,累计报告HIV感染者/艾滋病患者病例最多的5个地市州为武汉市、黄冈市、荆州市、襄阳市、黄石市,共占全省报告数的59.0%;累计报告死亡人数最多的5个市州为襄阳市、黄冈市、黄石市、武汉市、恩施州,共占全省报告数的56.0%。

截至2020年底,湖北省存活HIV感染者/艾滋病患者例数超过1000例的市州有10

个,共占全省存活 HIV 感染者/艾滋病患者例数的 87.8%。存活 HIV 感染者/艾滋病患者例数居全省前 5 位的市州为武汉市、荆州市、黄冈市、襄阳市和黄石市,共占全省存活例数的 60.5%。截至 2020 年底,湖北省存活 HIV 感染者/艾滋病患者例数占常住人口比例为 4.0/10000,超过全省平均比例的市州有黄石市、武汉市和咸宁市。

（三）人群特点

1988—2007 年间,每年新发现 HIV 感染者/艾滋病患者中,男性和女性的病例数基本持平,男性病例数略高于女性病例数。2008 年开始,在每年新发现的 HIV 感染者/艾滋病患者中,男性 HIV 感染者/艾滋病患者的增加较为显著,男女性别比由 2008 年的 1.34∶1 增大到 2015 年的 4.59∶1。2016—2020 年间,每年新发现 HIV 感染者/艾滋病患者的男女性别比相对稳定,在 4.5∶1 左右波动。

比较 2005 年、2010 年、2015 年和 2020 年新发现 HIV 感染者/艾滋病患者的性别和年龄分布情况发现,性别和年龄金字塔图已经发生了变化,由 2005 年的纺锤形到 2010 年的近似风帆形,再到 2020 年的近似锯齿形。其中 15～19 岁年龄组的男女性别比变化最为明显,从 2005 年的 0.5∶1 增大到 2020 年的 29.7∶1。65 岁及以上年龄组男女性别比从 2∶1 增大到 4.4∶1,见图 4-3。

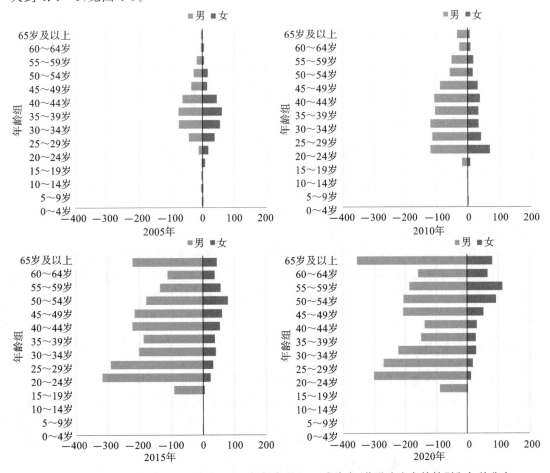

图 4-3 2005 年、2010 年、2015 年和 2020 年新发现 HIV 感染者/艾滋病患者的性别和年龄分布
注:男性新发现 HIV 感染者/艾滋病患者数以负数表示。

截至 2020 年底，湖北省存活的 HIV 感染者/艾滋病患者中，男女性别比为 3.6∶1；0～14 岁占 0.2%，15～49 岁占 59.3%，50 岁及以上占 40.0%。男女性别比较大的年龄组是 20～24 岁和 80～84 岁，分别为 22.3∶1 和 9.7∶1，见图 4-4。

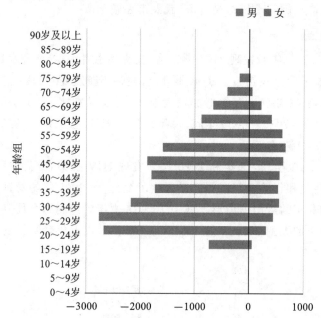

图 4-4　截至 2020 年底存活的 HIV 感染者/艾滋病患者的性别和年龄分布

注：男性新发现 HIV 感染者/艾滋病患者数以负数表示。

（四）感染途径

1988—2020 年间，湖北省新发现 HIV 感染者/艾滋病患者的感染途径变化较大。1988—2001 年间，以经血传播为主。2003 年经血传播的比例达到高峰后开始逐年下降。同时，2003 年开始，异性性传播和同性性传播的比例逐年递增。注射毒品传播、经血传播的比例呈现先增高后降低的趋势。母婴传播的构成比变化不大，2008 年之前在 0.94%～2.1% 范围内波动，2009 年开始呈下降趋势。

2013 年开始，随着 HIV 经血传播和注射毒品传播的逐渐控制，性传播已经成为每年新发现 HIV 感染者/艾滋病患者的首要感染途径。2013—2020 年间，性传播途径占比在 99% 左右波动，其中异性性传播占比在 60% 左右波动，同性性传播占比在 38% 左右波动，见图 4-5。

四、死亡情况

1988 年以来，湖北省 HIV 感染者/艾滋病患者死亡人数逐渐增加，2012 年以后增长速度有所加快。湖北省报告 HIV 感染者/艾滋病患者的死亡人数经历了三次快速上升和逐渐达到基本稳定的过程。1998—2004 年间、2010—2012 年间和 2014—2017 年间，湖北省报告 HIV 感染者/艾滋病患者的死亡人数逐年增加，而 2004—2010 年间、2012—2014 年间和 2017—2020 年间，死亡人数基本稳定。

从年龄分布来看，湖北省 HIV 感染者/艾滋病患者发生死亡的年龄主要集中在 35～64 岁阶段。此外，死亡人数高峰年龄段有随着时间向高年龄段变化的趋势。从感染途径来看，

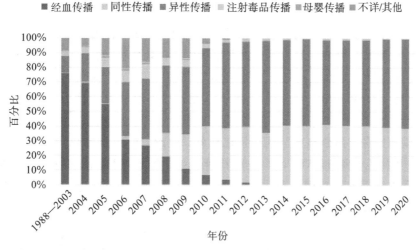

图 4-5　1988—2020 年湖北省新发现 HIV 感染者/艾滋病患者感染途径构成

2010 年以前,湖北省发生死亡的 HIV 感染者/艾滋病患者以经血传播为主;2011 年以来,以异性性传播为主,经该途径感染的 HIV 感染者/艾滋病患者死亡人数仍在增加,另外同性性传播途径感染的 HIV 感染者/艾滋病患者死亡人数也在持续增多。

五、流行趋势和流行特征

(一)流行趋势

2020 年,利用 EPP/Spectrum 模型估计湖北省存活 HIV 感染者/艾滋病患者人数,结果如下:2010—2020 年,湖北省估计当年存活 HIV 感染者/艾滋病患者人数逐年增多,由 20000 例左右(17000～23000 例)增加到 33000 例左右(29000～39000 例);估计存活男性患者例数由 14000 例左右(12000～16000 例)增加到 25000 例左右(22000～30000 例)。

估计结果显示,2010—2020 年,湖北省 HIV 感染者/艾滋病患者诊断发现率逐年提高。其中,男性 HIV 感染者诊断发现率从 29.0% 上升到 73.5%,女性 HIV 感染者诊断发现率从 20.9% 上升到 68.7%。2010—2014 年间,每一年女性 HIV 感染者/艾滋病患者的诊断发现率高于男性,2016—2020 年间,每一年女性 HIV 感染者/艾滋病患者的诊断发现率低于男性。

(二)流行特征

(1)湖北省 30 余年来艾滋病流行总体呈现出从起源到快速增长的趋势。每个阶段有不同的流行特点:1988—1994 年为传入期,感染者多为外国人和在国外生活及工作过的本地居民;1995—2003 年为经血传播局部流行期,大部分感染者有地下输血和采血经历;2004—2010 年为性传播扩散期,2011 年至今为性传播期,在经血传播艾滋病比例降低的同时,性传播艾滋病的比例逐年增加。

(2)湖北省艾滋病疫情整体呈低流行水平,但疫情分布不均衡。截至 2020 年底,湖北省存活 HIV 感染者/艾滋病患者人数占全省常住人口比例约为 4/10000,超过全省平均比例的市州有黄石市、武汉市和咸宁市;存活 HIV 感染者/艾滋病患者人数占全省前 5 位的市州占全省存活例数的 60.5%。历年哨点监测结果显示,暗娼、吸毒者、性病门诊男性就诊者、孕产妇、流动人群和青年学生的HIV感染率均在1%以下,但男男性行为人群的感染率在较高的范围内波动。

(3)新发现HIV感染者/艾滋病患者以性传播为主,且异性性传播模式复杂。近年来,湖北省经血传播、母婴传播和注射毒品传播艾滋病得到有效控制,性传播是当前湖北省艾滋病最主要的传播途径。异性性传播方式更趋复杂,2015—2020年新报告异性性传播病例中,男性以商业性行为和非婚非商业性行为为主,女性以非婚非商业性行为和阳性配偶/固定性伴感染为主。

(4)新发现病例在年龄分布上呈现两极化现象,部分地区50岁及以上年龄段病例和青年学生病例呈现明显增多的趋势。2010—2020年,50岁及以上年龄段病例的年均增长率为18.9%,青年学生病例的年均增长率为15.7%。50岁及以上年龄段病例以异性性传播为主,其中男性以商业性行为为主,女性以阳性配偶/固定性伴感染为主。青年学生病例几乎全是男性,传播方式以同性性传播为主。

(5)新发现病例诊断发现率有待提高。疫情估计结果显示,湖北省HIV感染者/艾滋病患者诊断发现率逐年提高,但距90%的目标仍有一定差距。随着艾滋病扩大检测措施的持续实施,年度新发现病例数在未来一段时间内仍可能继续上升,疫情总体仍有可能呈现缓慢上升趋势,传播途径基本是性传播。

第二节 湖北省艾滋病抗病毒治疗现状

HIV进入人体后,主要攻击人类免疫系统中的$CD4^+$ T淋巴细胞(简称CD4细胞),HIV可与CD4细胞结合,并进入细胞内进行复制,导致CD4细胞数量减少。如不接受有效抗病毒治疗,人体感染HIV后一般经历急性感染期、潜伏期、发病期三个阶段。

如果人体感染HIV后接受规范的、有效的抗病毒治疗,则可抑制体内病毒的复制,降低体内病毒载量,阻止或延缓疾病进展,减轻HIV感染者/艾滋病患者的症状,延长生存时间,同时可降低病毒传播给他人的风险。

一、湖北省免费抗病毒治疗阶段

早期抗逆转录病毒治疗(ART)仅针对CD4细胞计数<200/μL的艾滋病患者,随后根据研究结果,接受治疗的CD4细胞计数阈值逐步提高。至2015年,国际指南达成共识,不考虑CD4细胞计数水平,对所有HIV感染者/艾滋病患者均开展ART。湖北省从2003年开始试点为艾滋病患者提供免费ART,至今经历了三个阶段。

(一)试点治疗期

湖北省早期发现的HIV感染者/艾滋病患者大部分是经血途径感染,部分家庭夫妻双方均感染,很多人发现时已进入发病期,由于当时国内缺乏抗病毒治疗的药物,确诊后无有效药物抗病毒治疗,患者死亡率较高。

2002年,湖北省卫生厅将随州市列为全省艾滋病防治试点地区,探索社区艾滋病综合防治模式;2003年3月,在卫生部的支持下,包括湖北省在内的9个省开始开展免费抗病毒治疗试点工作;同年4月,无国界医生在襄樊市(现为襄阳市)开展了为期5年的艾滋病关怀和治疗项目,为部分HIV感染者/艾滋病患者提供免费抗病毒治疗和抗机会性感染治疗。

1. 卫生部成人治疗试点　2003—2004年间,湖北省共458例艾滋病患者接受了全国试点免费抗病毒治疗,曾都区(现在的随县,139例)、浠水县(63例)、南漳县(50例)、巴东县(46例)、大冶市(27例)、蕲春县(18例)、竹山县(12例)、秭归县(10例)、谷城县(9例)、鹤峰县(8例)共10个经血传播途径感染HIV集中的县市区共382例患者接受了抗病毒治疗,占所有治疗患者总数的83.41%。接受治疗的患者中,男性262例(57.21%)、女性196例(42.79%),男女性别比为1.34∶1;以青壮年为主,其中36~60岁316例(69.00%),15~35岁133例(29.04%)。

治疗方案包含NVP、EFV、DDI、AZT、d4T、3TC共6种抗病毒药物,方案主要为NVP+DDI+AZT(176例,38.43%)和EFV+DDI+AZT(148例,32.31%);其次是EFV+DDI+d4T(37例,8.08%)和NVP+DDI+d4T(23例,5.02%)。

2. "随州模式"的建立　2001年,随州市均川镇确诊了20多例HIV感染者,由于周边民众缺乏对艾滋病相关知识的了解,一时间谣言四起,引起了极大的恐慌,以致均川镇及周边乡镇的猪肉、西瓜及豌豆等农副产品无人敢买,农民收入严重受损,社会秩序混乱。

2002年,在湖北省卫生厅和湖北省疾病预防控制中心的支持下,随州市建立了市、镇两级"温馨家园",并以此为依托,探索建立农村地区艾滋病综合防治模式。

(1)创新互助自救。2003年1月,随州市曾都区政府10个部门分别与艾滋病疫情较严重的8个村进行"城乡互联,结对共建"。2003年11月,随州市在全国率先建立了社区艾滋病防治协会、感染者和患者互助小组,多途径开展互助自救。2004年2月,随州市出台了十一条关爱救助措施。2005年3月,随州市制定了为民解困五项行动措施和"一对一"包保责任制,出台了进一步关爱救助和管理HIV感染者/艾滋病患者的五项决定。2006年后,各级政府与各成员单位签订责任状,持续对口帮扶。通过搭建帮扶平台、争取项目和提供小额信贷、购买良种、修路、建水塘等措施,帮助患者家庭生产自救,累计资助资金达1000余万元,2008年患者家庭人均纯收入是2002年的2.3倍。

(2)创新健康宣教。2003年初,随州市率先组成党政干部宣讲团,层层宣讲艾滋病防治知识,制作村头标语、街道广告、路段电子屏宣传艾滋病防控措施,利用广播电视、报纸等媒体开展大众健康教育;规定公共交通工具须张贴、悬挂宣传知识标牌,播放知识短片、口号。联合妇联、团委开展"面对面""青春红丝带"等活动;非政府组织(NGO)支持宣传教育,印制知识小折页、定制趣味性知识文具、组织知识竞赛等。请感染者组成演出小分队巡回演出,结合自身经历,教育公众珍惜生命;感染者宋某夫妇参加了2005年全国艾滋病综合防治经验交流会演出,受到了中央政治局原委员、国务院原副总理吴仪同志接见。通过多途径的健康宣教,随州市不同年龄人群对艾滋病的态度有较大幅度的转变;人群愿意关爱艾滋病患者的比例从2005年的72.06%上升到2008年的97.63%。

(3)创新心理支持与志愿服务。2004年3月,在世界健康基金会和武汉大学HOPE护理学院的支持下,随州市在全国率先开展了家庭护理、心理干预,患者及其家属的心理支持从医疗机构延伸到家庭,有效缓解患者压力,增强其生活信心。2005年4月,随州市在全国率先成立了"社区预防艾滋病志愿者工作室"和以社区工作人员为主的"预防艾滋病行为干预中心",对艾滋病高危人群开展行为干预工作;形成了专业人员—志愿者—社区工作人员

"三位一体"的高危行为干预模式。HIV感染者/艾滋病患者安全套坚持使用率由2005年的11.36%上升至2008年的99.31%;娱乐场所女性性工作者在过去12个月中坚持使用安全套的比例由2005年的44.15%上升至2008年的97.57%。

(4)创新服药依从性管理。以"温馨家园"为依托,实施统一管理、家庭治疗、定期随访,降低成本;通过推行患者联合治疗组,建立了家属问询登记制、患者互访互谈制、月例会治疗交流制、市镇两级医护人员定期巡回督导制,提高了患者服药依从性,保证了治疗效果。随州市70例早期接受抗病毒治疗6个月以上的艾滋病患者中,67例达到病毒载量检测不出的水平,病死率由2001年的80.76%下降至2008年的3.05%。

"随州模式"是在政府领导、部门各负其责、全社会共同参与下,以社区和家庭为基础,以"温馨家园"为依托,由咨询检测、医疗救治、心理支持、健康教育、行为干预、家庭关怀、患者互助、社会救助所形成的艾滋病综合防治体系。

3. 无国界医生合作项目 无国界医生(MSF)于1971年12月20日在巴黎成立,是一个由各国专业医学人员组成的国际性志愿者组织,在全球超过70个国家进行人道医疗救援工作,是全球最大的独立人道医疗救援组织。

2003年4月,无国界医生比利时部与湖北省卫生厅、襄樊市卫生局,以及襄樊市防疫站共同商议后,开展了一个为期5年的艾滋病治疗与关怀项目,主要目的是为HIV感染者/艾滋病患者提供足够的医疗和关怀服务。从2003年5月至2008年3月,5年期间共有19位来自不同国家的医务人员在襄樊市艾滋病治疗与关怀项目工作。

该项目主要是利用无国界医生雄厚的资金和艾滋病诊疗资源,在襄樊市卫生防疫站建立艾滋病治疗诊所,利用已有的"温馨家园"、各级艾滋病防治机构和医疗单位,为襄樊市的HIV感染者和艾滋病患者提供规范的医疗服务(免费的抗病毒治疗和抗机会性感染治疗),为受艾滋病影响的家庭提供综合关怀服务,建立一个可复制的艾滋病治疗与关怀模式。主要活动内容包括:自愿咨询检测(VCT);无偿提供机会性感染的诊断、治疗以及预防,包括门诊和住院治疗;免费的抗病毒治疗,包括依从性支持与随访等;健康促进(治疗教育、医务人员培训、患者支持小组活动、消除歧视以及建立网络等);开展艾滋病职业暴露的预防性治疗。

项目执行的5年期间,累计为228例HIV感染者/艾滋病患者提供了抗病毒治疗,接受治疗者以CD4细胞计数<200/μL为主,共计193例(84.65%)。接受治疗的患者中,男性117例(51.32%)、女性111例(48.68%),男女性别比为1.1∶1;以青壮年为主,其中36~60岁138例(60.53%),15~35岁70例(30.70%),年龄分组情况详见表4-1。

表4-1 2003年5月至2008年3月无国界医生合作项目治疗患者情况

年龄/岁	年份						总计	
	2003年	2004年	2005年	2006年	2007年	2008年	例数	占比
≤14	1	9	2	5	2	0	19	8.33%
15~35	8	13	17	21	10	1	70	30.70%
36~60	30	26	41	19	15	7	138	60.53%
>60	0	0	1	0	0	0	1	0.44%
总计	39	48	61	45	27	8	228	100%

治疗方案中包含 NVP、EFV、DDI、AZT、d4T、3TC、双夫定(齐多拉米双夫定)共 7 种抗病毒药物。2003 年治疗方案以 EFV+DDI+AZT 为主(31/39,79.49%);2004 年开始,因为严重不良反应,停用 DDI,治疗方案以 EFV/NVP+3TC+d4T、EFV/NVP+双夫定和 NVP+3TC+AZT 为主。详细情况见表 4-2。

表 4-2 无国界医生合作项目治疗方案一览表

治疗方案	年 份						合计
	2003 年	2004 年	2005 年	2006 年	2007 年	2008 年	
EFV+DDI+AZT	31	0	0	0	0	0	31
EFV+3TC+d4T	1	22	11	6	8	0	48
NVP+3TC+d4T	1	18	11	16	14	0	60
NVP+双夫定	0	0	28	12			40
EFV+双夫定	1	3	10	8	0	0	22
NVP+3TC+AZT	0	0	0	0	4	6	10
其他方案	5	5	1	3	1	2	17
合计	39	48	61	45	27	8	228

无国界医生合作项目协助襄樊市建立了规范的艾滋病综合治疗与关怀工作模式,同时在争取政策支持、消除歧视、患者救助和医务人员培训等方面做出了努力,为形成政府主导、部门配合、全社会共同参与的工作机制做出了巨大贡献。

4. 儿童治疗试点 2005 年 6 月 7 日,卫生部办公厅下发了《关于启动儿童艾滋病抗病毒治疗试点工作的通知》(卫办医发〔2005〕117 号),湖北省是 6 个启动儿童抗病毒治疗试点省份之一。

截至 2007 年底,湖北省共 28 例通过母婴途径或者经血途径感染 HIV 的儿童(14 岁及以下)接受了免费抗病毒治疗,主要集中在浠水县(10 例)、大冶市(5 例)、蕲春县(3 例)、巴东县(3 例)、大悟县(2 例)共 5 个县市。接受治疗的儿童中,男孩 16 例(57.14%)、女孩 12 例(42.86%),男女性别比为 1.33∶1;所有儿童均采用 NVP+3TC+AZT 方案进行抗病毒治疗,治疗药物来自美国克林顿基金会捐赠。

(二)扩大治疗期

2003 年 12 月,国务院提出"四免一关怀"政策。为了更好地指导基层开展抗病毒治疗工作、完善对 HIV 感染者/艾滋病患者的治疗和关怀措施,2005 年,中国疾病预防控制中心(疾控中心)编写了第一版《国家免费艾滋病抗病毒药物治疗手册》(简称《治疗手册》),开始在全国范围内对所有符合治疗条件的 HIV 感染者/艾滋病患者开展免费抗病毒治疗。

随着抗病毒治疗可使用药物的增多及研究结果的出现,关于何时启动对 HIV 感染者/艾滋病患者的抗病毒治疗存在不同的观点。①目前的治疗不能根除体内 HIV,即使病毒被长期抑制到从血浆中检测不到的水平,病毒仍在进行低水平的复制,患者仍须终身服药;②患者终身服药的依从性很难保证,药物带来的不良反应,特别是药物长期毒性以及 HIV 耐药性的产生,都是需要考虑的因素;③药品费用带来的经济负担也需要考虑。

随着抗病毒治疗工作的深入,以及艾滋病治疗领域相关科学证据的不断更新,《治疗手册》对知识内容、相关政策、启动治疗的标准进行了更新。

1. 第一版《治疗手册》 早期临床研究表明,CD4 细胞计数<200/μL 且出现临床进展的艾滋病患者,接受抗病毒治疗后其生存率大大提高,疾病进展减缓,因此强烈推荐对这部分患者给予抗病毒治疗。反复细菌性肺炎、肺结核等感染常常在患者出现重度免疫抑制(200/μL<CD4 细胞计数<350/μL)之前发生,此时也应该考虑开始抗病毒治疗。根据试点治疗的经验,中国疾病预防控制中心编写了第一版《治疗手册》(2005 年出版),对所有 CD4 细胞计数<200/μL 的艾滋病患者,以及合并结核病但 200/μL<CD4 细胞计数<350/μL 的患者,在自愿的基础上可以随时开展免费抗病毒治疗。第一版《治疗手册》治疗总体标准详见表 4-3。

表 4-3 第一版《治疗手册》成人/青少年开始抗病毒治疗总体标准

临床标准	实验室标准	特殊考虑事项
WHO 分期 Ⅳ 期	CD4 细胞计数<200/μL	200/μL<CD4 细胞计数<350/μL 的患者,1 年内快速下降(下降超过 30%)
WHO 分期 Ⅲ 期	总淋巴细胞计数<1200/μL	活动性结核,且 200/μL<CD4 细胞计数<350/μL
有症状疾病 肺外结核	—	妊娠

2. 第二版《治疗手册》出版 2008 年出版的第二版《治疗手册》,对 CD4 细胞计数<200/μL 和符合一定条件的 CD4 细胞计数为 200~350/μL 的患者开展免费抗病毒治疗。第二版《治疗手册》总体标准详见表 4-4。

表 4-4 第二版《治疗手册》成人/青少年开始抗病毒治疗总体标准

临床标准	实验室标准	处理意见
急性感染期	任何 CD4 细胞计数水平	建议治疗
WHO 分期 Ⅳ 期	任何 CD4 细胞计数水平	治疗
WHO 分期 Ⅲ 期	任何 CD4 细胞计数水平	建议治疗
任何分期	CD4 细胞计数<200/μL	治疗
WHO 分期 Ⅰ 期和 Ⅱ 期	CD4 细胞计数为 200~350/μL,而且符合以下任何一条标准:①1 年内 CD4 细胞计数下降超过 30%,或者 CD4 细胞计数下降超过 100/μL;②病毒载量在 10 万 copies/mL 以上;③患者有治疗意愿,且可以保证较高依从性	建议治疗;如果患者为女性,当使用含有 NVP 治疗方案时,建议推迟到 CD4 细胞计数<250/μL 以后再开始治疗

3. 第三版《治疗手册》出版 当 CD4 细胞计数>350/μL 时,患者 3 年内发生临床进展的风险非常小,考虑到抗病毒药物对生活质量有影响、服药依从性需求高、药物耐药及严重不良反应等因素,此时是否启动抗病毒治疗应根据患者具体情况而定。2012 年出版的第三版《治疗手册》,对所有 CD4 细胞计数<350/μL 的患者和所有配偶或性伴中 HIV 阳性一方(单阳家庭或性伴)开展免费抗病毒治疗。第三版《治疗手册》总体标准详见表 4-5。

表 4-5　第三版《治疗手册》成人/青少年开始抗病毒治疗总体标准

临床标准	实验室标准	处理意见
急性感染期	任何 CD4 细胞计数	推荐治疗
WHO 分期 Ⅲ期和Ⅳ期	任何 CD4 细胞计数	治疗
任何分期	CD4 细胞计数≤350/μL	治疗
任何分期	CD4 细胞计数为 350～500/μL,而且符合以下任何一条标准:①CD4 细胞计数每年下降超过 100/μL;②病毒载量超过 10 万 copies/mL;③年龄＞65 岁	建议治疗,但患者必须具有治疗意愿,可保证较高依从性
任何分期	任何 CD4 细胞计数水平,而且符合以下任何一种情况:①合并活动性结核;②合并活动性乙型肝炎,需要抗 HBV 治疗时;③HIV 相关性肾病;④妊娠;⑤配偶或固定性伴中 HIV 阳性的一方	建议治疗,但患者必须具有治疗意愿,可保证较高依从性

2014 年,第三版《治疗手册》进行了修订(参见相关文件),将纳入治疗标准调整为所有 CD4 细胞计数＜500/μL 的患者均开展免费抗病毒治疗。

(三) 全面治疗期

研究表明,如果 73% 的 HIV 感染者接受抗病毒治疗,并病毒载量达到无法检出的水平,就可以消除艾滋病流行。为了有效控制艾滋病疫情,2014 年,UNAIDS 在墨尔本召开的第二十届世界艾滋病大会上提出了三个 90% 目标,即 90% 的 HIV 感染者知道自身感染状况、90% 的确诊患者接受抗病毒治疗、接受治疗的患者中 90% 获得病毒学抑制。患者体内检测不到病毒则不会导致 HIV 的传播,即不可检测等于不可传播,该观点的提出进一步促使艾滋病抗病毒治疗工作从最初的个体治疗,向群体治疗转变,并强调"治疗就是预防"的理念。

2016 年出版的第四版《治疗手册》,提出对所有 HIV 感染者/艾滋病患者,无论 WHO 分期如何和 CD4 细胞计数为多少,均可在自愿的基础上接受免费抗病毒治疗,至此艾滋病抗病毒治疗进入发现即治疗阶段。

二、抗病毒治疗机构建设

2001 年颁布的《中国遏制与防治艾滋病行动计划(2001—2005 年)》明确指出,到 2005 年底,"全国 90% 的县(市)级以上综合医院、传染病专科医院、中医医院等医疗机构,以及 50% 的艾滋病高发地区的中心卫生院能够为艾滋病病毒感染者和艾滋病患者提供规范化诊断、治疗、咨询与预防保健服务"。

2003 年,湖北省刚启动抗病毒治疗工作之时,除大冶市和曾都区部分抗病毒治疗工作由乡镇卫生院承担外,其他地区治疗工作主要由各级疾病预防控制中心承担。随着抗病毒治疗工作的开展,艾滋病病死率明显下降,湖北省报告艾滋病存活人数持续上升,需要进行抗病毒治疗的患者人数逐年增加,以疾病预防控制中心为主导的"群体性治疗"模式的弊端逐渐显现,"群体性治疗"模式已不能满足HIV感染者/艾滋病患者由"救活"到"治好"的医疗个体化需求。另外,疾病预防控制中心具备临床治疗资质的人力资源短缺现象日趋严重,疾病预防控制中心对药物不良反应、机会性感染及多系统合并症的处理能力不足,使得艾滋病抗病毒治疗模式回归以医疗机构主导临床治疗,疾病预防控制中心配合前期疫情管理、流行病学调查和行为干预模式已势在必行。

为提升艾滋病诊疗质量,《省人民政府办公厅关于印发湖北省遏制与防治艾滋病"十三五"行动计划的通知》(鄂政办发〔2017〕83号)要求全省各级疾病预防控制中心在2018年底以前将抗病毒治疗工作转交至当地定点医疗机构,截至2022年,全省98%的县区已由定点医院承担艾滋病抗病毒治疗工作,全省抗病毒治疗工作完成以疾病预防控制中心为主体到以定点医院为主体的转变。

(一)县区抗病毒治疗定点医疗机构

1. 县区定点医疗机构主要工作职责 县区定点医疗机构主要工作职责包括艾滋病相关诊疗和药品管理等,具体包括以下几点:①设立由分管院长负责,艾滋病诊疗门诊、检验科、药剂科、感染科等相关科室参与的艾滋病防治领导小组。②明确各相关科室工作职责;建立相关工作制度和质量考核制度,并定期组织检查。③开展艾滋病相关咨询、检测、干预、诊疗和随访管理等工作。④承担患者的档案管理、随访表填写和"中国疾病预防控制信息系统"录入工作。⑤负责艾滋病免费抗病毒药品的申报、储存和发放,将免费抗病毒药品纳入医院药剂科统一管理。⑥加强医务人员艾滋病诊疗技术培训,做好艾滋病职业暴露预防。⑦参与本级艾滋病防治工作规划和年度工作计划的制订、实施。⑧定期向本级卫生行政部门汇报艾滋病防治工作情况,及时与本级疾病预防控制中心沟通工作开展情况。

2. 定点医疗机构硬件条件 为了更好地开展抗病毒治疗工作,保护HIV感染者/艾滋病患者的隐私,定点医疗机构需单独设置符合呼吸道传染病门诊规定的诊疗室、咨询室、档案室,有条件的医疗机构还可以配备宣教室/候诊室等。

药剂科应配备免费抗病毒药品存放柜(架),具备防潮、防鼠、防火、防盗设施及温湿度计等设备。检验科应具备开展血、尿常规检查,肝、肾功能检测,HIV抗体筛查等常规检验项目的能力,并配备转运生物样品的相关设备。所有的定点医院应能提供艾滋病相关疾病的住院服务。

3. 定点医疗机构人员要求 艾滋病抗病毒治疗定点医疗机构应根据其职责、所辖地区疫情和服务人口等因素,合理配备固定的相应专业技术和管理人员从事艾滋病防治工作。医护人员应具备所从事工作的相应专业技术资格,经过上级卫生行政主管部门或业务主管单位指定的医疗机构进行相关技术培训,考核合格后方可上岗。艾滋病诊疗门诊临床医生需到省级或省级以上医疗机构接受不低于2个月的有关艾滋病诊治方面的专项进修学习,考核合格后方能从事艾滋病相关诊治工作。

(二)市级抗病毒治疗定点医疗机构

市级定点医疗机构需根据服务患者数量配备能满足工作需要的硬件条件和一定数量的专业技术人员;工作职责方面,除了需要承担县区定点医疗机构的工作职责外,还需承担辖区疑难及重症病例医疗救治和转介服务,以及定期与本级疾病预防控制中心一起对辖区抗病毒治疗工作进行技术指导和督导评估等。

(三)省级抗病毒治疗定点医疗机构

为规范湖北省艾滋病抗病毒治疗过程,提高湖北省疑难和重症病例的医疗救治能力,提升患者生活质量,2015年,湖北省卫生计生委指定武汉市医疗救治中心(现为武汉市金银潭医院)为省级艾滋病抗病毒治疗定点医疗机构(鄂卫生计生通〔2015〕83号);2021年,湖北省卫生健康委增设武汉大学中南医院为省级艾滋病定点医疗机构(鄂卫函〔2021〕70号)。

两家省级定点医疗机构主要工作职责:全省HIV感染者/艾滋病患者疑难和重症病例的医疗救治;全省抗病毒治疗和暴露前后预防的临床指导和质量控制;覆盖地区HIV抗体、CD4细胞计数、HIV-1病毒载量和基因型耐药等检测工作;同时协同配合省疾病预防控制中心做好全省扩大检测和治疗工作计划的制订。

自2021年起,省级免费抗病毒药品主要管理职责承担者由省疾病预防控制中心变更至武汉市金银潭医院(鄂卫函〔2021〕70号)。武汉市金银潭医院负责全省免费抗病毒药品供货合同签订、经费支付、调拨、验收入库、仓储管理、发放的工作和对短缺药品进行调剂、调配等的工作。湖北省疾病预防控制中心负责全省免费抗病毒药品需求计划的测算,会同武汉市金银潭医院对短缺药品进行调剂、调配,确保全省持续不间断的药品供应。

三、抗病毒药品管理

艾滋病免费抗病毒药品由国家卫生健康委员会/中国疾病预防控制中心性病艾滋病预防控制中心委托中招国际招标有限公司统一招标采购。武汉市金银潭医院负责与中招国际招标有限公司和药品中标厂家签署三方采购合同,并对中标厂家进行药品调拨和药品仓储管理。

(一)免费抗病毒药品种类

湖北省免费抗病毒治疗一线治疗方案包括两种核苷类逆转录酶抑制剂(NRTI)和一种非核苷类逆转录酶抑制剂(NNRTI);早期一线抗病毒药品主要包括齐多夫定(AZT)、去羟肌苷(DDI)、司他夫定(d4T)、奈韦拉平(NVP)4种国产仿制药和拉米夫定(3TC)、依非韦伦(EFV)2种进口药;因为严重药品不良反应,DDI逐渐被淘汰。2008年以后,国家免费一线治疗药品增加依非韦伦。2012年后,淘汰司他夫定,将富马酸替诺福韦酯(TDF)、阿巴卡韦(ABC)纳入一线治疗药品。2023年后,将利匹韦林(RPV)纳入一线治疗药品。

目前湖北省免费二线抗病毒药品主要包括2008年以后纳入免费药品目录的蛋白酶抑制剂洛匹那韦/利托那韦(LPV/r)和2023年以后纳入免费药品目录的整合酶抑制剂多替拉韦(DTG)两种。

(二)免费药品管理

武汉市金银潭医院按照各地药品使用情况和申领计划按季度将免费药品发放至市州疾病预防控制中心/定点医疗机构/重点县区;各市州疾病预防控制中心/定点医疗机构负责全市州抗病毒药品计划的制订、申领、入库和储存工作,并按计划将免费药品发放至所辖县区疾病预防控制中心/定点医疗机构。

1. 药品出入库管理 各级药品管理机构及定点医疗机构需配备专职人员,按照《中华人民共和国药品管理法》及《中华人民共和国药品管理法实施条例》的要求进行药品的验收管理,核查药品包装、品种、规格、数量、批号、有效期等信息是否与出库单一致,破损及有效期在6个月以内的药品不得入库。进口药品必须查验"进口药品注册证""进口药品批件""进口药品检验报告单"等资质材料。

药品接收单位在验收时,需根据随箱所附的药品出库单、药品检验报告单对药品信息进行——核对。核对后,对合格药品办理入库,并填写"艾滋病免费抗病毒药品出入库登记表"(详见附录1)。

药品出库时要填写"艾滋病免费抗病毒药品出库单"(附录2),一式三联,仓库保管员、药品管理员和领药单位各一份,出库单上必须有仓库保管员、药品管理员和领取人的签字。

各级药品管理机构每月开展药品库房盘存工作,核实库房账目记录与实际库存情况是否一致,对近效期药品需单独设置暂存区域,每次领药前,将近效期药品集中放置在该区域。有效期在6个月以内的药品需尽快调剂使用,并做好相应记录。

2. 药品仓储管理 各级药品管理机构及定点医疗机构应设有药品储存库房,药品储存库房应具备冷藏、防冻、防潮、防火、防盗、防虫、防鼠等设施;库房内墙壁和顶棚表面光洁,地面平整、无缝隙,门窗结构严密;冷链运输药品应有冷链温度记录(图4-6)。

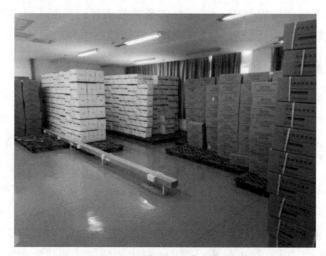

图4-6 省级艾滋病免费抗病毒药品储存库房

药品仓储管理应符合以下要求:①药品储存库房应具备符合储存药品性能要求的各类设备,并每天定时记录药品存放区温湿度,及时做好除湿、降温等措施,其中冷库2~8 ℃,阴凉库20 ℃以下,常温库0~30 ℃。储存库房相对湿度一般应保持在45%~75%。②药品货垛间应间隔一定距离,与墙、屋顶、空调等的距离不小于30 cm,与地面的距离不小于10 cm。③药品储存库房应有明显分区(合格品区、不合格品区),药品存放应整齐有序,实行色标管理:待验收药品和退货药品库/区——黄色标;合格药品和待发药品库/区——绿色标;不合格药品库/区——红色标。药品货位有标明名称、剂型、规格、数量等的卡片;储存的药品应有有效期标志,同时按有效期、品种、规格分类摆放。④按照有效期的先后,把最先到失效期的药品摆放在外面,以便于发放时取用。⑤不合格药品的确认、报损、销毁要有完整的手续和记录;未销毁的不合格药品要单独存放,并有明显标志。⑥退货药品应单独存放,有退货记录;退货药品需经药品管理员确认后方能入退货药品库/区。⑦药品管理员定期检查药品存放情况并做好记录,如发现问题,要及时上报并采取有效措施。

3. 药品申请 各县区抗病毒治疗定点医疗机构分别于每个季度第一个月的15—20日统计上季度末在治人数、方案、剩余药品库存量和下季度药品使用计划等信息,填写"艾滋病免费抗病毒药品季度申请表"(详见附录3)。在保证药品不过期的情况下,原则上使用人数不超过当地现存活HIV感染者/艾滋病患者人数的20%。各市州药品管理机构分别于每个季度第一个月的25—28日审核、汇总所辖县区季度药品需求计划,并上报省级药品管理机构。

4. 药品发放 上级药品管理机构向下级药品管理机构发放药品时,应认真审核药品需求计划,核实该辖区的在治人数,依据在治人数发放药品,同时留存药品发放的原始记录,以便于月末进行盘存工作。可以选择具有药品配送资质、冷链运输条件及完善配送网络,且全程有温湿度、质量监控和记录的专业公司进行配送(图4-7)。

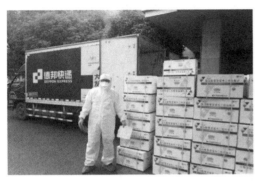
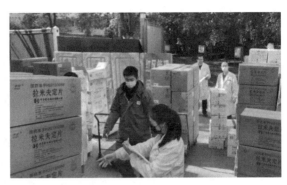

图4-7 省级药品管理机构通过物流为市州药品管理机构发放艾滋病免费抗病毒药品

县区抗病毒治疗定点医疗机构门诊药房根据免费抗病毒药品处方将药品发放给HIV感染者/艾滋病患者;对于免费抗病毒药品未纳入医院药剂科管理的定点医疗机构,领取人必须在"艾滋病免费抗病毒药品发放登记表"(详见附录4)上签字/按指印,注明领取数量及日期,药品发放人员签字,同时需填写"艾滋病免费抗病毒药品门诊明细表"(详见附录5),药品账目做到日清月结、账物相符。

HIV感染者/艾滋病患者因出现药品不良反应换药或停药时,负责其治疗管理的医生需回收剩余药品并登记。

5. 药品报损 对于过期药品,需严格做好报损处理。一旦发现药品过期,需填写药品报损申请表,经本级药品管理部门领导审批后,集中销毁。如因未遵守"先到期先发放"原则造成药品过期的情况,应追究药品管理人员责任。

按照当地药监部门和环保部门的要求,对报废和过期药品进行集中销毁,做好销毁记录,及时更新出入库记录中的药品数量。每年进行一次药品报损处理,并对报损情况进行备案。

(三)医保抗病毒药品种类

2021年,《国家基本医疗保险、工伤保险和生育保险药品目录》乙类艾滋病抗病毒药品新增比克恩丙诺片、拉米夫定多替拉韦片、艾诺韦林片、艾考恩丙替片、注射用艾博韦泰、恩曲他滨替诺福韦片6种;同年10月,湖北省医疗保障局下发《关于建立完善国家医保谈判药品"双通道"管理机制 持续做好谈判药品落地工作的通知》(鄂医保发〔2021〕52号),要求全省各地妥善解决谈判药品供应保障和门诊、药店待遇保障问题,满足参保患者合理的用药需求。随着各市州逐步落实"双通道"政策,大部分地区的HIV感染者/艾滋病患者可以通过"双通道"定点医院或定点药店购买以上6种抗病毒药品。随着国家医保目录的调整,越来越多的抗病毒药品纳入医保"双通道"报销范畴。

四、实验室监测检测体系

如果抗病毒药物不能很好地抑制接受抗病毒治疗的HIV感染者/艾滋病患者体内病毒的复制,病毒载量一般会在几天之内升高;在数周到数月内,可出现CD4细胞计数的下降;

数月甚至数年后出现新的机会性感染或肿瘤或者原有感染复发。因此，CD4细胞计数检测和HIV-1病毒载量检测作为评价HIV感染者/艾滋病患者治疗效果的两个重要指标，在艾滋病防治效果评估中具有非常重要的作用。HIV高度变异的特点对临床治疗效果造成了挑战，抗病毒治疗过程中病毒学失败或治疗效果不理想时，进行基因型耐药检测，可辅助临床医生分析治疗失败的原因，调整抗病毒治疗方案，保证抗病毒治疗效果。

（一）检测类别

1. CD4细胞检测　CD4细胞是HIV感染最主要的靶细胞，HIV感染人体后，出现CD4细胞进行性减少，$CD4^+/CD8^+$ T淋巴细胞比值倒置，细胞免疫功能受损。目前CD4细胞亚群常用的检测方法为流式细胞术，该法可直接获得CD4细胞计数绝对值，或通过白细胞分类计数后换算为CD4细胞计数绝对值。CD4细胞计数的临床意义：了解机体免疫状态和病程进展、确定疾病分期、判断治疗效果和HIV感染者的并发症。同时，我国早期将CD4细胞计数水平作为新报告患者是否开始抗病毒治疗的标准（检测样本的采集、保存与运输要求和$CD4^+$T淋巴细胞计数送检单见附录6、附录7）。

2. HIV-1病毒载量检测　人体感染HIV以后，病毒在体内快速复制，可定量检测出血浆中病毒RNA的量（病毒载量），一般用每毫升血浆中HIV RNA的拷贝数（copies/mL）或国际单位（IU/mL）来表示。病毒载量测定结果可以预测疾病进程、评估抗病毒治疗效果、指导调整抗病毒治疗方案，也可作为HIV感染诊断的补充试验，用于急性感染期/潜伏期以及发病期患者的诊断、HIV感染者的诊断和小于18月龄婴幼儿HIV感染的诊断。另外，HIV-1 DNA定量检测可判定HIV储存库含量，可更准确地预测HIV传播风险和病程进展；HIV-1 DNA定量高者，传播风险高，病程进展快而严重。

HIV感染者/艾滋病患者经抗病毒治疗后，定期进行HIV-1病毒载量检测，可判断抗病毒药物治疗的效果。病毒载量检测结果动态分析对决定是否继续使用原定的治疗方案以及是否需要调整治疗方案起到重要作用。一般启动抗病毒治疗6个月后应进行病毒载量检测，以监测治疗效果，每年应检测一次；治疗前进行检测可了解患者的病毒载量基线，有助于评价治疗后效果；治疗后适时重复检测病毒载量，如果没有低于检测下限，需要考虑治疗是否失败。

HIV核酸分子检测步骤较多，需要做好各个环节的质量控制，人员、实验室分区和环境、仪器、检测过程、试剂、操作过程、质控品使用等都需要做好管理，所有相关检验人员需经过理论及实践培训，能独立熟练地操作（HIV-1病毒载量检测送样表见附录8）。

3. HIV-1基因型耐药检测　HIV-1耐药是指由于抗病毒药物作用的分子靶位发生了特定的基因突变，从而导致病毒对药物的敏感性下降。在抗病毒药物的选择性压力下，敏感毒株受到抑制，耐药毒株得以大量复制而成为优势种。HIV-1在体内的高复制率与高突变率是病毒基因组多样性的重要原因。HIV-1高度变异的特点对临床治疗效果造成了挑战，HIV-1高度变异的原因主要在于：①HIV-1自身特点：HIV-1的逆转录酶缺乏校正功能，对病毒复制时出现的碱基错配、突变、插入、缺失和重复不能及时清除。②高危行为方式造成基因不同毒株之间的基因重组，如多性伴、共用针头器具等行为。③宿主因素：与是否进行抗病毒治疗、宿主的免疫力、遗传背景等环境因素相关。

HIV-1耐药分为治疗前耐药和治疗后获得性耐药两种。治疗前耐药需在开始抗病毒治疗前进行基因型耐药检测，以辅助临床医生制订抗病毒治疗方案，保证抗病毒治疗的效果。接受抗病毒治疗超过12个月后病毒学失败或治疗效果不理想时，进行治疗后基因型耐药检

第四章 湖北省艾滋病的流行与预防控制

测,可辅助临床医生分析治疗失败的原因,并制订补救治疗方案。治疗前人群耐药检测结果可为制订一线抗病毒治疗方案和暴露前/后预防用药方案等提供参考依据。人群获得性耐药检测结果可为制订二线抗病毒治疗方案和制订减少耐药发生的措施提供参考依据,指导和完善公共卫生模式抗病毒治疗的程序。

目前临床上常用的免费抗病毒药物包括蛋白酶抑制剂(PI)、核苷类逆转录酶抑制剂(NRTI)和非核苷类逆转录酶抑制剂(NNRTI)三类。针对这三类药物,基因型耐药检测需扩增 HIV-1 的 pol 基因区,并进行三代测序,实现蛋白酶和逆转录酶基因耐药突变位点的检测。目的基因片段应至少覆盖蛋白酶区 4~99 位氨基酸和逆转录酶区 38~248 位氨基酸的基因区域。针对整合酶抑制剂(INSTI),扩增片段应至少覆盖 50~288 位氨基酸(HIV-1 基因型耐药检测送样单见附录 9)。

(二)检测体系

湖北省于 2002 年在省疾病预防控制中心建立第一个 CD4 细胞检测实验室,之后依托国际基金资助,CD4 细胞检测实验室在全省范围内迅速增加,截至 2020 年,具备 CD4 细胞检测能力的实验室共 20 个,除了主要市州,部分重点县也具备了 CD4 细胞检测能力。2021年起,湖北省利用中央转移支付经费,在竹山县、五峰县、谷城县和鹤峰县 4 个疫情较重且偏远的县配置便携式流式细胞仪,进一步增强了基层实验室 CD4 细胞检测的便捷性和及时性。

湖北省于 2008 年开始为 HIV 感染者/艾滋病患者提供免费的病毒载量检测;截至 2020年,湖北省具备 HIV-1 病毒载量检测能力的实验室有 10 个,随着接受抗病毒治疗 HIV 感染者/艾滋病患者人数的增加,检测需求越来越高,为了提升检测能力,湖北省利用中央转移支付经费为 6 个地市级实验室配备了 HIV-1 病毒载量检测仪;截至 2023 年底,湖北省已有 16个实验室具备 HIV-1 病毒载量检测能力。

湖北省于 2008 年开始为接受抗病毒治疗大于 12 个月,HIV-1 病毒载量仍超过 1000 copies/mL 的 HIV 感染者/艾滋病患者提供免费的 HIV-1 基因型耐药检测。截至 2022 年,湖北省仅省疾病预防控制中心和武汉市疾病预防控制中心 2 个实验室具备 HIV-1 基因型耐药检测能力。

目前湖北省已建立了覆盖主要市州及部分重点县区的 CD4 细胞检测及 HIV-1 病毒载量检测网络,但是随着扩大检测和扩大治疗工作的深入开展,全省新发现和在治患者数量逐年增多,实验室检测工作量也趋近饱和,全省 CD4 细胞检测实验室由 2015 年的 16 个增加至2020 年的 20 个;HIV-1 病毒载量检测实验室由 4 个增加至 10 个。现有经费投入及实验室建设情况难以满足患者高频率的检测需求,由于检测要求较高,特别是 HIV-1 病毒载量检测和 HIV-1 基因型耐药检测实验室,在湖北省发展稍显滞后。详见表 4-6。

表 4-6 湖北省艾滋病检测实验室一览表

单位名称	CD4 细胞检测		HIV-1 病毒载量检测		HIV-1 基因型耐药检测	
	能力	开始时间/年	能力	开始时间/年	能力	开始时间/年
湖北省 CDC	√	2004	√	2005	√	2007
武汉市 CDC	√	2007	√	2009	√	2011
武汉大学中南医院	√	2004	√	2008		
武汉市金银潭医院	√	2011	√	2018		

续表

单位名称	CD4 细胞检测		HIV-1 病毒载量检测		HIV-1 基因型耐药检测	
	能力	开始时间/年	能力	开始时间/年	能力	开始时间/年
黄石市 CDC	√	2007	√	2021		
大冶市 CDC	√	2005				
十堰市 CDC	√	2005	√	2021		
竹山县 CDC	√	2022				
宜昌市 CDC	√	2005	√	2009		
五峰县 CDC	√	2022				
宜昌市第三人民医院	√	2017				
襄阳市 CDC	√	2005	√	2012		
鄂州市 CDC	√	2022	√	2022		
荆门市 CDC	√	2013	√	2023		
孝感市 CDC	√	2009				
孝感市第一人民医院	√	2020	√	2022		
荆州市 CDC	√	2009	√	2019		
公安县 CDC	√	2022				
黄冈市 CDC	√	2007	√	2020		
咸宁市 CDC	√	2007	√	2022		
随州市 CDC	√	2006	√	2019		
恩施州 CDC	√	2007	√	2020		
恩施市 CDC	√	2017				

注：CDC 为疾病预防控制中心。

(三) 检测需求

1. 免费检测工作要求　2005—2012 年，湖北省为计划接受抗病毒治疗的 HIV 感染者/艾滋病患者提供 1 次免费基线 CD4 细胞检测，接受治疗后每季度提供 1 次免费 CD4 细胞检测；2013—2016 年，更新为除基线 CD4 细胞检测外，每半年为患者免费检测 1 次 CD4 细胞；从 2017 年开始，更新为除基线 CD4 细胞检测外，每年为患者提供 1 次免费 CD4 细胞检测。2008—2012 年，每年为接受抗病毒治疗的 HIV 感染者/艾滋病患者提供 1 次免费病毒载量检测；2012—2016 年，免费病毒载量检测频率更新为每半年 1 次；从 2017 年开始，免费病毒载量检测频率再次调整为每年 1 次。从 2023 年开始，为新增的接受治疗的 HIV 感染者/艾滋病患者提供免费基线 CD4 细胞检测和治疗后 6 个月末病毒载量检测，之后每年 1 次免费检测。自 2008 年开始，针对治疗失败的 HIV 感染者/艾滋病患者，在进行依从性评估后，均可提供 1 次免费的 HIV-1 基因型耐药检测，根据耐药检测结果，指导临床医生确定治疗方案。

2. 临床检测需求　《中国艾滋病诊疗指南（2021 年版）》强调治疗前基线 CD4 细胞、病毒载量检测的需求，细化了检测频率及时机。具体如下。

(1)CD4 细胞检测频率：需由临床医生根据患者的具体情况来决定。在治疗前进行 1 次检测,启动治疗3个月后进行1次检测,治疗后两年以内每3~6个月检测1次(如果基线CD4细胞计数<300/μL,建议每3个月检测1次;如果基线CD4细胞计数>300/μL,建议每6个月检测1次)。治疗2年后,对于抗逆转录病毒治疗(ART)后体内病毒被充分抑制,CD4细胞计数为300~500/μL的患者,建议每12个月检测1次;CD4细胞计数>500/μL的患者可选择性进行CD4细胞检测。当出现ART启动延迟、ART失败更换药物方案、治疗过程中重复检测病毒载量>200 copies/mL的情况时,建议每3~6个月检测1次。对于发生病毒学突破、出现艾滋病相关临床症状、接受可能引起CD4细胞计数降低治疗的患者,按照临床情况定期检测。

(2)病毒载量检测频率:在ART前应进行1次检测,如果未启动ART,建议定期检测。初始治疗后,建议第1次检测在治疗后4周左右进行,然后每3个月检测1次,直到病毒完全被抑制。治疗后2年以内,建议每3~4个月检测1次。治疗2年以后,如果病毒被稳定抑制,则每6个月检测1次。如因ART失败调整治疗方案,建议第1次检测在调整方案后的第4周进行,然后每3个月检测1次,直到病毒得到抑制。若因药物毒性或简化药物方案而对病毒抑制患者更换ART方案,则应在调整方案后第4周进行检测以确认病毒得到抑制。如果在治疗过程中病毒载量>200 copies/mL,建议每3个月检测1次。对于新出现艾滋病相关临床症状或使用糖皮质激素或抗肿瘤化疗药物的患者,需每3个月进行1次核酸检测。

提高检测频率有利于HIV感染者/艾滋病患者的精准治疗,及时掌握患者的免疫重建情况,提早判定疗效以及调整整合酶抑制剂(INSTI)等强效快速降病毒载量药物的使用,具有极高的临床意义。

五、药物选择及方案调整

在免费治疗中,治疗方案是根据患者情况及我国目前可以获得的抗病毒药物来决定的。患者可自主选择除免费药物以外的其余药物,医生可根据患者病情需要、药物的可获得性以及患者的经济水平进行使用。

医生在开始应用抗病毒药物对患者进行治疗时,应综合考虑患者的各种情况,如是否合并结核病或肝炎、是否处于妊娠期或者准备妊娠,以及是否接受过抗病毒治疗等因素来选择适宜的治疗方案。

(一)免费一线抗病毒治疗

2005年,第一版《国家免费艾滋病抗病毒药物治疗手册》(以下简称《治疗手册》),将免费一线治疗方案确定为AZT/d4T+3TC+NVP;2008年以后,国家免费一线治疗药物增加依非韦伦(EFV),免费一线治疗方案更新为AZT/d4T+3TC+NVP/EFV(600 mg)。2012年后,淘汰d4T,将富马酸替诺福韦酯(TDF)纳入一线治疗药物,已经使用d4T的患者,逐渐用TDF或AZT替换,免费一线治疗方案调整为TDF/AZT+3TC+EFV(600 mg)/NVP,当TDF和AZT都不能使用时,可以考虑使用阿巴卡韦(ABC)。2016年后,免费一线治疗方案依旧为TDF/AZT+3TC+EFV(600 mg)/NVP,但建议部分患者可以酌情考虑使用EFV(400 mg)。

目前,湖北省未接受过抗病毒治疗的成人和青少年HIV感染者/艾滋病患者(特殊人群除外)抗病毒治疗的标准一线治疗方案为TDF+3TC+EFV/RPV,具体剂量:TDF(富马酸替诺福韦酯),300 mg,每日1次;3TC(拉米夫定),300 mg,每日1次;EFV(依非韦伦),400 mg,每晚1次或RPV(利匹韦林),25 mg,每日1次。

(二)免费二线药物更换标准及方案

随着治疗时间的延长,特定的抗病毒治疗方案在控制 HIV 复制和疾病进展方面的有效性可能会降低,致使病毒载量被控制后再次升高(数天至数周后),接着出现 CD4 细胞计数下降(数周至数月后),最后出现机会性感染的临床表现(数月至数年后)。

1. 治疗失败的确定 治疗失败可以从病毒学、免疫学、临床 3 个方面判断,优先采用病毒学指标(病毒载量)来进行诊断与确定抗病毒治疗失败。

(1)病毒学失败:接受抗病毒治疗 6 个月后,连续 2 次血浆 HIV RNA>400 copies/mL。值得注意的是,患者治疗前基线病毒载量水平的高低会影响病毒对药物的反应时间,某些治疗方案比其他方案需要更长的时间才能够完全抑制病毒复制。

(2)免疫学失败的标准如下(至少满足下列标准之一):①CD4 细胞计数降低至或低于开始一线治疗前的基线水平(连续 2 次,间隔 3 个月以上);②连续接受治疗超过一年但 CD4 细胞计数没有达到 100/μL。

(3)临床失败:进行有效抗病毒治疗 6 个月以后,之前的机会性感染重新出现,或者出现预示临床疾病进展的新的机会性感染或恶性肿瘤,或者出现新发或复发的 WHO 临床分期 Ⅳ 期疾病,可考虑发生了临床失败,但需注意以下几点。①应与免疫重建综合征相区别:免疫重建综合征的特征是发病期有效的抗病毒治疗开始后几周出现机会性感染的症状和体征,是针对既往亚临床机会性感染出现的炎症反应,这种免疫学重建可能会导致一些机会性感染的非典型表现。②结核病复发:结核病复发不一定表明 HIV 感染进展,因为患者可能再次感染结核分枝杆菌。需要进行临床评估。

2. 二线药物病例入选标准 已接受一线抗病毒治疗的 HIV 感染者/艾滋病患者,必须具备以下条件才能考虑更换治疗方案。

(1)首先必须评估 HIV 感染者/艾滋病患者依从性,确定其具备良好的服药依从性,更换二线抗病毒治疗方案不是紧急措施。

(2)HIV 感染者/艾滋病患者连续接受过一线抗病毒治疗方案至少 12 个月(如果在治疗 12 个月内,耐药检测结果显示病毒对某种药物耐药,可根据临床情况考虑换药)。

(3)根据各地检测能力不同,制订相应换药时机标准:①有条件进行耐药检测的:对于病毒载量(VL)>1000 copies/mL 的 HIV 感染者/艾滋病患者,耐药检测显示病毒出现耐药突变时,按耐药结果更换药物。②没有条件进行耐药检测的:对于病毒载量>1000 copies/mL 的 HIV 感染者/艾滋病患者,加强依从性教育,确保 HIV 感染者/艾滋病患者坚持服药的情况下,半年后再进行 1 次病毒载量检测,如果病毒载量>1000 copies/mL,则更换二线药物。③不能及时得到病毒载量检测结果的:当 HIV 感染者/艾滋病患者出现免疫学失败时,也可更换二线药物。建议确认服药依从性,警惕免疫重建不良。

鉴于药物更换时机的复杂性,现有的临床分期、CD4 细胞计数及病毒载量尚不能完全准确地评估 HIV 感染者/艾滋病患者是否发生耐药,故应尽量争取为患者进行耐药检测。

3. 申请换药流程 HIV 感染者/艾滋病患者治疗过程中如果需要将免费一线抗病毒治疗方案调整为免费二线抗病毒治疗方案,需由接诊医生向省级临床诊疗专家提交换药申请("二线药换药申请单"见附录 10),省级临床诊疗专家根据 HIV 感染者/艾滋病患者用药史,尤其是既往应用抗病毒药物的情况,同时综合考虑可能存在的其他疾病等,指导抗病毒治疗方案的调整,为每位治疗失败 HIV 感染者/艾滋病患者确定是否需要换药,并为需要换药者提供新的治疗方案。具体流程如下:①接诊医生根据患者病历信息,初步判断患者是否符合二线药物病例入选标准;②填写"二线药换药申请单",并提交给省级临床诊疗专家;③省级临床诊疗专家确定患者是否需要进行二线药物替换,并及时将会诊结果反馈给接诊医生;④接诊医生根据专家建议为患者申请药物、调整治疗方案。

4. 成人和青少年二线抗病毒治疗方案 2008年第二版《治疗手册》将洛匹那韦/利托那韦(LPV/r)纳入国家免费药品目录,该手册建议对确定抗病毒治疗失败的患者,在加强依从性教育后,继续治疗1个月,再次进行病毒载量检测,如果病毒载量仍高于10000 copies/mL,则可以更换二线抗病毒治疗方案:TDF+3TC+LPV/r。2012年第三版《治疗手册》调整了治疗失败患者的二线抗病毒治疗方案更换标准:对于病毒载量>1000 copies/mL的患者,参考耐药检测结果进行换药;无耐药检测结果但病毒载量>5000 copies/mL或免疫学失败的患者,在评估依从性后,可以使用二线抗病毒治疗方案,即TDF/AZT+3TC+LPV/r。2016年第四版《治疗手册》,建议对无耐药检测结果的患者,如果连续2次检测病毒载量>1000 copies/mL或免疫学失败,在评估依从性后,可以使用二线抗病毒治疗方案。2023年第五版《治疗手册》,建议对病毒学失败但无耐药检测结果的患者,在进行依从性评估后至少3个月复查病毒载量,若仍判断病毒学失败,可更换二线药物。

目前湖北省成人和青少年免费二线抗病毒治疗推荐方案见表4-7。

表4-7 成人和青少年免费二线抗病毒治疗推荐方案

原治疗方案	二线推荐方案
AZT+3TC+NVP/EFV/RPV	TDF+3TC+DTG 或 LPV/r①
TDF+3TC+EFV/NVP/RPV	AZT+3TC+DTG 或 LPV/r AZT+TDF+3TC+DTG 或 LPV/r② (HIV/HBV 共感染)

注:①DTG作为二线药物,使用前需进行耐药检测,若检测结果提示一线药物中非核苷类药物已经发生耐药,且拟使用的2种核苷类药物中仍至少有1种有活性,可使用DTG。若无法选择1种有活性的核苷类药物,不建议使用DTG。没有耐药检测结果的情况下,根据经验换药,推荐使用LPV/r。DTG(50 mg)可用于体重20 kg及以上、12岁以上者。

②3TC和TDF都有抗乙肝病毒(HBV)活性。对合并肝炎的患者进行治疗时,如果一线方案含有TDF和/或3TC,二线方案却不含有这两种药物,可能会出现肝炎病情的再发或加重。对于目前接受含TDF和/或3TC方案的患者,在更换新方案时应该保留3TC和/或TDF,同时使用其他有活性的抗病毒药物。

(三)治疗药物多样性

随着国家医保谈判药品"双通道"政策的落实和进口抗病毒药品的降价,湖北省艾滋病抗病毒治疗进入免费方案、医保方案、自费方案"三驾马车"时代。截至2023年底,湖北省有20%左右的HIV感染者/艾滋病患者抗病毒治疗方案中包含医保抗病毒药品或自费抗病毒药品,80%左右的患者使用全免费方案进行治疗,其中使用TDF+3TC+EFV方案的人数最多(51.62%),其次是AZT+3TC+EFV方案(8.25%)和AZT+3TC+NVP方案(6.20%);使用含二线抗病毒药物(LPV/r)方案的占6.61%。

六、抗病毒治疗效果评估

《柳叶刀》委员会指出,"治疗即预防"(treatment as prevention,TasP)的实施有助于实现到2035年将HIV/艾滋病导致的死亡人数降低到8/10万的目标。TasP的有效实施需要HIV/艾滋病的高抗病毒治疗比例作为保障。为实现2030年终结艾滋病的目标,联合国艾滋病规划署(UNAIDS)提出2020年实现"三个90%"的目标,即90%的HIV感染者知道自身感染状况、90%的确诊患者接受抗病毒治疗、接受抗病毒治疗的患者中90%获得病毒抑制。2017年,国务院办公厅印发的《中国遏制与防治艾滋病"十三五"行动计划》提出了"三个90%"的目标。2023年《国务院防治艾滋病工作委员会办公室关于开展艾滋病防治质量年活动的通知》发布,提出高质量开展治疗关怀,提升抗病毒治疗效果,要求到2025年,抗病毒治疗比例达95%以上,接受抗病毒治疗者病毒载量检测比例达95%以上,治疗成功率达95%以上。

(一)治疗基本情况

为保证抗病毒治疗工作进展的监督与评估,"中国疾病预防控制信息系统"子系统——"艾滋病网络直报信息系统"(简称信息系统)于2005年正式运行。所有接受ART的患者在入组治疗时均由接诊医生填写"艾滋病抗病毒治疗病历记录-基本情况及用药表",包括患者性别、年龄、出生日期、婚姻状况等人口学基本信息,以及艾滋病确诊日期、感染途径、艾滋病相关疾病症状和体征、肝功能、肾功能、血常规、尿常规、CD4细胞计数、既往抗病毒治疗和复方新诺明预防性治疗情况、本次抗病毒治疗方案等相关信息。患者接受ART后的0.5个月、1个月、2个月、3个月,以后每隔3个月,均由接诊医生填写"艾滋病抗病毒治疗病历记录-随访及用药表",包括患者随访状态、艾滋病相关疾病、机会性感染或肿瘤情况、肝功能、肾功能、CD4细胞计数、病毒载量等实验室检测指标,以及复方新诺明治疗和抗病毒治疗方案等相关信息。所有"基本情况及用药表"和"随访及用药表"(自2021年7月开始,更新为"艾滋病抗病毒治疗病历记录-基本情况及用药表""艾滋病抗病毒治疗病历记录-随访及用药表"和"艾滋病抗病毒治疗实验室检测结果登记表")均由抗病毒治疗定点医疗机构专业人员录入信息系统。

2003—2020年,湖北省所有接受过ART的HIV感染者/艾滋病患者中男性占77.51%,女性占22.49%,男、女性别比为3.45∶1。开始治疗时年龄最大者95岁,最小者0岁,平均年龄为(41.68±14.93)岁($P_{25}=29$,$P_{75}=53$);患者开始治疗时主要为小于等于50岁年龄组的青壮年,其中小于等于35岁和36~50岁年龄组分别占39.41%和31.31%。婚姻状况以未婚/无配偶为主,占54.13%,已婚/同居者占45.87%。感染途径以性传播途径为主,占91.09%;其次是血液途径,占5.93%。基线CD4细胞计数均值为(263.15±200.75)/μL,其中小于等于200/μL者占41.84%,201~350/μL者占30.96%,351~500/μL者占16.09%,大于等于501/μL者占11.11%。2021年底前最后一次随访,在治者占83.31%,停药者占2.58%,失访者占0.58%,死亡者占13.53%。

随着时间的推移,湖北省存活并接受抗病毒治疗的HIV感染者/艾滋病患者性别、年龄等一般特征发生了改变。2003—2010年、2011—2015年和2016—2020年三个不同时间段开始抗病毒治疗的患者,其性别、年龄、婚姻状况、感染途径、基线CD4细胞计数和最后一次随访状态均存在显著差异($P<0.05$)。详见表4-8。

表4-8 湖北省接受抗病毒治疗HIV感染者/艾滋病患者一般特征分析

分组	2003—2010年	2011—2015年	2016—2020年	合计	χ^2值	P值
性别						
男	55.97	77.5	81.32	77.51	833.96	<0.05
女	44.03	22.5	18.68	22.49		

续表

分组	2003—2010年	2011—2015年	2016—2020年	合计	χ^2值	P值
开始治疗时年龄/岁						
≤35	36.06	39.51	39.95	39.41		
36~50	48.16	35.31	26.12	31.31	804.12	<0.05
51~65	14.91	19.56	25.24	22.37		
≥66	0.86	5.62	8.69	6.91		
婚姻状况						
已婚/同居	69.57	46.39	41.39	45.87	725.18	<0.05
未婚/无配偶	30.43	53.61	58.61	54.13		
感染途径						
性传播途径	43.46	95.3	97.16	91.09		
吸毒途径	1.35	1.08	0.5	0.77	10740.32	<0.05
血液途径	50.23	2.18	0.19	5.93		
其他	4.96	1.45	2.15	2.21		
基线CD4细胞计数/(/μL)						
≤200	72.24	42.45	36.14	41.84		
201~350	22.92	36.51	29.3	30.96	1793.3	<0.05
351~500	2.82	13.68	19.76	16.09		
≥501	2.03	7.37	14.79	11.11		
最后一次随访状态						
在治	65.18	79.46	88.64	83.31		
停药	1.28	3.04	2.55	2.58	1407.97	<0.05
失访	0.38	0.51	0.66	0.58		
死亡	33.17	16.99	8.16	13.53		

以是否接受抗病毒治疗为因变量,性别、年龄、民族、文化程度、婚姻状况、报告地区类别、确诊时长、感染途径,以及基线CD4细胞计数为自变量进行单因素logistic回归分析,结果显示:除民族外,其他8个因素均与是否接受抗病毒治疗相关。以这8个因素为自变量,进行多因素logistic回归分析,结果显示:女性不接受抗病毒治疗的风险仅为男性的67%;年龄≥70岁组不接受抗病毒治疗的风险是小于30岁组的2.11倍;文化程度为中专或高中与大专及以上者,其不接受抗病毒治疗的风险分别是初中及以下文化程度者的75%和55%;单身患者不接受抗病毒治疗的风险是在婚者的2.14倍;外省和本省其他地市报告者,不接受抗病毒治疗的风险分别是本县区报告者的1.50倍和1.43倍;确诊时长为5~<10,10~<15,≥15年者,不接受抗病毒治疗的风险分别是确诊时长小于5年者的71%、51%和32%;经吸毒途径和经异性性传播途径感染者,不接受抗病毒治疗的风险分别是经同性性传

播途径感染者的 6.38 倍和 1.52 倍;基线 CD4 细胞计数为 200～＜350,350～＜500, ≥500/μL 者和未检测者,不接受抗病毒治疗的风险分别是基线 CD4 细胞计数小于 200/μL 者的 1.68 倍、2.93 倍、3.92 倍和 171.98 倍。详见表 4-9。

表 4-9 湖北省 HIV 感染者/艾滋病患者抗病毒治疗比例及其影响因素分析

因素	接受治疗比例/(%)	单因素分析 OR(95%CI)	P 值	多因素分析 OR(95%CI)	P 值
性别					
男	92.47	1		1	
女	94.76	1.47(1.29～1.68)	0	0.67(0.58～0.79)	0
年龄/岁					
＜30	91.87	1		1	
30～＜50	93.56	0.78(0.68～0.89)	0	1.04(0.89～1.22)	0.61
50～＜70	93.85	0.74(0.64～0.86)	0	1.13(0.94～1.35)	0.21
≥70	86.43	1.77(1.47～2.15)	0	2.11(1.67～2.67)	0
民族					
汉族	92.91	1			
少数民族	94.32	0.79(0.59～1.05)	0.1		
文化程度					
初中及以下	92.27	1		1	
中专或高中	93.26	0.86(0.76～0.98)	0.02	0.75(0.65～0.87)	0
大专及以上	94.39	0.71(0.62～0.81)	0	0.55(0.47～0.65)	0
婚姻状况					
在婚	95.54	1		1	
单身	91.35	2.03(1.80～2.27)	0	2.14(1.88～2.44)	0
不详	80.56	5.17(2.86～9.34)	0	2.94(1.38～6.27)	0.01
报告地区类别					
本县区	93.8	1		1	
本市其他县区	93.94	0.98(0.86～1.11)	0.7	1.05(0.91～1.22)	0.48
本省其他地市	91.31	1.44(1.24～1.67)	0	1.43(1.21～1.68)	0
外省	89.29	1.82(1.58～2.08)	0	1.50(1.29～1.75)	0
确诊时长/年					
＜5	91.23	1		1	
5～＜10	94.56	0.6(0.53～0.67)	0	0.71(0.63～0.80)	0
10～＜15	96.64	0.36(0.28～0.47)	0	0.51(0.38～0.68)	0
≥15	98.75	0.13(0.07～0.24)	0	0.32(0.16～0.63)	0

续表

因　素	接受治疗比例/(%)	单因素分析		多因素分析	
		OR(95%CI)	P值	OR(95%CI)	P值
感染途径					
同性性传播	93.68	1		1	
异性性传播	92.28	1.24(1.12~1.38)	0	1.52(1.33~1.74)	0
吸毒途径	69.71	6.44(4.62~8.98)	0	6.83(4.64~10.07)	0
血液途径	99.26	0.11(0.05~0.23)	0	0.58(0.25~1.34)	0.2
其他	91.54	1.37(0.83~2.27)	0.22	1.69(0.9~3.17)	0.1
基线CD4细胞计数/(/μL)					
<200	96.63	1		1	
200~<350	94.55	1.65(1.41~1.92)	0	1.68(1.44~1.97)	0
350~<500	90.65	2.96(2.53~3.46)	0	2.93(2.49~3.44)	0
≥500	87.54	4.08(3.48~4.77)	0	3.92(3.33~4.63)	0
未检测	11	231.75(146.57~366.45)	0	171.98(107.83~274.29)	0

随着基线CD4细胞计数水平的降低，HIV感染者/艾滋病患者出现机会性感染的可能性变大，接受治疗的意愿更强；部分HIV感染者因为基线CD4细胞计数水平高，自我感觉身体状况良好，从而拒绝接受治疗，基线CD4细胞计数200~<350/μL的HIV感染者/艾滋病患者接受治疗的比例低于基线CD4细胞计数小于200/μL者；基线CD4细胞计数水平高的患者，接受治疗后因为药物不良反应而停药/失访的比例也高于基线CD4细胞计数水平低的患者。基线CD4细胞计数水平与患者死亡率相关，也是影响启动抗病毒治疗后CD4细胞增长的重要因素，基线CD4细胞计数水平越高，治疗后恢复至正常CD4细胞计数水平的时间越短。

老年HIV感染者/艾滋病患者因年龄大、出行不便，又担心子女知晓其患病状况，不愿意向子女求助；或觉得自己年纪大了，没有必要治疗，从而导致抗病毒治疗比例偏低。研究表明，疾病预防控制/医疗机构医务人员和社会组织工作人员对患者的鼓励，对患者抗病毒治疗意愿有显著性影响；医务人员及时检测并处理服药后药物不良反应，能有效降低患者中断治疗率，提高坚持治疗的比例；非在婚状态的HIV感染者/艾滋病患者因不能得到配偶的关注，接受抗病毒治疗比例低于在婚状态者。

影响湖北省HIV感染者/艾滋病患者抗病毒治疗比例的危险因素与国内其他省份基本一致，提示在今后的艾滋病防治工作中，艾滋病防治专业人员应根据HIV感染者/艾滋病患者的不同特征，采取针对性的治疗动员措施；应加强HIV感染/艾滋病防治相关知识的宣教，改变传统的根据CD4细胞计数水平确定启动治疗时机的观念，落实早发现、早治疗政策，提高患者抗病毒治疗比例。

（二）治疗工作措施

HIV感染者/艾滋病患者接受抗病毒治疗比例的高低和抗病毒治疗效果的好坏直接影响终结艾滋病的目标的实现。为提高抗病毒治疗比例，提升抗病毒治疗效果，湖北省疾病预防控制中心在全省范围内开展了"未治疗原因和治疗失败原因调查"，并根据调查结果采取了针对性措施。

1. 启动流动 HIV 感染者/艾滋病患者异地治疗　一般情况下,抗病毒治疗定点医疗机构仅为具有本地户籍或者当地暂住证的 HIV 感染者/艾滋病患者提供免费抗病毒治疗。研究表明,本地报告的 HIV 感染者/艾滋病患者抗病毒治疗比例高于外地报告者。长居外地或在外地打工者,因没有暂住证、不符合外地免费治疗政策,又不方便回户籍地接受治疗,加之目前健康状态较好,所以拒绝接受治疗;或因工作原因不方便回户籍地随访领药,部分 HIV 感染者/艾滋病患者即使启动了抗病毒治疗也容易停药/失访。

为了方便流动患者就诊,自 2020 年开始,湖北省在武汉市金银潭医院和武汉大学中南医院探索为本省在武汉市工作或居住的流动 HIV 感染者/艾滋病患者提供异地治疗服务,2020—2023 年共有 200 余例非武汉市户籍的 HIV 感染者/艾滋病患者在两家省级定点医院接受免费抗病毒治疗,根据前期探索的经验,目前已在全省范围内推广异地治疗模式,所有湖北省户籍的 HIV 感染者/艾滋病患者可以根据自己实际情况在省内自愿选择一家抗病毒治疗定点医疗机构接受免费抗病毒治疗。

随着纳入治疗标准的调整和治疗动员工作的开展,湖北省存活 HIV 感染者/艾滋病患者接受抗病毒治疗的比例逐渐上升,至 2019 年底,超过 90%;2023 年底,突破 95%(图 4-8)。

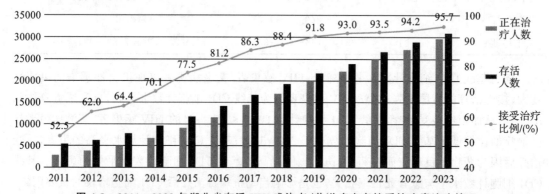

图 4-8　2011—2023 年湖北省存活 HIV 感染者/艾滋病患者接受抗病毒治疗情况

注:接受抗病毒治疗比例=当年最后一次随访状态为在治的 HIV 感染者/艾滋病患者数与年底存活 HIV 感染者/艾滋病患者数之比。

2. 开展专家现场和远程会诊　抗病毒治疗工作由疾病预防控制中心转到定点医疗机构之初,部分临床医生抗病毒诊疗能力不足,未能及时对药物不良反应进行处置,未能及时关注异常 CD4 细胞计数和病毒载量结果。为此湖北省疾病预防控制中心定期导出抗病毒治疗信息系统历史卡片,筛查出 CD4 细胞计数、病毒载量、肝功能、肾功能等指标异常但未调整方案的病例,邀请省级临床诊疗专家到未处理病例超过 20 例的县区定点医疗机构进行现场会诊;对于病例数小于等于 20 例的县区,省级临床诊疗专家通过远程会诊指导定点医疗机构临床医生进行处置。

3. 开展低病毒血症专项调查　2020 年底,湖北省 2020 年之前开始治疗,截至 2020 年 12 月 31 日仍在各定点医疗机构接受抗病毒治疗,并且在 2020 年接受了病毒载量检测的 HIV 感染者/艾滋病患者有 19608 例,其中 2009 例(10.25%)病毒载量为 50~1000 copies/mL,低病毒血症比例远高于全国平均水平。为此湖北省疾病预防控制中心针对低病毒血症比例偏高的原因进行了专项调查。

调查结果显示主要存在以下几点原因:①样品采集、处理、保存等环节可能存在问题:病毒载量检测结果出现异常的地区中,凡接受过省级或市级实验室现场指导的地区,2021 年低病毒血症患者所占比例均大幅度下降。②患者依从性不佳:分析结果显示,每个县区均存在一定数量的患者服药依从性不佳,反复进行依从性教育也收效甚微。从全省数据分析结果看,不同年龄、性别、婚姻状况和感染途径的患者中低病毒血症患者占比均存在差异。③基础性疾病或服药不良反应:部分患者因基础性疾病或服药不良反应,存在中断服药情况。④新型冠状病毒感染疫情交通管制的影响:受2020年新型冠状病毒感染疫情交通管制的影响,部分患者2020年2—4月存在服药中断的情况。⑤数据录入错误:全省有超过240例是由于资料录入人员理解错误,将实验室报告结果<50 copies/mL,录成50 copies/mL(按系统填报规则,应该录"0")。

通过加强实验室专业人员和定点医疗机构个案管理师培训和现场指导,2023年,湖北省低病毒血症比例已下降至3.95%,低于全国平均水平。

4. 加强诊疗能力培训 为提升抗病毒治疗定点医疗机构相关工作人员的诊疗管理能力,2004年6月,湖北省卫生厅批准在武汉大学中南医院成立湖北省艾滋病临床指导培训中心(以下简称省艾培中心),负责全省艾滋病防治工作人员的培训与进修规划、计划的制定,培训大纲和培训教材的编写;开展艾滋病临床治疗技术指导,负责疑难病例会诊,并免费提供艾滋病相关的特异性检测;研究、推广应用艾滋病临床治疗新技术与方法;对艾滋病防治的临床工作进行评估和督导;负责完成湖北省卫生厅下达的艾滋病防治工作人员培训和进修任务;开展艾滋病防治的宣传教育,促进艾滋病防治知识的普及;开展艾滋病感染者的心理护理工作,组织艾滋病相关的公益性活动,为艾滋病家庭的子女提供助学经济帮助和心理关怀等。省艾培中心成立后举办各类艾滋病防治知识培训班100余期,培训学员3000多人次。参与培训班授课的教师包括武汉大学中南医院感染科、皮肤科、医学影像科、神经内科、呼吸与危重症医学科、心血管内科、儿科和内分泌科的专家及武汉市肺科医院的专家。

2006年,卫生部成立了全国艾滋病临床培训基地(包括武汉大学中南医院、首都医科大学附属北京佑安医院、首都医科大学附属北京地坛医院、上海市公共卫生临床中心、广州医科大学附属市八医院、新疆医科大学第八附属医院、广西壮族自治区胸科医院、南宁市第四人民医院、郑州市第六人民医院等),委托中国疾病预防控制中心性病艾滋病预防控制中心每年在各基地举办2~4期全国艾滋病临床医生进修班(每期2个月)和护士进修班(每期1.5个月),湖北省每年均派出数量不等的相关专业人员参加进修。

近年来,湖北省疾病预防控制中心、湖北省艾滋病临床指导培训中心、武汉市金银潭医院相继举办了多期针对抗病毒治疗定点医疗机构临床医生和个案管理师的线上、线下培训班;尤其是三家机构共同创建的湖北省艾滋病抗病毒治疗线上培训平台——荆楚艾课堂,通过全省疾病预防控制系统视频连线和腾讯会议两种方式已成功举办20余期视频培训班,培训内容丰富,对上紧跟国际、国内最新前沿政策、进展,对下紧扣解决湖北省的实际问题,既有国家级专业"大咖"的精彩指导,也有省内各市州的实际案例分享。通过多种途径的培训,湖北省各级定点医疗机构相关工作人员的诊疗管理能力得到极大的提升,基本能满足临床诊疗需求。

(三)治疗效果

抗病毒治疗效果可以从免疫学、病毒学和临床3个方面来判断。病毒载量是最优的疗效监测指标,其检测也是我国评估抗病毒治疗效果的金标准。

1. 免疫学效果 持续低的CD4细胞计数水平会增加艾滋病患者罹患其他疾病和死亡的风险,早期不能提供病毒载量检测时,CD4细胞计数水平可作为评估疗效的指标,但CD4细胞计数水平的变化要晚于病毒载量的变化。

通常情况下,抗病毒治疗后HIV感染者/艾滋病患者的CD4细胞计数会逐渐上升,平均每年上升(50~150)/μL直到达到正常值(>500/μL),并进入平台期。基线CD4细胞计数水平是启动抗病毒治疗后CD4细胞增长的重要影响因素;基线CD4细胞计数水平越低,治疗后CD4细胞计数水平也越低;尤其是基线CD4细胞计数小于50/μL的患者,免疫学失败风险最高。开始治疗时患者年龄与治疗后CD4细胞计数上升速度有关。开始治疗时年龄小的患者,治疗后CD4细胞计数上升较快。随着年龄增长,人体各项机能衰退,尤其是大于65岁的老年人,还可能因基础性疾病或对艾滋病的认识不足、服药依从性差而漏服药或停药,从而影响抗病毒治疗效果。

(1)抗病毒治疗后CD4细胞计数变化:研究表明,CD4细胞计数随着治疗时间的延长而增加,基线CD4细胞计数低于500/μL者CD4细胞计数与治疗时间呈明显的线性关系;基线CD4细胞计数≥500/μL者CD4细胞计数与治疗时间呈不明显的线性关系,治疗12个月后CD4细胞计数的上升幅度有所下降。基线CD4细胞计数水平较高者启动HAART后CD4细胞计数也始终维持在较高的水平。

湖北省2011—2015年启动治疗的HIV感染者/艾滋病患者CD4细胞计数成功恢复的中位数(四分位数间距)(M(QR))为10(5~18)个月,其中基线CD4细胞计数<200/μL组的M(QR)为20(11~32.5)个月,基线CD4细胞计数200~349/μL组的M(QR)为11(6~20)个月,基线CD4细胞计数≥350/μL组的M(QR)为6(5~10)个月。Log-rank检验显示不同基线CD4细胞计数分组的患者,接受抗病毒治疗后,CD4细胞计数成功恢复的中位时间差异具有统计学意义($P<0.01$),且基线CD4细胞计数水平越高,CD4细胞计数成功恢复的时间越短(图4-9)。

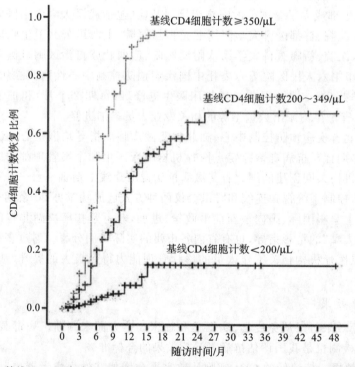

图4-9 基线CD4细胞计数不同者接受抗病毒治疗后首次CD4细胞计数成功恢复时间

截至2021年底,湖北省治疗时间超过6个月的在治HIV感染者/艾滋病患者CD4细胞计数(以2021年最后一次检测结果为准)小于100/μL者占2.19%;大于等于100/μL、小于

200/μL者占7.78%；大于等于200/μL、小于350/μL者占21.17%；大于等于350/μL、小于500/μL者占25.60%；大于等于500/μL者占43.25%。治疗后最后一次CD4细胞计数低于治疗前基线者占12.20%；小于100/μL者占2.19%。详见表4-10。

表4-10 抗病毒治疗后免疫学效果

首次CD4（治疗前基线CD4细胞计数）/(/μL)	不同末次CD4（治疗后最后一次CD4细胞计数）人数占比/(%)					治疗后最后一次CD4细胞计数较治疗前基线发生改变的人数占比/(%)	
	<100/μL	100~<200/μL	200~<350/μL	350~<500/μL	≥500/μL	升高	降低
<100	6.54	21.68	35.05	21.26	15.47	98.56	1.44
100~<200	2.28	10.78	34.84	29.19	22.90	94.46	5.54
200~<350	0.73	3.21	18.42	32.84	44.79	90.35	9.65
350~<500	0.90	1.65	7.41	22.95	67.09	82.04	17.96
≥500	0.59	1.27	5.07	11.64	81.43	61.08	38.92
总计	2.19	7.78	21.17	25.60	43.25	87.80	12.20

(2)免疫力低下者抗病毒治疗免疫学效果：湖北省2011—2020年启动抗病毒治疗、治疗前基线CD4细胞计数小于350/μL的HIV感染者/艾滋病患者，抗病毒治疗超过6个月后免疫学成功率为85.88%（以截至2021年底的最后一次检测结果作为评价依据）。

治疗前基线CD4细胞计数均值为(172.78±107.65)/μL，治疗后第1~5年CD4细胞计数均值分别比上一年增加122.6/μL、39.19/μL、27.44/μL、20.55/μL和16.29/μL。患者CD4细胞计数年均增幅呈下降趋势，但与上一年比，差异均有统计学意义（$P<0.05$）。详见表4-11。

表4-11 抗病毒治疗后CD4细胞计数均值年度变化情况

治疗年	CD4细胞计数/(/μL)	与上一年相比Z值	P值
0	172.78±107.65		
1	295.38±175.94	−89.63	0.00
2	334.57±188.59	−36.73	0.00
3	362.01±203.40	−26.59	0.00
4	382.56±200.93	−18.32	0.00
5	398.85±206.71	−13.12	0.00

基线CD4细胞计数均值不同者治疗5年后CD4细胞计数均值的增幅有统计学差异（$P<0.05$）；基线CD4细胞计数均值<50/μL者治疗5年后CD4细胞计数均值增幅最大（250.19/μL）。详见图4-10。

将患者性别、年龄、婚姻状况、感染途径、WHO临床分期、从确诊到治疗的时间间隔、基线CD4细胞计数、初始治疗方案、治疗时间、是否漏服药等因素作为自变量，免疫学成功率作为因变量进行单因素分析，再将单因素分析有统计学意义（$P<0.05$）的因素进行多因素logistic回归分析，结果显示：年龄≥35岁、异性性传播、从确诊到治疗的时间间隔≥1个月、基线CD4细胞计数<50/μL、治疗时间7~<18个月和有漏服药的患者，其免疫学失败风险大于年龄<35岁、同性性传播、从确诊到治疗的时间间隔<1个月、基线CD4细胞计数

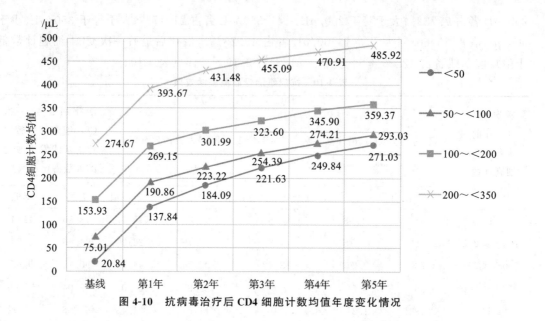

图 4-10 抗病毒治疗后 CD4 细胞计数均值年度变化情况

≥50/μL、治疗时间≥18 个月和无漏服药的患者。初始治疗方案 AZT+3TC+NVP 的患者和含 DTG/TAF/FTC/LPV/r 方案的患者,免疫学失败风险分别是采用 TDF+3TC+EFV 方案的患者的 1.63 倍和 64%。详见表 4-12。

表 4-12 抗病毒治疗免疫学效果和影响因素分析

变量	免疫学成功率/(%)	单因素分析		多因素分析	
		χ^2 值	P 值	OR(95%CI)	P 值
性别					
男	85.89	0	0.95		
女	85.84				
年龄/岁					
<35	90.54			1	
35~<50	87.48	376.63	0	1.20(1.04~1.38)	0.01
50~<65	82.24			1.71(1.48~1.98)	0
≥65	70.85			2.21(1.83~2.66)	0
婚姻状况					
已婚或同居	85.31	3.42	0.07		
其他	86.36				
感染途径					
同性性传播	90.71			1	
异性性传播	83.18			1.42(1.25~1.60)	0
吸毒途径	75.00	189.14	0	1.52(0.90~2.59)	0.12
血液途径	79.27			1.49(0.92~2.43)	0.11
其他	79.85			1.84(1.29~2.61)	0

续表

变量	免疫学成功率/(%)	单因素分析		多因素分析	
		χ² 值	P 值	OR(95%CI)	P 值
WHO 临床分期					
Ⅰ 期	86.02			1	
Ⅱ 期	87.98	33.05	0	0.83(0.73～0.95)	0.01
Ⅲ 期	84.56			0.96(0.83～1.11)	0.55
Ⅳ 期	82.88			0.96(0.80～1.15)	0.64
从确诊到治疗的时间间隔/月					
<1	87.34			1	
1～<12	83.34	61.3	0	1.38(1.21～1.56)	0
12～<60	83.75			1.54(1.29～1.83)	0
≥60	77.92			1.90(1.41～2.57)	0
基线 CD4 细胞计数/(/μL)					
<50	81.28			1	
50～<100	87.18	69.03	0	0.48(0.39～0.59)	0
100～<200	88.24			0.52(0.44～0.62)	0
200～<350	86.19			0.86(0.73～1.00)	0.05
初始治疗方案					
TDF+3TC+EFV	86.53			1	
TDF+3TC+NVP	81.05			1.20(0.96～1.49)	0.1
AZT+3TC+EFV	87.65			1.14(0.96～1.35)	0.14
AZT+3TC+NVP	84.52	32.08	0	1.63(1.40～1.90)	0
含 DTG/TAF/FTC/LPV/r 方案	87.24			0.64(0.46～0.90)	0.01
其他方案	84.35			1.33(0.94～1.88)	0.11
治疗时间/月					
7～<18	63.24			1	
18～<60	86.20	1075.69	0	0.31(0.27～0.35)	0
≥60	92.58			0.15(0.13～0.18)	0
是否漏服药					
否	91.35	2169.18	0	1	
是	54.26			5.91(5.25～6.65)	0

2. 病毒学效果

(1)抗病毒治疗成功率:2005—2008 年,未进行病毒载量检测时,湖北省应用 CD4 细胞计数作为评价抗病毒治疗效果的重要指标。从 2009 年开始,湖北省将接受抗病毒治疗超过半年,最后一次血浆 HIV-1 病毒载量小于 1000 copies/mL,定义为抗病毒治疗成功。

研究表明,抗病毒治疗成功率受性别、年龄、婚姻状况、感染途径、文化程度、基线 CD4 细胞计数、治疗方案、诊疗机构诊疗能力等因素的影响。随着纳入抗病毒治疗患者基线 CD4 细胞计数的提高、免费抗病毒治疗方案的优化,以及患者年龄构成、诊疗机构等因素的变化,抗病毒治疗成功率从最初的 60%~70% 提高到了目前的 95% 左右。

截至 2020 年 12 月 31 日,湖北省所有在治 HIV 感染者/艾滋病患者治疗成功率为 96.56%(以 2020 年最后一次病毒载量检测结果为准)。在 2003—2010 年、2011—2015 年和 2016—2020 年这三个不同时间段开始抗病毒治疗的患者,截至 2020 年 12 月 31 日抗病毒治疗成功率分别为 96.95%、96.75% 和 96.41%,不同时间段开始抗病毒治疗患者的治疗成功率差异无统计学意义($P>0.05$)。详见表 4-13。

表 4-13　湖北省不同时间段开始抗病毒治疗患者的治疗情况

治疗是否成功	2003—2010	2011—2015	2016—2020	合计	χ^2 值	P 值
否	3.05%	3.25%	3.59%	3.44%	2.37	0.31
是	96.95%	96.75%	96.41%	96.56%		

单因素 logistic 回归分析发现,患者年龄、感染途径、基线 CD4 细胞计数、末次随访与基线 CD4 细胞计数差值,与患者治疗是否成功存在统计学相关性。将这些因素进行多因素 logistic 回归分析,结果发现经血液途径和其他途径感染的患者,其治疗成功概率分别是经性传播途径感染患者的 70% 和 51%;基线 CD4 细胞计数 201~350/μL、351~500/μL 和大于等于 501/μL 的患者,其治疗成功概率分别是基线 CD4 细胞计数小于等于 200/μL 患者的 1.95 倍、3.03 倍和 8.82 倍。接受抗病毒治疗后,末次 CD4 细胞计数比基线水平增加在 1~150/μL、151~300/μL 和大于等于 301/μL 的患者,其治疗成功概率分别是末次 CD4 细胞计数比基线水平减少大于等于 150/μL 患者的 11.92 倍、37.02 倍和 49.24 倍。详见表 4-14。

表 4-14　湖北省艾滋病抗病毒治疗成功的 logistic 回归分析

变量	分组	单因素分析		多因素分析	
		HR(95%CI)	P 值	HR(95%CI)	P 值
性别	男/女	0.97(0.81~1.15)	0.72		
年龄/岁	≤35		0.00		0.08
	36~50	0.196(0.80~1.14)	0.62	1.13(0.94~1.36)	0.18
	51~65	0.88(0.73~1.07)	0.20	1.30(1.06~1.60)	0.01
	≥66	0.56(0.42~0.74)	0.00	1.05(0.78~1.41)	0.76
婚姻状况	已婚或同居 其他	1.01(0.87~1.17)	0.94		

续表

变量	分组	单因素分析		多因素分析	
		HR(95%CI)	P 值	HR(95%CI)	P 值
感染途径	性传播途径		0.00		0.00
	吸毒途径	1.92(0.47~7.80)	0.36	1.88(0.45~7.83)	0.39
	血液途径	0.84(0.60~1.17)	0.29	0.70(0.49~0.99)	0.04
	其他	0.48(0.33~0.69)	0.00	0.51(0.35~0.76)	0.00
基线 CD4 细胞计数 /(/μL)	≤200		0.00		0.00
	201~350	1.27(1.06~1.51)	0.01	1.95(1.61~2.35)	0.00
	351~500	1.20(0.97~1.48)	0.09	3.03(2.38~3.85)	0.00
	≥501	1.49(1.15~1.93)	0.00	8.82(6.38~12.20)	0.00
末次随访与基线 CD4 细胞计数差值 /(/μL)	≤-150		0.00		0.00
	-149~0	1.45(1.14~1.84)	0.00	2.90(2.20~3.80)	0.00
	1~150	3.99(3.14~5.06)	0.00	11.92(8.92~15.94)	0.00
	151~300	11.18(8.43~14.81)	0.00	37.02(26.53~51.64)	0.00
	≥301	14.15(10.44~19.16)	0.00	49.24(34.50~70.27)	0.00

(2)病毒学抑制：临床上，将接受抗病毒治疗 6 个月后，连续两次血浆 HIV RNA＞400 copies/mL 定义为抗病毒治疗病毒学失败；随访中最后一次血浆 HIV RNA＜400 copies/mL 视为病毒学抑制。

湖北省 2011—2015 年接受抗病毒治疗的患者，治疗 6 个月、1 年、2 年、3 年和 4 年后病毒学抑制率分别为 85.61%、87.15%、88.33%、90.55% 和 91.13%。详见表 4-15。

表 4-15 2011—2015 年接受抗病毒治疗患者不同治疗时间病毒抑制情况 （单位：%）

治疗时间	病毒抑制情况			合计
	CD4 细胞计数 <200/μL	CD4 细胞计数 200~349/μL	CD4 细胞计数 ≥350/μL	
6 个月	81.24(1879/2313)	87.87(1934/2201)	90.75(903/995)	85.61(4716/5509)
12 个月	84.05(1787/2126)	88.7(1814/2045)	93.04(535/575)	87.15(4136/4746)
24 个月	86.32(1148/1330)	89.13(1156/1297)	95.85(208/217)	88.33(2512/2844)
36 个月	89.05(667/749)	91.39(637/697)	95.45(105/110)	90.55(1409/1556)
48 个月	91.74(300/327)	89.83(265/295)	96.88(31/32)	91.13(596/654)

将研究对象的性别、年龄、婚姻状况、感染途径、文化程度、从确诊到开始治疗时间、基线 CD4 细胞计数、初始治疗方案、CD4 细胞恢复情况等可能影响病毒成功抑制的因素，纳入 logistic 回归分析，发现性别、年龄、婚姻状况、感染途径、文化程度、基线 CD4 细胞计数、初始治疗方案、CD4 细胞恢复情况是病毒成功抑制的影响因素。详见表 4-16。

表 4-16　病毒成功抑制的 logistic 回归分析

因素	单因素分析		多因素分析	
	OR(95%CI)	P 值	AOR(95%CI)	P 值
性别				
女	1		1	
男	0.938(0.841~1.047)	0.256	1.339(1.181~1.517)	<0.0001
年龄/岁				
15~<30	1	<0.0001	1	<0.0001
30~<40	2.114(1.865~2.397)	<0.0001	1.493(1.289~1.729)	<0.0001
40~<50	1.911(1.673~2.183)	<0.0001	1.613(1.402~1.855)	<0.0001
≥50	1.547(1.364~1.754)	<0.0001	1.437(1.262~1.635)	<0.0001
婚姻状况				
已婚或同居	1		1	
其他	0.949(0.865~1.041)	0.265	1.329(1.195~1.478)	<0.0001
感染途径				
血液途径	1	<0.0001	1	<0.0001
同性性传播	0.906(0.554~1.482)	0.694	0.896(0.539~1.49)	0.672
异性性传播	1.387(0.9~2.139)	0.138	1.31(0.836~2.054)	0.239
其他	0.743(0.483~1.141)	0.175	0.759(0.488~1.18)	0.759
文化程度				
初中及以下	1	<0.0001	1	<0.0001
高中/中专	0.388(0.338~0.446)	<0.0001	0.441(0.376~0.518)	<0.0001
大专及以上	0.562(0.479~0.66)	<0.0001	0.596(0.504~0.706)	<0.0001
从确诊到开始治疗时间/月				
≤3	1	0.481	1	0.195
4~<12	1.005(0.83~1.217)	0.961	0.965(0.784~1.188)	0.737
≥12	0.937(0.761~1.155)	0.544	0.87(0.697~1.087)	0.221
基线 CD4 细胞计数/(/μL)				
0~<200	1	<0.0001	1	<0.0001
200~<350	1.106(0.976~1.253)	0.114	1.433(1.251~1.664)	<0.0001
≥350	1.592(1.398~1.814)	<0.0001	1.775(1.548~2.036)	<0.0001
初始治疗方案				
AZT/d4T+3TC+EFV/NVP	1	<0.0001	1	<0.0001

续表

因素	单因素分析		多因素分析	
	OR(95%CI)	P值	AOR(95%CI)	P值
TDF+3TC+EFV/NVP	0.638(0.29~1.403)	0.264	0.724(0.324~1.617)	0.431
其他	0.469(0.213~1.033)	0.06	0.516(0.23~1.154)	0.107
CD4细胞恢复情况				
否	1		1	
是	0.149(0.13~0.171)	<0.0001	8.924(7.636~10.43)	<0.0001

3. 生存分析 研究表明，HIV感染者/艾滋病患者接受抗病毒治疗后生存率受年龄、婚姻状况、文化程度、基线CD4细胞计数、WHO临床分期、治疗方案等因素的影响；其中治疗前基线CD4细胞计数和治疗前有无艾滋病相关疾病症状是影响病死率的主要因素。随着纳入抗病毒治疗患者基线CD4细胞计数水平的提高、治疗前WHO临床分期的降低、免费抗病毒治疗方案的优化、患者平均年龄的降低、诊疗机构诊疗条件的改善，HIV感染者/艾滋病患者接受抗病毒治疗后5年生存率从最初的80%左右提高到了目前的90%左右。

湖北省2003—2010年、2011—2015年和2016—2020年三个不同时间段开始抗病毒治疗的艾滋病患者治疗开始后的第1年生存率分别为91.36%、94.24%和96.29%；5年累计生存率分别为82.25%、87.86%和90.12%。详见表4-17。

表4-17 湖北省不同时间段开始抗病毒治疗的艾滋病患者5年累计生存情况(寿命表)

治疗年数	2003—2010年			2011—2015年			2016—2020年		
	期初治疗人数	期间死亡人数	累计生存率/(%)	期初治疗人数	期间死亡人数	累计生存率/(%)	期初治疗人数	期间死亡人数	累计生存率/(%)
1	2662	229	91.36	8363	478	94.24	15095	547	96.29
2	2409	84	88.16	7751	190	91.92	13843	277	94.17
3	2308	48	86.33	7490	128	90.34	11000	142	92.75
4	2253	57	84.14	7321	106	89.03	7752	107	91.18
5	2185	49	82.25	7179	94	87.86	4764	39	90.12

截至2020年12月31日，湖北省接受过抗病毒治疗的HIV感染者/艾滋病患者中，有13.5%的人死亡，其中因非艾滋病相关疾病死亡的人数占所有死亡人数的9.36%、因艾滋病/艾滋病相关疾病死亡的人数占所有死亡人数的90.64%。接受抗病毒治疗后的第1年因艾滋病/艾滋病相关疾病死亡人数的占比为4.88%，治疗后的第3~12年间，因艾滋病/艾滋病相关疾病死亡人数的占比维持在1.5%左右；治疗时间超过12年后，患者死亡率总体呈上升趋势。治疗开始后的第1、5、10、15、19年，患者累计生存率分别为95.12%、88.43%、81.61%、73.77%和66.39%。详见表4-18和图4-11。

表4-18 湖北省2003—2020年接受抗病毒治疗的艾滋病患者生存情况

治疗年数	期间死亡人数	死亡率/(%)	生存率/(%)	累计生存率/(%)	累计生存率的标准误
1	1254	4.88	95.12	95.12	0
2	551	2.43	97.57	92.81	0

续表

治疗年数	期间死亡人数	死亡率/(%)	生存率/(%)	累计生存率/(%)	累计生存率的标准误
3	318	1.65	98.35	91.27	0
4	270	1.7	98.3	89.72	0
5	182	1.43	98.57	88.43	0
6	165	1.66	98.34	86.97	0
7	105	1.39	98.61	85.76	0
8	76	1.37	98.63	84.58	0
9	78	1.9	98.1	82.97	0
10	49	1.64	98.36	81.61	0
11	34	1.57	98.43	80.33	0
12	27	1.67	98.33	78.98	0.01
13	26	2.03	97.97	77.38	0.01
14	20	1.95	98.05	75.87	0.01
15	22	2.76	97.24	73.77	0.01
16	12	2.1	97.9	72.22	0.01
17	6	1.65	98.35	71.03	0.01
18	7	3.53	96.47	68.53	0.01
19	2	3.13	96.88	66.39	0.02

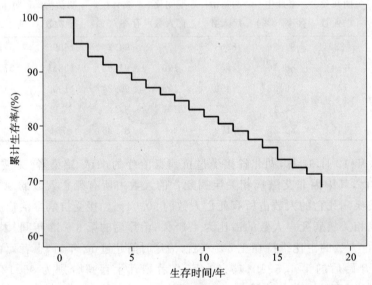

图 4-11　湖北省 2003—2020 年接受抗病毒治疗的艾滋病患者生存曲线

单因素 Cox 分析发现，接受抗病毒治疗患者开始治疗时年龄、婚姻状况、感染途径、基线 CD4 细胞计数、末次随访与基线 CD4 细胞计数差值等因素是患者生存时间的影响因素（$P<0.05$）。将单因素 Cox 分析中有统计学差异的因素进行多因素 Cox 分析，结果显示：

与开始治疗时年龄≤35岁年龄组相比,年龄越大,因艾滋病/艾滋病相关疾病死亡的风险越高,其中66岁及以上年龄组死亡风险为其3.52倍(95% CI:3.12~3.98);未婚/无配偶患者的死亡风险是已婚/同居患者的1.12倍(95% CI:1.04~1.21);经吸毒途径感染患者的死亡风险是经性传播途径感染患者的1.62倍(95% CI:1.21~2.16);与基线CD4细胞计数≤200/μL的患者相比,基线CD4细胞计数水平越高,因艾滋病/艾滋病相关疾病死亡的风险越低,基线CD4细胞计数大于等于501/μL的患者死亡风险是其8%(95% CI:0.06~0.10);与治疗后CD4细胞计数减少150/μL及以上的患者相比,治疗后CD4细胞计数与基线CD4细胞计数的差值越大,因艾滋病/艾滋病相关疾病死亡的风险越低,治疗后CD4细胞计数增加大于等于301/μL的患者的死亡风险仅为其4%(95% CI:0.03~0.05)。详见表4-19。

表4-19 湖北省接受抗病毒治疗的HIV感染者/艾滋病患者生存时间Cox回归分析

分组	单因素分析			多因素分析		
	Wald卡方值	P值	OR(95%CI)	Wald卡方值	P值	OR(95%CI)
性别						
男						
女	0.40	0.52	1.03(0.95~1.11)			
开始治疗时年龄/岁						
≤35	1375.84	0.00	—	441.97	0.00	—
36~50	251.40	0.00	2.29(2.07~2.54)	74.04	0.00	1.6(1.44~1.78)
51~65	600.90	0.00	3.68(3.32~4.09)	191.28	0.00	2.16(1.93~2.4)
≥66	1276.77	0.00	8.47(7.53~9.52)	410.39	0.00	3.52(3.12~3.98)
婚姻状况						
已婚/同居						
未婚/无配偶	28.78	0.00	1.21(1.13~1.3)	9.51	0.00	1.12(1.04~1.21)
感染途径						
性传播途径	188.15	0.00	—	37.57	0.00	—
吸毒途径	27.59	0.00	2.15(1.62~2.86)	10.64	0.00	1.62(1.21~2.16)
血液途径	167.21	0.00	1.95(1.76~2.15)	27.68	0.00	1.33(1.2~1.48)
其他	4.40	0.04	1.26(1.02~1.57)	3.03	0.08	1.21(0.98~1.51)
基线CD4细胞计数/(/μL)						
≤200	900.11	0.00	—	1272.11	0.00	—
201~350	456.09	0.00	0.39(0.35~0.42)	629.31	0.00	0.32(0.29~0.35)
351~500	352.54	0.00	0.24(0.21~0.28)	532.06	0.00	0.16(0.14~0.19)
≥501	269.99	0.00	0.18(0.14~0.22)	519.37	0.00	0.08(0.06~0.10)

续表

分组	单因素分析			多因素分析		
	Wald 卡方值	P 值	OR(95%CI)	Wald 卡方值	P 值	OR(95%CI)
末次随访与基线 CD4 细胞计数差值/(/μL)						
≤−150	3944.94	0.00	—	4180.07	0.00	—
−149~0	225.39	0.00	3.54(3~4.17)	5.26	0.02	1.23(1.03~1.46)
1~150	22.82	0.00	0.65(0.55~0.78)	299.91	0.00	0.19(0.16~0.23)
151~300	236.67	0.00	0.21(0.17~0.26)	685.14	0.00	0.06(0.05~0.07)
≥301	328.41	0.00	0.14(0.12~0.18)	778.68	0.00	0.04(0.03~0.05)

对艾滋病患者的抗病毒治疗效果受基线 CD4 细胞计数、年龄、婚姻状况等多种因素影响。早发现早治疗,在患者 CD4 细胞计数水平较高,未出现艾滋病相关临床症状时进行抗病毒治疗,同时加强对患者的心理疏导,减少歧视,能提高患者治疗成功率、降低患者死亡风险。

七、HIV 耐药

抗病毒治疗是救治艾滋病患者和预防艾滋病二代传播的有效手段,但其效果会因 HIV 耐药株的出现和流行而大幅降低。

(一)治疗失败病例耐药比例

2006 年,湖北省疾病预防控制中心对 78 例治疗失败(病毒载量≥1000 copies/mL)的艾滋病患者进行耐药检测,通过 PCR 共扩增出 51 份 HIV 基因片段,其中对核苷类逆转录酶抑制剂(NRTI)的高度耐药率达到 19.84%。对非核苷类逆转录酶抑制剂(NNRTI)的高度耐药率高达 28.16%,对 2 种药耐药的比例达到 26.88%,对 3 种药均耐药的比例达到 17.28%。还出现病毒对 NRTI 和 NNRTI 的多重耐药,均耐药的比例高达 20.48%。此外,人们还观察到 1 例(0.64%)对蛋白酶抑制剂(PI)低度耐药。

湖北省每年对治疗失败、有耐药检测需求的标本进行免费耐药检测。对接受抗病毒治疗半年以上,且病毒载量≥1000 copies/mL 的患者的 HIV pol 区基因序列进行分析,并鉴定耐药位点。结果显示,对 NRTI 和 NNRTI 耐药的比例有所改变;有一定比例的 HIV 感染者/艾滋病患者对 NRTI 和 NNRTI 均发生耐药,其中有少量 HIV 感染者/艾滋病患者对 PI 也发生耐药。历年耐药比例详见表 4-20。

表 4-20 湖北省历年治疗失败病例 HIV 耐药比例

年份	对 NRTI 耐药/(%)	对 NNRTI 耐药/(%)	对 NRTI+NNRTI 耐药/(%)	对 PI 耐药/(%)	对 NRTI+NNRTI+PI 耐药/(%)
2014	31.71	43.37	27.64	0.81	0.81
2015	32.89	53.69	31.54	4.03	2.68
2016	67.01	75.26	67.01	3.09	1.03

续表

年份	对NRTI耐药/(%)	对NNRTI耐药/(%)	对NRTI+NNRTI耐药/(%)	对PI耐药/(%)	对NRTI+NNRTI+PI耐药/(%)
2017	48.62	65.14	47.71	1.83	0
2018	46.34	54.88	42.68	1.21	1.85
2019	61.11	73.15	59.25	0	0
2020	54.93	75.12	54.93	0.94	0.94

（二）治疗失败病例耐药位点突变情况

湖北省2017—2018年检测了182例治疗时间超过12个月、HIV-1病毒载量大于1000 copies/mL的HIV感染者/艾滋病患者血浆标本，基因亚型以CRF01_AE为主（占62.64%），其次是B亚型（占16.48%）和CRF07_BC亚型（占14.84%），此外还有5例CRF01_55B、4例CRF08_BC和2例CRF01_59B。总耐药率为69.23%，发生NRTI、NNRTI和PI耐药突变的占比分别为46.15%、65.38%和0.55%，发生NRTI和NNRTI交叉耐药突变的占比为40.66%。

NRTI相关的突变位点主要是M184V/I（占33.53%）和K65R（占18.13%）；NNRTI则以V179 D/E（占14.84%）、K103N（占18.13%）和Y181C（占17.03%）为主；PI突变位点仅1例，为M46I。

（三）治疗前耐药情况

2007年，湖北省疾病预防控制中心对135例接受过抗病毒治疗的HIV感染者进行耐药检测，其中115份扩增出pol区基因序列并进行序列测定。在蛋白酶基因上检测到的基因突变有L63ASP（99.13%）、A71TV（32.18%）、V77IM（93.04%）、I93L（90.43%）、L10I（1.74%）、K20EMR（3.48%）、L24V（0.87%）、V32AE（1.74%）、M36I（2.61%）、I47M（0.87%）；逆转录酶上针对NRTI的突变有E44K（0.87%）、T215S（0.87%）；针对NNRTI的突变有K103INR（3.48%）、V106I（1.74%）、G190AR（1.74%）。结果显示115份样本中对NNRTI高度耐药的突变有2例，而针对PI和NRTI没有出现中度以上的耐药突变。

为了解HIV耐药株在治疗前人群中的传播状况，为一线抗病毒治疗和暴露前预防及暴露后预防药物方案制定提供科学指导，中国疾病预防控制中心性病艾滋病预防控制中心在湖北省开展了2022年抗病毒治疗前HIV耐药监测调查。本次调查按照2021年6月WHO发表的HIV耐药监测策略（2021年版）推荐使用的抗病毒治疗前耐药监测方案，采用两阶段集群设计的横断面调查方法，通过门诊点选择系统抽样（PPS抽样），在湖北省抽取到10个市州，共计17个治疗机构。

调查对象纳入标准：年龄≥18岁，2022年1—6月开始抗病毒治疗的HIV感染者，包括初始抗病毒治疗者、既往抗病毒治疗者（既往暴露前预防服药者或暴露后预防服药者、停药后重新开始抗病毒治疗者、母婴阻断者），计划抽样总人数400人，实际完成调查采样418人，序列测定合格362人。

湖北省2022年抗病毒治疗前HIV感染者基因亚型以CRF07_BC为主，占45.6%；其次是CRF01_AE，占29.6%。详见表4-21。

表 4-21　湖北省 2022 年抗病毒治疗前 HIV 感染者基因亚型占比情况

基因亚型	人数	占比/(%)
CRF07_BC	165	45.6
CRF08_BC	17	4.7
CRF01_AE	107	29.6
CRF55_01B	33	9.1
B	19	5.2
其他	21	5.8
合计	362	100.0

在开展监测的 362 人中,有 20 人耐药,耐药率为 5.5%,对 NNRTI、NRTI、PI 耐药的概率分别为 5.2%、0.3%、0。其中有 5.2%(19/362)的抗病毒治疗前 HIV 感染者对 EFV 和 NVP 耐药。主要耐药突变位点如下:NNRTI 类 K103(2.5%)、V179(1.7%)、E138(1.1%);NRTI 类 M184(0.3%)。详见表 4-22。

表 4-22　湖北省 2022 年抗病毒治疗前 HIV 感染者耐药药物及耐药突变位点情况

耐药药物	人数	占比/(%)	耐药突变位点,人数(占比/(%))
NNRTI	19	5.2	
依非韦伦(EFV)	19	5.2	K103N/S,9(2.5)
奈韦拉平(NVP)	19	5.2	V179D/E,6(1.7)
			E138A/G,4(1.1)
			Y181C,1(0.3)
			G190A/E,1(0.3)
			A98G,1(0.3)
			V108I,1(0.3)
			Y188L/F,1(0.3)
			V106I,1(0.3)
NRTI	1	0.3	
阿巴卡韦(ABC)	1	0.3	M184V,1(0.3)
恩曲他滨(FTC)	1	0.3	
拉米夫定(3TC)	1	0.3	
去羟肌苷(DDI)	0	0	
司他夫定(d4T)	0	0	
富马酸替诺福韦酯(TDF)	0	0	
齐多夫定(AZT)	0	0	
PI	0	0	
合计	20	5.5	

从耐药监测的结果看,湖北省新增治疗的 HIV 感染者/艾滋病患者对 NNRTI 的耐药率

较高,需引起重视,需要开展长期耐药监测。目前湖北省缺乏大规模的治疗前耐药检测结果,针对抗病毒治疗失败者,临床医生应建议其及时进行 HIV-1 耐药检测,根据耐药检测结果及时调整抗病毒治疗方案。

八、抗病毒治疗质量控制

为了保证抗病毒治疗、随访管理工作的落实,各级卫生行政部门和疾病预防控制机构会对辖区内的定点医疗机构开展定期或不定期督导和数据质量核查,以及时发现工作中存在的问题,并提出解决办法与建议。

1. 督导 省、市疾病预防控制中心利用艾滋病(AIDS)信息系统,动态掌握各地抗病毒治疗工作开展情况,分析各地抗病毒治疗相关工作指标的完成情况。根据各地工作开展情况,各级卫生行政部门/各级艾滋病防治办公室组织协调有关部门,对各级定点医疗机构进行现场督导。

现场督导方法包括听取汇报、查看原始档案资料、访谈关键人员和实地考察等。

督导内容包括:①艾滋病防治组织架构的建立情况;②艾滋病防治各项政策和经费落实情况;③艾滋病防治相关规章制度的制定和落实情况;④患者抗病毒治疗、随访检查、随访管理等工作开展情况;⑤患者相关原始档案资料(检测记录、随访记录、转介记录、失访/死亡报告等)的保存和信息系统资料录入及时性、完整性、一致性评估;⑥免费抗病毒药品的管理情况;⑦治疗比例、治疗成功率、病毒学抑制率、病毒载量检测率等各项指标完成情况;⑧医/护人员对患者依从性教育工作开展情况;⑨艾滋病防治相关知识的宣传、艾滋病自愿咨询检测(VCT)/医务人员主动提供 HIV 检测咨询(PITC)、暴露后预防,以及患者转介、安全性行为等综合干预措施执行情况。(详见附录11"督导评估表")

在现场督导过程中,应及时与相关工作人员沟通、交流,共同分析工作中存在的问题,并商讨解决的办法;同时给予现场指导、示范和培训。

现场督导结束后,除口头向接受督导的地区或单位反馈督导结果外,还应以书面形式正式反馈督导结果,指出存在的问题,提出工作建议,并要做好督导整改的落实与追踪工作。

2. 数据质量核查 为及时发现工作中存在的问题,有针对性地制定与采取有效措施,进一步完善数据信息系统,提升数据信息在艾滋病防治决策中的技术支撑作用,中国疾病预防控制中心性病艾滋病预防控制中心要求各级疾病预防控制中心和抗病毒治疗定点医疗机构每年开展数据质量核查。核查内容包括:①实验室数据一致率和抗病毒治疗处方一致率;②耐药检测结果一致率;③新治疗患者基线 CD4 细胞计数、病毒载量检测比例;④HIV 感染者 CD4 细胞计数结果与实验室数据一致率;⑤信息系统中疑问数据核改情况等。湖北省疾病预防控制中心每年均会下发数据质量核查方案,要求各级自查,同时抽取部分县区进行现场核查,核查结果以文件形式进行全省通报。

第三节 湖北省艾滋病的预防干预

在艾滋病防治中,宣传教育一直是控制艾滋病流行的首要环节,在艾滋病防治中占有重要地位。有学者对 2014 年以前我国在国家级和省级层面出台的艾滋病防治政策进行分析后发现,21.5%的内容与艾滋病防治宣传教育相关,随后颁布的国家级政策文件也都将艾滋病防治宣传教育作为重要的内容,并开展了大量的工作。

随着人们对行为干预重要作用的认识的加深,人们越来越重视通过改变行为来控制疾病和促进健康,特别是在心脑血管疾病方面。通过行为干预,心脑血管疾病的发生率明显降低;同样,在艾滋病防治中,行为干预是控制艾滋病流行的有效措施。

本节将从宣传教育和行为干预两个方面阐述湖北省艾滋病防治工作的开展。

一、宣传教育

艾滋病已经成为一个全球性的公共卫生和社会问题,因此开展艾滋病的预防教育工作,是一项长期而艰巨的任务。普及艾滋病知识,提高广大人民群众预防艾滋病的意识和能力,是控制艾滋病流行的基础和关键。

艾滋病防治中,宣传教育是最重要的手段和最经济有效的方法,因此宣传教育也被称为预防艾滋病最有效的"社会疫苗"。开展艾滋病防治宣传教育工作对防治艾滋病具有重要意义。随着社会经济的发展和艾滋病防治政策的变化,湖北省艾滋病防治宣传教育主要经历了常规宣传、重点人群宣传、扩大宣传覆盖面、防艾警示教育四个阶段。

(一)"十一五"以前以常规宣传为主

湖北省作为我国中部省份,是全国少数有偿供血造成艾滋病流行的省份之一,其流行特点与全国较为一致。1988年,湖北省报道第一例艾滋病病例,此后每年均有新的HIV感染者被发现,且发现的感染者数量逐年上升。HIV感染的高危人群如吸毒、卖淫嫖娼人群数量呈上升趋势,尤其是性病患者数量每年均以较大幅度上升。在这一时期,尽管湖北省仍属于低发区,却面临艾滋病大面积流行和患者快速增多的局面,艾滋病预防与控制形势严峻。这一时期湖北省主要采取的宣传方式是常规宣传,即以大众宣传为主,宣传媒介主要是报纸、广播、电视等。

(二)"十一五"期间以重点人群宣传为宣传教育重点

"十一五"期间,湖北省艾滋病防治宣传教育已经建立了常规宣传与重点人群宣传相结合的工作机制,艾滋病的宣传活动围绕"遏制艾滋,履行承诺""普遍可及和人权"和"正视艾滋,重视权益,点亮反歧视之光"三大主题展开,宣传内容主要侧重于普及预防知识、国家和当地的艾滋病防治政策、关爱和反对歧视以及营造良好社会环境等方面,重点人群主要是农民工、学生、性工作者。政策宣传方面,侧重于国家"四免一关怀"等政策的宣传。除对重点人群宣传基本知识外,还广泛推广行为干预和综合预防措施等,为全面遏制艾滋病的蔓延奠定了坚实的基础,具体措施如下。

1. 对农民工等进城务工人员开展"三个一"活动,提高务工人员防病意识 切实加强农民工疾病预防控制与健康教育,是事关湖北省农村劳务经济开发和农民工身体健康与生命安全的一项重要工作。为了贯彻落实《湖北省人民政府关于解决农民工问题的实施意见》,切实加强农民工疾病预防控制与健康教育工作,由湖北省人民政府防治艾滋病工作委员会办公室、湖北省卫生厅等七部门联合下发《湖北省农民工疾病预防控制与健康教育工作实施方案》。方案要求各有关部门将艾滋病防治等疾病预防控制与健康教育纳入日常工作内容,开展疾病预防控制和宣传教育活动。输入地以重点场所为依托,逐步向农民工集中的工矿及制造企业、物流业(送报纸、送气、送水等)、集贸市场等单位扩展;在输入地实现"三个一",

即在用工人数超过100人的各类建筑工地或私营企业,有一个以上疾病预防控制知识宣传牌、健康教育宣传单摆放架、安全套发放箱。输出地通过辖区内培训学校实现"三个一",即在各类农村劳动力转移培训场所,让外出农民工听一次疾病预防控制知识课,获得一本农民工健康手册,得到一次免费健康检查。

方案对各级防艾办和卫生行政部门及各厅局单位工作职责做了详细分工。湖北省建设厅负责指导和督促市州建设部门落实在重点场所摆放宣传牌、放置宣传单摆放架、放置安全套发放箱。湖北省人口和计划生育委员会负责督促开展农民工健康宣传教育工作,为农民工提供国家规定的有关项目的计划生育技术服务,按属地管理的原则,为实行计划生育的农民工免费提供安全套。农业部门负责督促各级农业部门所属农民工培训学校,落实输出地"三个一"工作任务。湖北省劳动和社会保障部门负责督促各级定点培训机构,将艾滋病防治(职业病防治)等疾病预防控制与健康教育纳入《农村劳动力技能就业计划》培训内容,并认真督促落实。湖北省工商行政管理部门负责督促各级工商部门充分发挥个体劳动者协会、私营企业协会的作用,协调农民工集中的私营企业会员单位,每年开展1~2次艾滋病防治宣传活动,配合卫生行政部门、人口和计划生育部门在输入地私营企业落实"三个一"的措施。

2. 艾滋病防治知识走进校园,提高学生防护意识 "十一五"期间,湖北省将艾滋病防治知识教育纳入初中及以上课堂,编写了适合学生使用的艾滋病防治健康教育材料,并安排固定课时,结合课内外活动开展宣传教育,提高青少年学生自我保护意识,培养文明健康的生活方式。2006年,湖北省教育厅利用各省高考自主命题的契机,及时将艾滋病基本知识纳入高考内容。实际上在2005年,湖北省的11个市州已经将艾滋病防治知识列入中考内容,分别在生物或政治科目中安排2~10分的艾滋病防治知识考试内容。将艾滋病防治知识列入中考、高考命题范围,能以此引起全社会对艾滋病健康教育的重视和关注。把艾滋病防治知识纳入高考,考试素材内容贴近学生的学习生活实际,内容涵盖了艾滋病的传播途径、自愿咨询检测、临床表现、流行趋势、对世界区域的影响以及对艾滋病患者的人文关怀,这种将科普知识与关键考试相结合的方式,有利于提高学生对艾滋病防治等社会热点问题重要性的认识。

2005年,湖北省疾病预防控制中心对武汉市部分到医院皮肤科门诊就诊的大学生进行了艾滋病相关知识知晓率的问卷调查,从总体上看,被调查的大学生对艾滋病的致病因素、传播途径、危险行为、日常接触、预防措施等知晓率较低,尤其是对日常接触不传播HIV的知晓率低于60%,对预防措施的知晓率更低,在40%以下。从"十一五"时期开始,针对大学生,湖北省各级疾病预防控制机构联合学生社团,在校园开展了形式多样的艾滋病防治宣传活动。2006年,一项针对武汉市大学生的调查显示,武汉市大学生对艾滋病三大传播途径知晓率在90%以上,对艾滋病非传播途径正确认知率在70%左右,对大部分的艾滋病预防措施正确认知率在80%以上。

3. 对性工作者开展宣传教育,提高防范意识 "十一五"期间,湖北省艾滋病的主要传播方式从经血液途径传播为主转向经性传播为主,而且以异性性传播为主。湖北省依托一些基金项目在全省范围内印发了女性保健手册,内容包括娱乐场所艾滋病性病防治知识、保健美容服装知识、女性生殖健康知识、其他防病知识、咨询电话、有关网站等。此外,各级疾病预防控制机构与社会组织深入娱乐场所开展外展活动及同伴教育活动,提高性工作者防范意识。通过持续的宣传教育,性工作者的艾滋病知识知晓率有了明显提高。

"十一五"期间的艾滋病防治宣传主要依靠宣传海报、折页以及展板等。例如,开发、设计并制作健康教育传播材料,包括一次性纸杯、餐巾纸、宣传T恤、安全套小摆件、笔记本、扑克牌等实用宣传品,以及安全套宣传画、性工作者艾滋病防治手册、健康教育挂图、展板、学生用书签、外出打工人员健康手册、生活技能培训光盘、党政干部读本、艾滋病政策倡导社会学丛书等。此外,还可通过公益广告、专栏、宣传标语等开展宣传教育,如在主要路段、车站、码头、机场等公共场所设置公益广告牌;在各级各类医疗机构设置艾滋病防治宣传专栏;在公路沿线刷写宣传标语等。

"十一五"期间,虽然针对农民工和学生开展了艾滋病防治宣传教育工作,但由于艾滋病防治工作只是多部门的一项兼顾性工作,并不是多部门的主业,很多部门所做的艾滋病防治宣传教育活动只注重表面形式,对分类性的宣传教育工作涉及不多,没有根据宣传教育对象的年龄、经济状况、文化程度、需求等情况开展有效的宣传,特别是没有针对不同人群、不同知识点采取群众喜闻乐见的宣传教育活动方式,如针对本地流动人口、农村居民、学生、外来妇女等各类人群的特点,将艾滋病健康教育与防病治病、卫生宣传、农技培训及其他娱乐活动有机结合,提高目标人群参与的积极性、主动性,逐步使艾滋病防治宣传教育工作深入、持久地开展。艾滋病防治宣传教育工作存在"三多三少"的问题:在城市广场宣传多,在农村和社区宣传少;面向普通人群宣传多,针对重点人群宣传少;艾滋病日集中宣传多,平时经常性宣传少。

(三)"十二五"期间以"扩大宣传覆盖面"为宣传教育重点

2012年,国务院办公厅印发《中国遏制与防治艾滋病"十二五"行动计划》(国办发〔2012〕4号),对艾滋病相关知识知晓率进行了量化考核,要求艾滋病综合防治知识(包括艾滋病、性病、丙肝防治知识和无偿献血知识)知晓率,15~60岁城镇居民达到85%以上,农村居民达到80%以上;出入境人群、流动人口和15~49岁妇女达到85%以上;高危行为人群和青少年达到90%以上;监管场所的被监管人员达到95%以上。所有普通中学、中等职业学校、普通高等学校每学年按照规定要求开展艾滋病综合防治知识专题教育或宣传教育活动;各级主要新闻媒体刊播艾滋病综合防治知识公益广告占公益广告的比例达到5%以上。

为达到"十二五"行动计划的要求,湖北省艾滋病防治宣传教育以"扩大宣传教育覆盖面"为重点,围绕"行动起来,向'零'艾滋迈进"这一主题,多部门联合行动,开展了内容丰富、形式多样的艾滋病防治宣传活动,大力普及了预防艾滋病知识和政策,提高了全社会抵御艾滋病的能力。

一是开展系列大型宣传活动。全省围绕每年的艾滋病防治(防艾)宣传主题,通过每年在大众媒体发布疫情信息,政府领导深入防艾工作一线,走访慰问医护人员和艾滋病感染者及其家庭,以及在车站、广场等公共场所和学校开展大型宣传咨询活动等形式,扩大宣传效果,大力普及防艾知识。二是发挥媒体优势,实现宣传教育广覆盖。积极与本省主要媒体合作,通过在网站开辟防艾宣传专题栏目,开展防艾随手拍、有奖答题、嘉宾访谈等活动,向公众宣传防艾知识。省内各地与当地报纸、电视台等媒体合作,通过刊播防艾知识和政策、公益广告、专题报道等形式,开展防艾宣传教育。三是大力开展防艾知识和政策巡讲。结合"健康湖北"全民行动,将防艾知识纳入健康知识进学校、进社区、进农村、进企业、进家庭内容;以党政干部为重点,开展专题防艾知识巡讲。四是大力加强青少年、农民工等重点人群防艾宣传教育。与教育部门等合作,继续将防艾知识纳入中高考内容,促进中学生对艾滋病相关知识的掌握;与教育部、共青团等部门合作,组建校园防艾社团和志愿者组织,在校园内开展知识讲座、校园宣传咨询活动、演讲比赛、辩论赛、创意征集等形式多样的防艾宣传教育活动;与工会等组织合作,通过在企业开展知识讲座、张贴宣传海报、摆放宣传折页等,提高流动人口对艾滋病相关知识的了解程度。五是利用传播材料,宣传防艾知识。利用基本公共卫生服务项目健康教育宣传阵地,设计防艾宣传栏和宣传折页,提供给全省各社区卫生服务中心(站)、卫生院(室)使用。设计、制作宣传海报等,在各窗口单位和公共场所进行张贴和摆放,宣传防艾知识和政策。

"十二五"期间的防艾宣传教育主要采取平面宣传品与媒体传播相结合的方式。如制作艾滋病主题海报、艾滋病反歧视公益广告,以及自愿咨询检测宣传画、反歧视宣传画和折页、湖北省学校艾滋病警示教育展板等。各地疾病预防控制机构与当地媒体合作,实现了宣传教育广覆盖。

"十二五"期间,防艾宣传教育面临的主要问题是对艾滋病的恐惧和歧视现象在一些地方仍然比较严重,影响了艾滋病扩大检测和扩大治疗工作的深入。农村地区的防艾宣传教育面临较大的困难,对流动人口的宣传缺乏常态化机制。针对男男性行为者、静脉吸毒者等"知行分离"较严重人群的宣传教育工作缺乏针对性和警示性。

(四)"十三五"期间以"防艾警示教育"为宣传教育重点

2017年,国务院办公厅发布《中国遏制与防治艾滋病"十三五"行动计划》,在工作目标中,要求居民对艾滋病防治知识的知晓率达85%以上。流动人口、青年学生、监管场所被监管人员等重点人群以及易患艾滋病危险行为人群对艾滋病防治知识的知晓率均达90%以上。要求提高宣传教育针对性,增强公众艾滋病防治意识。加强艾滋病防治宣传教育,根据不同人群特点,开发适宜的宣传材料,提高信息针对性和可接受性。充分发挥社会公众人物影响和微博、微信等新媒体作用,开展艾滋病疫情信息交流与警示、感染风险评估、在线咨询等活动,增强宣传效果。

"十三五"期间,湖北省根据不同人群特点,各部门发挥自身优势,围绕"共担防艾责任,共享健康权利,共建健康中国""主动检测,知艾防艾,共享健康""携手防疫抗艾,共担健康责任"等主题,采用针对性和接受性强的科普宣传和防治措施,突出疫情特点、危害严重性和有效防治措施等内容,同时倡导社会关爱HIV感染者,保护隐私,反对歧视。

1. 普通人群的普及性宣传 ①通过线下传播材料宣传艾滋病防治知识。制作艾滋病防治宣传折页和警示教育展板提供给全省使用。②通过线上新媒体(如微信、微博等)宣传艾滋病防治知识,如在微信公众号"湖北疾控"设置艾滋病防治知识专题,推送"乐博士谈艾滋"等内容。③利用基本公共卫生服务平台,制作健康教育宣传栏模板等,以供全省各地社区卫生服务中心(站)、乡镇卫生院、村卫生室宣传艾滋病防治知识。④拍摄微电影进行宣传。以真实事件为原型,制作艾滋病防治微电影《无花果》,并在主流网站上展播。⑤与主流网站合作开展艾滋病防治健康教育,在荆楚网网站上开辟艾滋病防治宣传专栏,推送宣传艾滋病防治核心知识。⑥在广播电台录制艾滋病防治知识专题节目,组织专家接受媒体联合采访,现场答疑解惑,普及艾滋病防治知识,如在湖北电视台录制播出艾滋病防治相关节目。⑦与社会公益组织合作,开展健康中国荆楚行"伴艾骑行"武汉站公益活动。

2. 重点人群的针对性宣传 ①针对大学生开展艾滋病防治警示教育,在武汉大学、华中科技大学等重点高校设立"艾滋病警示教育园地",建立校园艾滋病防治宣传的阵地;组织相关专家到华中科技大学、武汉科技大学、湖北中医药大学等10多所在汉高校举办艾滋病防治知识讲座;利用世界艾滋病日的契机,在大学校园内开展艾滋病防治警示教育宣传活动;连续4年在高校内开展"美好青春我做主"红丝带青春校园行活动;联合湖北省教育厅等在高校开展"金点子"征集、艾滋病防治创意大赛等活动。②针对高危人群开展针对性教育。组建个案管理师等专业团队深入校园、工地、企业等开展艾滋病防治知识宣讲,同时将宣传和干预有机结合,向高危人群宣传提供检测、咨询和治疗的地点和内容。③加强场所宣传,强化宣传效果。在口岸等流动人员密集场所、用工单位、居住社区、海关、民政、人力资源社会保障部等开展艾滋病防治宣传,将艾滋病防治宣传纳入农村劳动力外出务工培训内容。在社区(村)和老年人服务机构,采取老年人喜闻乐见的方式开展艾滋病防治宣传教育。

二、行为干预(100%安全套使用项目、美沙酮替代、针具交换)

行为干预主要是指对某些特定的行为进行预防或改变这些行为。在艾滋病防控工作中,艾滋病相关行为干预,主要是指改变各种可能造成 HIV 感染或传播的危险行为。过去的三十多年艾滋病防治实践证明,行为干预能有效地改变危险行为,减少 HIV 的传播。

国际上常把容易感染 HIV 的人群称为高危人群,或称为高风险人群;在流行病学上,一般结合传播途径,将有高危行为特征的人群称为高危人群。目前,我国对艾滋病高危人群的界定包括暗娼人群、男男性行为人群、吸毒人群、性病门诊就诊者、既往有偿采供血人群等;而有偿采供血感染途径已基本被切断,因此本书主要对暗娼人群、男男性行为人群等的行为干预进行阐述。

艾滋病行为干预的措施主要包括采用提高艾滋病相关知识知晓率的宣传教育、促进高危行为改变的技巧培训、同伴教育、服药依从性教育,以及行为改变策略,如 100% 安全套使用项目等。

(一) 对暗娼、男男性行为人群的行为干预

一直以来,我国对卖淫嫖娼的行为采取的都是坚决严厉打击的措施。《中华人民共和国治安管理处罚法》第六十六条、第六十七条规定,卖淫、嫖娼的,处十日以上十五日以下拘留,可以并处五千元以下罚款;情节较轻的,处五日以下拘留或者五百元以下罚款。在公共场所拉客招嫖的,处五日以下拘留或者五百元以下罚款。引诱、容留、介绍他人卖淫的,处十日以上十五日以下拘留,可以并处五千元以下罚款;情节较轻的,处五日以下拘留或者五百元以下罚款。由此可见,主要是通过一些执法手段来减少卖淫嫖娼行为,从而控制由卖淫嫖娼行为造成的艾滋病性病传播。

从全球艾滋病流行趋势来看,性传播途径已成为艾滋病传播的主要途径,而暗娼人群不但在性传播过程中起着重要的桥梁作用,而且是 HIV 感染的高危人群。我国暗娼人群的 HIV 抗体阳性率长期维持在 1% 左右,非洲撒哈拉以南国家暗娼人群的 HIV 感染率为 20%~30%,欧美国家暗娼人群的 HIV 感染率为 5%~10%,亚洲艾滋病疫情严重的国家(如泰国和印度)暗娼人群的 HIV 感染率为 10%~20%;由此可见,我国暗娼人群的 HIV 感染率还处于较低水平。

暗娼人群除了是艾滋病高危人群外,也是梅毒等性病的高发人群。国内外研究表明,提高安全套使用率是阻断性病传播最有效的措施。有关研究显示,1993—2008 年,非洲暗娼人群的安全套使用率的增加使 HIV 新发感染率降低 62%。有研究显示,我国暗娼人群的安全套使用率较低。一项对中国三省份暗娼的横断面调查显示,每次性行为时都使用安全套者的占比为 58.9%。暗娼人群的安全套使用率低,意味着他们的性伴具有较高的 HIV 感染风险。在湖北省,近年来,商业性交易呈现隐蔽化、网络化、流动化等特性,在这种环境下,性交易过程中安全套使用率不高,干预工作也难以开展,存在较高的 HIV 传播风险。

2005年,卫生部把男男性行为人群干预纳入艾滋病防治工作计划;2006年,中国疾病预防控制中心性病艾滋病预防控制中心开始统一规划指导全国的男男性行为(MSM)干预工作。2007年,在当年新增的5万名感染者中,男性同性性传播导致的感染者占比为12.27%。男男性行为人群的多性伴、安全套使用率低、偶然性行为多、HIV抗体检测率低等特征,使其成为HIV感染与传播的重点人群。

20世纪80年代以来,随着改革开放,从事商业性性服务的暗娼数量增多,在暗娼人群尤其是小型低档娱乐场所的暗娼人群中,普遍存在着文化程度低、自我保护意识较差、安全套使用率低、性病感染率高等问题。2000年,湖北省开展涉性娱乐场所100%安全套使用项目试点工作,发现暗娼人群的衣原体感染率为21.8%,梅毒感染率为6.5%,HIV检测结果为阴性。暗娼人群在进行商业性行为时安全套使用率低致使其性病感染率居高不下,成为艾滋病快速流行的危险因素之一。开展暗娼行为干预工作已迫在眉睫。

为建立符合国情的预防艾滋病、推广使用安全套的暗娼行为干预模式,以降低高危人群感染艾滋病性病风险,有效阻遏艾滋病经性途径传播,2000年,在WHO和卫生部的支持下,湖北省开展涉性娱乐场所100%安全套使用项目试点工作,以健康促进为手段,以改变暗娼人群的高危行为为目标,在涉性娱乐场所中开展预防艾滋病性病干预活动。经过不懈探索,实践证明实施涉性娱乐场所100%安全套使用项目可有效提高暗娼人群对"坚持使用安全套能有效降低其感染艾滋病性病风险"的认识,促使其在进行商业性行为时提高安全套的使用率,达到有效遏制艾滋病经性途径传播的目的。创立了一整套适合中国国情的"政府主导,卫生牵头,公安配合,部门参与"的在涉性娱乐场所内开展预防艾滋病行为干预的"中国模式"。

湖北省人民政府高度重视100%安全套使用项目试点工作。在2004年就发布了《湖北省人民政府关于加强艾滋病防治工作的意见》,要求在全省推广实施涉性娱乐场所100%安全套使用项目。随后在相继发布的《湖北省艾滋病防治办法》等中就湖北省开展涉性娱乐场所100%安全套使用项目工作做了具体部署。湖北省卫生厅等联合下发了《关于预防艾滋病推广使用安全套(避孕套)的通知》,明确了相关部门的职责,湖北省防艾办成立了100%安全套推广使用项目工作领导小组和项目管理办公室,各市县相应地建立了高危行为干预工作队和安全套推广使用项目管理办公室,具体措施如下。

1. 建立健全工作机制,落实防控责任 2005年10月,湖北省防艾办下发了《关于建立艾滋病高危行为干预工作队的通知》,按照文件精神,全省层层建立了高危行为干预工作队和安全套推广使用项目管理办公室,建立了以各级疾病预防控制机构、性病诊疗机构和社区卫生服务中心为骨干,以外展工作人员、娱乐场所业主和同伴教育员为网络,以业主政策倡导、同伴正确引导、安全套多种方式营销、张贴/摆放宣传用品、从业人员定期体检、性病患者规范化诊疗为基本工作制度的预防艾滋病推广使用安全套工作机制。并从2005年开始,湖北省人民政府每年将预防艾滋病推广使用安全套工作纳入各级政府卫生工作年度目标考核内容,每年定期和不定期对各地工作进行督导评估。湖北省防艾办实行年初部署、年中督查、年末考评的办法,实行高危行为干预信息月报告制度,每月向各地政府通报防治工作进展情况;对娱乐场所目标人群实行每年两次健康体检和发放健康证、督导检查及通报等制度。各级政府也将该工作纳入政府目标管理,每半年进行一次督导考评。

2. 广泛营造良好氛围,建立常态化宣传动员机制 全省各地利用电视、广播、报刊、公共场所宣传、公益广告牌和培训学习等多种形式广泛开展艾滋病防治知识普及活动。建立宣传教育常规化工作机制,娱乐场所、性病诊疗机构摆放宣传用品,学校开设相应课程,监管场所有健康教育处方,机关单位开设讲座。

全省各级党校对处级以上党政干部进行艾滋病防治知识宣讲;在全省初中及以上学校开设艾滋病防治知识课程,并将相关知识连续多年纳入中考、高考内容;在企业职工中开展面对面艾滋病防治宣传教育活动;每年对外出务工人员开展艾滋病培训达 80 万人次,在大型建筑工地设置艾滋病防治宣传设施,即每个工地有一块宣传牌、一个安全套发放箱、一个供员工自取的宣传单摆放框。

3. 建立培训干预队伍,完善暗娼和男男性行为(MSM)干预工作机制 一是层层建立高危行为干预队伍。全省各级疾病预防控制机构都成立了高危行为干预工作队,通过政策倡导、艾滋病性病综合诊疗服务技术、外展技巧、监测、督导与评估等方面的培训,均能独立开展相关工作。

二是因地制宜地制定工作方案。各地通过调查本地区艾滋病性病流行特征及危险因素,高危行为的种类、存在方式和规模,高危场所的种类、数量与分布,高危人群的特点、数量、分布与需求,性病诊疗(妇女保健)机构的数量、分布和服务质量,制定高危行为干预工作实施计划。湖北省防艾办相继推出指导全省项目工作的文件和方案,为湖北省项目工作的深入持久开展打下了坚实的基础。如《湖北省娱乐场所100%安全套使用项目基线调查方案》《湖北省娱乐场所100%安全套使用项目安全套供应方案》《湖北省娱乐场所100%安全套使用项目监测、督导与评估方案》《湖北省娱乐场所100%安全套使用项目性病艾滋病综合诊疗服务指南》《湖北省娱乐场所100%安全套使用项目外展活动指南》《湖北省娱乐场所100%安全套使用项目同伴教育工作实施方案》《湖北省娱乐场所100%安全套使用项目工作指导方案》《湖北省娱乐场所100%安全套使用项目社区(乡镇)工作指南》等,其中的一些方案随湖北省项目的深入开展而不断完善。

三是以娱乐场所为重点,开展外展干预。高危行为干预工作人员经常深入娱乐场所,通过面对面地传授预防艾滋病性病防治知识、安全套使用技巧、在性行为中坚持使用安全套的重要意义,督促高危人群坚持使用安全套,定期进行体检。

四是多措并举,努力实现男男性行为人群的干预覆盖。①建立男男性行为人群艾滋病防治机制,大力依靠当地政府、专业机构、社会团体、民间组织共同开展针对男男性行为人群的艾滋病防治工作,各级政府卫生行政部门将男男性行为人群行为干预纳入当地艾滋病防治总体规划,推动相关部门参与该人群艾滋病防治工作;充分利用湖北省现有娱乐场所100%安全套使用项目工作机制和资源,开展男男性行为人群艾滋病防治工作;发挥疾病预防控制部门专业机构技术支持作用,建立相应的督导评估体系和信息合作与共享机制。②发挥社会团体、民间组织的作用,促进全社会参与;充分利用公众媒体向社会大众开展反歧视教育,为男男性行为人群参与艾滋病防治创造良好的社会环境,促进全社会关注、支持、参与男男性行为人群的艾滋病防治工作;倡导社会各界支持男男性行为人群艾滋病防治工作,为有关组织和人员提供培训和交流机会。③发挥男男性行为人群志愿者组织积极性,配合做好艾滋病防治工作。对积极参与艾滋病防治工作的志愿者组织提供相关技术支持,帮助其建立和完善组织运作机制;充分发挥男男性行为人群志愿者组织对艾滋病防治工作的积极性和主动性,鼓励其对项目工作提出意见和建议,配合工作人员在娱乐场所开展针对男男性行为人群的艾滋病相关知识的宣传活动;充分依靠男男性行为人群志愿者,通过同伴宣传、社区交流等方式向男男性行为人群宣传艾滋病性病防治基本知识,促进其行为改变,提高安全套的使用率,减少艾滋病在该人群中的传播流行;深入该人群聚集场所,宣传艾滋病防治相关知识和措施,发放相关宣传材料和安全套。④加强男男性行为干预队伍建设,提高工作人员干预能力,聘请专家和顾问(国家、地方及志愿者组织领导者)对项目工作人员和男男性行为人群志愿者开展培训,使其掌握男男性行为人群生活方式、行为、心理特征等特点,提高对该人群的干预技能;加强对志愿者组织的工作计划和资金运作、项目管理能力等方面的培训,提高男男性行为人群志愿者组织独立实施艾滋病防治工作能力,支持各地新生志愿者组织参与艾滋病防治工作,以提高艾滋病防治工作干预覆盖率;为男男性行为人群志愿者组织提供培训和交流机会;帮助男男性行为人群志愿者组织选拔和培训同伴教育宣传员,提高同伴教育宣传员的工作能力,协助开展艾滋病防治工作。⑤制定有针对性的行为干预措施,依靠男男性行为人群志愿者、关键媒介人及非政府组织,采用问卷调查、研讨会和个人访谈等方式进行基线调查,数据须真实、准确。基线调查内容包括男男性行为人群活动场所数量及分布状况、利用娱乐场所活动的男男性行为人群数量、艾滋病性病感染情况、艾滋病性病的基本知识知晓情况、男男性行为人群安全套使用情况等;根据基线调查的结果开展有针对性的行为干预,探索适合男男性行为人群的干预模式,制定有效的男男性行为人群干预措施。⑥做好男男性行为人群的艾滋病咨询检测工作,主动与当地的男男性行为人群志愿者组织合作,培训咨询员,利用现有的艾滋病自愿咨询检测(VCT)网络,建立适合该人群特征的艾滋病咨询检测服务模式;推广快速检测,提高咨询检测服务质量,选择当地1个咨询检测点为指定服务点,为该人群提供服务;鼓励该人群积极参加咨询检测,并提供咨询和转诊服务。

2007年以来,湖北省利用非政府组织在男男性行为人群中的影响力,在全省各地开展了针对男男性行为人群的干预试点工作,通过场所干预、网络干预、活动干预等方式,打开了男男性行为人群的干预工作局面,使得男男性行为人群艾滋病自愿咨询检测率和高危行为干预覆盖率不断提高。

五是完善暗娼行为干预工作全省广泛覆盖机制。全省各地积极探索暗娼行为干预工作模式,有效推动了暗娼行为干预工作在全省的深入广泛覆盖。湖北省对少数流动站街女、吸毒的卖淫女等采取不同的干预方式:对于站街女,依靠居委会熟悉辖区外来租户的特点,摸清站街女的住所,开展面对面干预;对于吸毒的卖淫女,利用业主和知情人摸清情况,开展有针对性的干预;对非涉性娱乐场所(如出租屋、废弃的鸭棚、仓库等)的暗娼人群,从出租车司机、街道居委会及知情人等处摸清情况,针对其高危行为活动特点开展灵活的干预。大冶市积极依靠当地派出所和社区居委会,对街头、树下等非固定场所的卖淫女实施干预工作;随州市依靠当地基层妇联组织,扩大干预工作的覆盖面。2006年湖北省100%安全套使用项目工作重点转移到低档小型涉性娱乐场所,干预工作任务日趋繁重。仅凭各地疾病预防控制部门3名工作人员难以完成对全省各地涉性娱乐场所内几万余名暗娼的干预工作任务。因此,武汉市采取由区疾病预防控制中心对干预工作进行技术指导,社区卫生服务中心具体实施干预工作的办法,加强对辖区娱乐场所暗娼行为的干预力度;武汉市各区将外展干预纳入社区服务中心的公共卫生工作目标责任制考核内容,将社区卫生服务经费与干预工作质量挂钩。2007年至今,湖北省设立社区卫生服务中心(街道/乡镇)、卫生院的市(县),均形成以市、区两级防艾办共同组织领导,疾病预防控制部门加强技术培训支持,社区居委会进行政策倡导、宣传发动,社区卫生服务中心作为辖区暗娼行为外展干预主体的外展干预工作模式。

4. 鼓励同伴教育,建立业主参与干预工作机制 在大力开展目标从业人员外展干预的同时,将外展干预与同伴教育工作有机结合在一起。一是建立同伴教育宣传员队伍。各地积极采取激励机制,聘请了一批在当地有影响力的业主作为同伴教育宣传员,同时卫生部门与公安机关通过对他们进行集中培训、组织外出考察、担任安全套义务推销员等方式,让他们主动参与高危行为干预工作。二是发展同伴教育员。通过赠送安全套、提供劳务报酬等方式在目标人群中发展的同伴教育员,能经常性地向同伴强化坚持使用安全套的重要性,传授坚持使用安全套的技巧和获得安全套的方法。各地经常以面谈、讲课、开设讲座等形式对同伴教育员开展培训,从而提高同伴教育员的干预能力,有效提高干预效果。三是组织目标场所业主学习推广使用安全套预防艾滋病的政策法规,提高业主对项目的依从性,积极参与项目工作。

5. 发挥社会组织的作用,开展高危人群的干预工作 2014年,襄阳、荆州、仙桃、武汉和荆门等地探索通过政府购买服务的形式利用社会组织开展对暗娼和男男性行为人群的干预工作。各地社会组织在本地疾病预防控制中心的支持和帮助下撰写项目计划申报书,经湖北省100%安全套推广使用项目工作领导小组和项目管理办公室审核同意后执行,经现场考核和验收评估,总结经验,找出不足,再不断完善,建立可行的工作模式,向全省有条件的地区推广。截至2020年,全省有16个市州37个社会组织利用其自身优势参与社会购买服务项目,在全省高危人群干预工作中发挥了重要作用。

6. 规范艾滋病性病检测,依法加强诊疗管理 各地认真贯彻落实《湖北省公共娱乐场所服务人员艾滋病性病检测实施方案》。卫生与公安等部门密切配合,对于公共娱乐场所服务人员,落实每半年进行1次艾滋病性病检测,体检合格者发给有效期为半年的健康证。各地至少选择1家具备性病诊疗资质和能力的单位为项目提供支持,为目标人群提供包括临床诊疗、健康教育、咨询、安全套促进和性伴通知等内容的综合服务。

7. 建立健全营销网络,提高安全套可及性 2006年,湖北省防艾办出台了《湖北省2006年省财政艾滋病防治项目安全套自动售套机营运管理方案》。湖北省人口和计划生育委员会为配合卫生部门开展娱乐场所100%安全套推广使用项目,每年免费提供一定数量的安全套。同时,全省各地的药店、商场、大中型超市和成人用品商店均设有安全套销售点;在三星级以上宾馆均有安全套的摆放或销售设施,目标场所的业主均有安全套销售义务;医院、高校、车站、码头和社区均有安全套发售设施,有效保证了安全套的便捷、充足供应。

充分结合当地娱乐场所100%安全套推广使用项目,针对男男性行为人群安全套使用率低的现状,制定艾滋病防治工作实施方案,落实推广使用安全套的措施;促进建立和健全安全套和润滑剂市场营销和社会营销服务网络,动员男男性行为志愿者组织在男男性行为人群经常聚集的娱乐场所设置安全套自动售套机,提高该人群安全套和润滑剂的可及性和可获得性。

湖北省药品监督管理局、湖北省市场监督管理局强化市场安全套质量管理,对安全套生产厂家依法加强监督管理,确保安全套质量。经常性地开展专项整治,打击假冒伪劣产品,以保证安全套产品的质量,规范市场秩序。

(二)对吸毒人群的行为干预

在艾滋病传播途径中,除了常见的暗娼、男男性行为人群经性传播途径外,还有母婴传播途径,除此之外,吸毒人群也是不容忽视的一个群体,相关报道显示,2018年,我国吸毒人群HIV感染率约为2.0%。吸毒人群感染HIV的方式有多种,如共用注射器吸毒等。近年来,新型毒品滥用比例较传统毒品高,国际组织和各国政府主要通过推荐或采取针具交换、阿片类药物替代治疗等方式来降低吸毒人群的HIV感染率。

1. 针具交换 吸毒人员共用注射器吸毒,是艾滋病在吸毒人群中较为重要的传播方式。干预注射吸毒者共用注射器的行为主要有帮助吸毒者戒断毒品,即不再吸食或注射毒品,或是采取美沙酮维持治疗,或是帮助注射吸毒者在每次注射毒品时使用一次性、消毒彻底的注射器。尽管目前帮助吸毒者戒断毒品的机构很多,但是能参加毒品戒断的吸毒人员数量有限,更多的吸毒者选择的是美沙酮维持治疗,或者针具交换。针具交换工作的开展,需要社会环境的支持,创造渠道让注射吸毒者能够获得足够的一次性针具。我国在1997年和1999年分别在广西和云南开展了针具交换试点工作。2003年,随着全国艾滋病综合防治示范区的启动及创建,部分示范区开启探索针具交换工作。针具交换工作主要是通过降低注射者之间共用针具的比率来降低艾滋病和其他经血传播疾病的传播可能性。湖北省开展针具交换工作后,汇集针具交换、外展服务和同伴教育于一体,对有吸毒史或还在吸毒的,又有一定服务意愿的人员进行同伴教育,并将他们作为开展针具交换工作的主要力量,发放清洁的针具和安全套、回收使用过的针具,并对他们的同伴开展艾滋病相关健康教育。

2. 美沙酮维持治疗 美沙酮维持治疗(methadone maintenance treatment,MMT)是针对阿片类毒品依赖者所采取的一种治疗方法。吸毒者戒断后会面临急性戒断期,在这个时期,吸毒者获得毒品的愿望十分迫切,采用MMT可减轻吸毒者的痛苦,使其比较安全地度过急性戒断期。MMT是为降低因滥用毒品(如海洛因)而导致的社会危害所采取的一种医学治疗措施。

美沙酮是阿片受体激动剂。20世纪60年代美沙酮被首次应用于阿片类药物成瘾者,目前已成为海洛因及其他阿片类药物成瘾的标准化治疗方案之一,其治疗安全性、有效性已被实践充分证明。截至目前,MMT已帮助数以百万计的吸毒者戒断阿片类药物,在降低毒品犯罪率、减少HIV在注射吸毒人群中的传播、促进成瘾者社会功能的恢复等方面发挥了重要的作用。

2024年6月19日,中国国家禁毒委员会办公室发布的《2023年中国毒情形势报告》指出,截至2023年底,中国有吸毒人员89.6万名,其中滥用海洛因者30.5万名、滥用冰毒者45.5万名、滥用氯胺酮者3万名。为控制毒品泛滥及吸毒人群中艾滋病的流行,我国于2004年正式启动MMT试点工作,并在试点基础上于2006年开始在全国推广,主要分为三个阶段。第一阶段为试点时期:2004—2005年。门诊数从2004年的8个增加到2005年的58个。第二阶段为快速扩展时期:2006—2009年。门诊数从2005年的58个迅速增加到2006年的320个,进而增加到2009年的680个。第三阶段为稳步增长时期:2010—2021年。门诊数从2010年的701个逐渐增加到2021年的801个。湖北省也积极响应,自2006年开始在全省部分条件成熟的地区开展MMT(自2015年起,又称为"戒毒药物维持治疗")工作,10多年来,累计为2万多名阿片类药物成瘾者提供了维持治疗。门诊分布在全省15个市州,尤以武汉市门诊数量众多,为全省吸毒人群提供了相对便捷的治疗服务。通过采取这一措施,吸毒人群HIV阳转率逐年降低,阳转率保持在0.1%以下的极低水平,有效提高了受治者的生活质量,维护了社会稳定。近几年来,全省门诊在治人数呈持续下降趋势。一方面是部分维持治疗人员因偷吸复吸被强戒,另一方面是吸食海洛因等传统毒品的人员增量持续减少,大部分年轻吸毒者多吸食麻果(麻古)等新型毒品。

宣传教育及行为干预在艾滋病防治工作中一直发挥着重要的作用。宣传教育中,电视、广播等传统媒体一直是艾滋病防治宣传教育的主阵地;相较于这些传统媒体,新媒体在内容、互动性、获取便捷性等方面具有独特优势,为健康宣传教育带来了新的机遇,在艾滋病防治中发挥了很好的作用。为充分发挥新媒体宣传干预综合作用,湖北省疾病预防控制中心于2023年制作"鄂艾检"微信小程序供全省使用,以线上宣传、干预检测为基础,开辟新的艾滋病综合防治思路。武汉、黄石、黄冈、襄阳、宜昌、孝感等地也结合当地实际,制作微信小程序开展线上与线下相结合的宣传干预工作。

第四节 湖北省艾滋病防控的政策演变

  自1981年美国发现第一例艾滋病患者以来,世界各国政府、联合国艾滋病规划署、世界卫生组织和各国非政府组织为预防和控制艾滋病的传播和蔓延,纷纷在人力、物力和财力上进行了较大的投入。我国也不例外,1985年我国首次发现艾滋病病例,随后各省陆续发现艾滋病病例,引起了我国高度重视。三十多年以来,国务院、地方政府及相关部门,适时出台了一系列艾滋病防治政策,建立了政府组织领导、部门各负其责、全社会共同参与的艾滋病防治工作机制,组成了政府主管部门、专业防治机构、社会组织和志愿者相结合的防治力量,借鉴国际成功经验,探索发展适合我国国情的有效防治策略和措施。在宣传教育、综合干预、监测检测、治疗关怀、预防母婴传播、学校预防教育等领域发布了相当多的具体策略及实施路径;宣传教育从高危人群转向普通人群,干预由单一干预向综合干预的方式转变;检测从高危人群转向普通群众,特别是青年学生、老年人等重点人群;检测网络从疾病预防控制系统向医院系统、第三方检测系统延伸;初筛检测试剂加入了尿液、唾液等快检试剂;治疗关怀方向从个体治疗、延缓疾病进展转向坚持群体治疗、减少新发感染。

  从时间上,我国艾滋病防控政策发展历程可概括为四个阶段,即传入期(1985—1994年)、局部流行期(1995—2003年)、广泛流行期(2004—2010年)、全面防治期(2011年至今)。

一、传入期政策

  1985—1994年,"外防传入"是我国艾滋病防控的主要策略。1985年第1例HIV感染/艾滋病病例在我国出现以前,国家相关部门就注意到艾滋病问题,卫生部、对外经济贸易部、海关总署于1984年联合发布通知,指出艾滋病可能通过性行为与血液传播,限制进口血液制品;1985年发布《关于加强监测,严防艾滋病传入的报告》,1986年发布"关于禁止进口Ⅷ因子制剂等血液制品的通告"的通知《关于对外国留学生进行"艾滋病"检查的通知》和《中华人民共和国外国人入境出境管理法实施细则》;1987年,卫生部、公安部联合发文:《卫生部、公安部关于来华外国人提供健康证明问题的若干规定》,指出来华外国人需要出具"健康证明",同年12月,《艾滋病监测管理的若干规定》发布;1989年,《中华人民共和国国境卫生检疫法实施细则》发布。这些文件/政策的出台,目的都是防止艾滋病传入,或者防止艾滋病在国内发生和流行。在这段时期,国内的关于艾滋病防控策略的政策文件有1986年《性病监测工作试行方案》,重点对卖淫、嫖娼等群体进行管理;1987年《全国预防艾滋病规划(1988年—1991年)》,1989年《中华人民共和国传染病防治法》,将艾滋病列为乙类传染病。1990年,在《中华人民共和国艾滋病预防和控制中期规划(1990—1992)》中,国家明确将性病门诊患者、暗娼人群、同性恋人群等群体列为艾滋病重点宣教对象。1991年,《全国人民代表大会常务委员会关于严禁卖淫嫖娼的决定》等文件发布,在打击卖淫、嫖娼等违法行为的同时,要求对卖淫、嫖娼者强制进行性病检查和检测,同年,国家发布了《性病防治管理办法》;为保障母婴健康、阻断母婴传播,1994年,《中华人民共和国母婴保健法》在全国人民代表大会上通过,体现了国家对母婴艾滋病防治工作的重视;同年,中国政府签署《巴黎宣言》,

明确在国际社会对艾滋病防治事业的责任与担当。

这一时期政策的特点主要是应对国外血液制品所致的局部输血关联人群中的艾滋病疫情,将避免国外血液制品输入及国外阳性感染者输入导致的传播作为目标,采用强硬行政手段阻击艾滋病。这一时期以国家政策为主体,具体表现为政策价值理念上注重国境监测,严防传入,注重生物制品的进口检测以及来华外国人和留学生的检测,总体上形成"御敌于国门之外"的特点;同时,将艾滋病纳入法定乙类传染病进行管理,强调宣传教育,达到避免大众感染的目的。

二、局部流行期政策

1995年,全国HIV感染者/艾滋病患者的传播途径以经血传播为主(44.5%),涉及23个省(直辖市、自治区);经血传播的HIV感染者/艾滋病患者大部分集中在河南、河北、安徽、四川、湖北、湖南等地,感染群体以农民居多。1995年,卫生部发布《关于加强预防和控制艾滋病工作的意见》,提倡在高危人群(如男男性行为人群、暗娼人群等)中推广使用安全套。1996年修改《预防艾滋病性病宣传教育提纲(试行)》,明确了艾滋病是可以预防的,要求必须强化宣传。1998年和2001年国务院先后印发《中国预防与控制艾滋病中长期规划(1998—2010年)》和《中国遏制与防治艾滋病行动计划(2001—2005年)》,将综合治理确立为艾滋病的防控原则。为突出艾滋病是政府主导、多部门共同参与防控的传染病,卫生部于1999年发布《关于对艾滋病病毒感染者和艾滋病病人的管理意见》,这一文件要求各地采取医疗服务、社区服务、社会与家庭关怀相结合的管理方式,消除歧视。

局部流行期政策具有两大特征,一是为应对包括湖北省在内的我国中部多个省份因采供血所致的局部聚集性疫情,通过规范采供血和临床用血,尽最大可能控制采供血传播。二是中长期规划和短期行动计划密集出台并开始建立防治协调机制,湖北省也配套制定了省级中长期规划及国家行动计划的相应实施意见。

三、广泛流行期政策

2004年,国务院组织修订并发布《中华人民共和国传染病防治法》,删除了艾滋病强制检测与隔离的规定;发布《国务院关于切实加强艾滋病防治工作的通知》,提出要在宣教、监测、干预、立法等多方面加强艾滋病防治;下发《国务院办公厅关于成立国务院防治艾滋病工作委员会的通知》,旨在强化对艾滋病防治工作的领导。卫生部发布《艾滋病及常见机会性感染免、减费药物治疗管理办法(试行)》和《艾滋病免费自愿咨询检测管理办法(试行)》。2005年,国务院发布《国务院防治艾滋病工作委员会办公室印发部委成员单位职责》,按照职责要求对工作委员会组成单位进行了补充和调整;针对艾滋病临床诊疗,卫生部印发《卫生部办公厅关于加强艾滋病抗病毒治疗工作的通知》,要求各地指定定点医院承担艾滋病抗病毒治疗工作。2006年,《艾滋病防治条例》颁布实施,标志着我国艾滋病防治步入法治管理轨道,该条例以法规形式明确了重要政策策略,其包括"四免一关怀"政策,规定了不歧视原则,明确鼓励有关组织和个人参与艾滋病防治工作,并推广使用安全套等措施,极大促进了社会各界及感染者积极加入,各省在《艾滋病防治条例》的基础上,陆续发布本省的艾滋病防治条例。此后综合性防控策略文件陆续发布,如《中国遏制与防治艾滋病行动计划(2006—2010年)》及《国务院关于进一步加强艾滋病防治工作的通知》(2010年),要求优化并整合各部门资源,推动艾滋病防治工作不断深入。

在广泛流行期,艾滋病的流行形式出现重大转变,由经血传播为主过渡到性传播为主,传播模式也发生了重大变化,同性性传播与异性性传播并存,异性性传播也出现了商业性、非婚非商业性等多种形式,控制难度加大。这一时期的政策在防治实践中逐步得到完善,综合性防控行动计划和控制性传播行动计划依次发布,单独针对经血传播、性传播等发布了政策意见,此外,扩大检测、抗病毒治疗也有相应的政策出台。在这一时期发布的政策中,控制经血传播、注射吸毒传播、母婴传播、性传播的综合防治思路十分明显,且重点突出,以控制性传播为着力点;从政策聚焦人群来看,从高危人群逐渐延伸到老年人、青年学生等重点人群。

四、全面防治期政策

该时期是我国采取全面防治策略的时期,前期经验的积累逐渐形成了政府主导、多部门合作、多方参与的网络化防控局面,加上艾滋病防治技术的不断发展,艾滋病检测、治疗和综合性干预策略逐渐规范化、多样化和细化,防治工作的精准性和科学水平全面提升。2015年,国家建立社会组织参与艾滋病防治基金,并发布该基金管理办法。通过项目管理,社会组织可根据国家和当地艾滋病防治规划和政策开展重点人群宣传教育、预防干预、检测咨询及艾滋病患者和HIV感染者关怀救助工作等。在治疗方面,在2003年政策制定之初,主要纳入治疗范围的人群为基线外周血CD4细胞计数<200/μL的患者。2012年国家建议CD4细胞计数<350/μL者即开始治疗。在2014年新修订的标准中,CD4细胞计数<500/μL者即可纳入治疗,2015年的修订标准建议CD4细胞计数>500/μL的患者,在无治疗禁忌证、自愿的情况下,也应接受治疗。为积极响应联合国艾滋病规划署的号召,中国政府于2017年初,将3个"90%"作为行动计划的目标写入《中国遏制与防治艾滋病"十三五"行动计划》中,即诊断发现并知晓自身感染状况的感染者和患者的比例达90%以上;符合治疗条件的感染者和患者接受抗病毒治疗的比例达90%以上;接受抗病毒治疗的感染者和患者治疗成功率达90%以上。2018年《中国艾滋病诊疗指南》再次更新,更加强调"发现即治疗"的重要性,更加注重患者个体化给药,以进一步减轻感染者医疗负担,减轻社会歧视。2019年,国务院结合机构改革和防治需要,对《艾滋病防治条例》进行修订,进一步加强和规范用于临床医疗的人体血液、组织、器官、细胞、骨髓等进出口管理。

全面防治期加强了多部门协作,全社会共同参与的策略,同时对抗病毒治疗标准进行了重大调整,使我国艾滋病防治工作质量得到了质的提升。

湖北省作为我国中部省份,是全国少数有偿供血造成艾滋病流行的省份之一,其流行特点与全国较为一致。1988年湖北省第一例艾滋病病例被报道,随后依次进入传入期、局部流行期、广泛流行期和全面防治期。

1995—2003年,新发现HIV感染者/艾滋病患者1152例,其中经血传播比例最高,其次为性传播和注射吸毒传播,男、女性别比为1.41∶1,以16~45岁的青壮年群体为主,职业主要是农民。地区方面具有明显的地域聚集性,主要分布于靠近河南省的县市或较偏远的县市,市州发病构成比排在前三位的为襄樊市(现襄阳市)、随州市、恩施州,县区发病构成比排在前三位的为随州市曾都区、襄阳市襄州区、恩施州巴东县。1995—2003年,艾滋病的传播途径和易感人群逐渐多样化,经血传播仍是主要传播途径,性传播和注射吸毒传播等多种传播方式并存。

基于湖北省艾滋病流行特点及国家层面艾滋病相关政策,湖北省相继出台了多项防治政策。从2001年的《湖北省预防与控制艾滋病中长期规划(2000—2010年)》到2020年的

《湖北省遏制艾滋病传播行动计划(2020—2022年)》,这些防治政策为解决不同阶段的防治矛盾提供了目标、思路和手段。通过贯彻政府主导、多部门合作、全社会共同参与的艾滋病防控工作原则和"预防为主、防治结合、综合治理"的艾滋病防控工作方针,以落实"四免一关怀""五扩大,六加强"的政策措施为基础,突出问题导向、目标导向和结果导向,强化防控"四方责任",逐步建立并完善了政府主导下的艾滋病防治政策。

随着社会发展,艾滋病传播途径也由经血传播为主转变为性传播为主,且同性性传播比例逐年增加。此外,交通更加便利,流动人口增加迅速,网络自媒体的普及,交往模式便捷等客观因素为艾滋病防治措施的实施带来了较大难度。防治工作面临着控制性传播的手段和工具不足,现存活病例逐年增多、疾病负担逐年加大等重大挑战。

在政策出台的数量上,国家层面艾滋病防治主要政策最早出台于1984年。1984—2023年,国家层面艾滋病防治的主要政策文件共有64份,具体政策发布年份、政策制定主体单位和政策名称见表4-23。从时间维度上看,国家层面艾滋病防治主要政策数量的变化如图4-12所示,其中,发布政策最多的一年为2004年。

表4-23 我国历年艾滋病防治政策发布情况

序号	年份	主体单位	名称
1	1984	卫生部/对外经济贸易部/海关总署	《限制进口血液制品防止AIDS病传入我国的联合通知》
2	1986	卫生部/公安部/外交部等	《"关于禁止进口Ⅷ因子制剂等血液制品的通告"的通知》 《关于对外国留学生进行"艾滋病"检查的通知》 《中华人民共和国外国人入境出境管理法实施细则》
3	1987	卫生部/公安部	《卫生部、公安部关于来华外国人提供健康证明问题的若干规定》
4	1987	卫生部	《全国预防艾滋病规划(1988年—1991年)》
5	1988	卫生部/外交部/公安部/国家教育委员会/国家旅游局/中国民用航空局/国家外国专家局	《艾滋病监测管理的若干规定》
6	1989	国务院/第七届全国人民代表大会常务委员会	《中华人民共和国国境卫生检疫法实施细则》 《中华人民共和国传染病防治法》
7	1990	卫生部	《全国HIV检测管理规范(试行)》于1990年发布,1997年发布的《全国艾滋病检测工作规范》为正式版本 《关于进一步加强全国艾滋病监测和血清学检测的通知》
8	1990	国务院	《中华人民共和国艾滋病预防和控制中期规划(1990—1992)》
9	1991	第七届全国人民代表大会常务委员会	《全国人民代表大会常务委员会关于严禁卖淫嫖娼的决定》

续表

序号	年份	主体单位	名称
10	1991	卫生部	《性病防治管理办法》
11	1992	卫生部	《关于公布艾滋病检测确认实验室的通知》
12	1994	第八届全国人民代表大会常务委员会	《中华人民共和国母婴保健法》
13	1995	卫生部	《关于加强预防和控制艾滋病工作的意见》《预防艾滋病性病宣传教育提纲(试行)》
14	1996	国务院	《血液制品管理条例》(1996年)
15	1997	第八届全国人民代表大会常务委员会	《中华人民共和国献血法》(1997年)
16	1997	卫生部	《全国艾滋病检测工作规范》
17	1998	国务院	《中国预防与控制艾滋病中长期规划(1998—2010年)》
18	1998	卫生部/中宣部/国家教育委员会/公安部/司法部/文化部/广播影视部/国家计划生育委员会/新闻出版署	《预防艾滋病性病宣传教育原则》
19	1998	卫生部	《全国艾滋病检测确认试验质量考评方案》《预防艾滋病宣传教育知识要点》《血站管理办法》(暂行)
20	1999	卫生部	《关于对艾滋病病毒感染者和艾滋病病人的管理意见》
21	2001	国务院	《中国遏制与防治艾滋病行动计划(2001—2005年)》《关于成立国务院防治艾滋病工作委员会的通知》
22	2003	卫生部/公安部/国家食品药品监督管理局	《海洛因成瘾者社区药物维持治疗试点工作暂行方案》
23	2004	国务院/第十届全国人民代表大会常务委员会	《国务院关于切实加强艾滋病防治工作的通知》《中华人民共和国传染病防治法》(2004年修订)
24	2004	卫生部/财政部	《艾滋病免费自愿咨询检测管理办法(试行)》《艾滋病及常见机会性感染免、减费药物治疗管理办法(试行)》
25	2004	卫生部/国家人口和计划生育委员会/国家食品药品监督管理局等	《关于预防艾滋病推广使用安全套(避孕套)的实施意见》
26	2004	中国疾病预防控制中心	《全国艾滋病检测技术规范》

续表

序号	年份	主体单位	名称
27	2004	国务院	《国务院办公厅关于成立国务院防治艾滋病工作委员会的通知》
28	2005	卫生部等	《血站管理办法》(2005) 《卫生部办公厅关于加强艾滋病抗病毒治疗工作的通知》 《国务院防治艾滋病工作委员会部委成员单位防治艾滋病工作职责》
29	2006	国务院	《艾滋病防治条例》 《中国遏制与防治艾滋病行动计划（2006—2010年）》
30	2006	卫生部	《全国艾滋病检测工作管理办法》 《艾滋病检测实验室基本标准》
31	2008	卫生部	《艾滋病和艾滋病病毒感染诊断标准》(WS 293—2008)
32	2010	国务院	《国务院关于进一步加强艾滋病防治工作的通知》
33	2012	国务院	《中国遏制与防治艾滋病"十二五"行动计划》
34	2013	第十二届全国人民代表大会常务委员会	《中华人民共和国传染病防治法》(2013年修正)
35	2013	国家卫生计生委/国家发展改革委/民政部/财政部等	《关于进一步推进艾滋病防治工作的通知》
36	2013	民政部/财政部/人力资源社会保障部等	《关于对艾滋病机会性感染病人实施医疗救助的意见》
37	2015	国家卫生计生委	《关于全面开展预防艾滋病、梅毒和乙肝母婴传播工作的通知》
38	2015	国家卫生计生委/教育部	《关于建立疫情通报制度进一步加强学校艾滋病防控工作的通知》
39	2016	国家卫生计生委	《国家卫生计生委办公厅关于调整艾滋病免费抗病毒治疗标准的通知》
40	2017	国务院	《中国遏制与防治艾滋病"十三五"行动计划》
41	2019	国务院	《艾滋病防治条例》(2019年修订)
42	2019	国家卫生健康委等	《遏制艾滋病传播实施方案(2019—2022年)》
43	2019	教育部	《教育部办公厅国家卫生健康委办公厅关于切实加强新时代学校预防艾滋病教育工作的通知》
44	2020	国家卫生健康委	《预防艾滋病、梅毒和乙肝母婴传播工作规范(2020年版)》
45	2020	中国疾病预防控制中心	《全国艾滋病检测技术规范(2020年修订版)》
46	2020	教育部	《教育部办公厅关于遴选全国学校预防艾滋病教育专家组专家人选的通知》

序号	年份	主体单位	名称
47	2021	国家药监局药审中心	《抗 HIV 感染药物临床试验技术指导原则》
48	2021	财政部/海关总署/税务总局	《关于 2021—2030 年抗艾滋病病毒药物进口税收政策的通知》
49	2023	财政部/税务总局	《关于延续免征国产抗艾滋病病毒药品增值税政策的公告》
50	2023	国务院	《国务院防治艾滋病工作委员会办公室关于开展艾滋病防治质量年活动的通知》

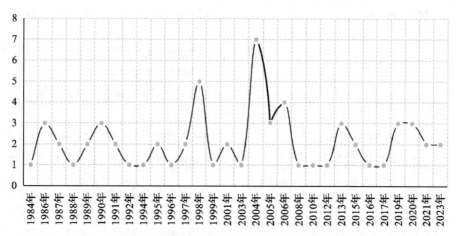

图 4-12 我国历年发布的艾滋病防治政策数量

2000 年以前,湖北省艾滋病防治政策主要是贯彻执行国家相关政策,尽管没有出台本省相关政策,但相关防控工作早已布局开展。例如,1994 年,湖北省吸毒与艾滋病防治对策研讨会在孝感召开;1995 年,湖北省举办了首届艾滋病健康教育培训班……湖北省本省的艾滋病防治政策最早出台于 2001 年,是《湖北省预防与控制艾滋病中长期规划(2000—2010 年)》,其颁布标志着湖北省人民政府开始应对艾滋病。2001—2023 年,湖北省艾滋病防治主要政策文件共有 19 份,具体政策发布时间、政策制定主体单位和政策名称见表 4-24。从时间维度上看,湖北省艾滋病防治政策数量的变化呈现出如图 4-13 所示的趋势。湖北省艾滋病防治主要政策数量的变化趋势与国家层面政策数量变化趋势较为一致,2004 年为政策文件出台最多的一年。从内容上分析,在国家发布相关文件后,湖北省人民政府和卫生行政部门也及时出台相应的政策文件,及时响应和保障国家级艾滋病防治主要政策的落实。

表 4-24 湖北省艾滋病防治政策情况

序号	时间	主体单位	名称
1	2001	湖北省卫生厅/湖北省计委/湖北省科技厅/湖北省财政厅	《湖北省预防与控制艾滋病中长期规划(2000—2010 年)》
2	2001	湖北省人民政府	《湖北省贯彻〈中国遏制与防治艾滋病行动计划(2001—2005 年)〉实施意见》

续表

序号	时间	主体单位	名　　称
3	2004	湖北省人民政府	《湖北省艾滋病防治暂行办法》 《湖北省人民政府关于加强艾滋病防治工作的意见》 《省卫生厅关于在各级疾病预防控制中心建立高危人群干预工作队的通知》
4	2004	湖北省卫生厅	《省卫生厅关于在全省开展艾滋病主动监测工作的通知》
5	2005	湖北省人民政府	《关于预防艾滋病推广使用安全套（避孕套）的通知》
6	2006	湖北省人民政府	《湖北省遏制与防治艾滋病行动计划（2006—2010年）》
7	2007	湖北省人民政府	《湖北省艾滋病防治办法》 《湖北省娱乐场所100％安全套使用项目工作指导方案》
8	2007	湖北省卫生厅	《关于印发湖北省艾滋病检测工作管理实施办法的通知》
9	2011	湖北省卫生厅	《湖北省医疗机构临床输血科室建设与管理规范》
10	2012	湖北省人民政府	《关于进一步加强艾滋病防治工作的意见》 《湖北省遏制与防治艾滋病"十二五"行动计划》
11	2013	湖北省卫生厅	《湖北省预防艾滋病、梅毒、乙肝母婴传播工作实施方案（试行）》
12	2014	湖北省卫生计生委/湖北省发展改革委/湖北省民政厅等	《关于进一步推进艾滋病防治工作的通知》
13	2017	湖北省人民政府	《湖北省遏制与防治艾滋病"十三五"行动计划》
14	2020	湖北省人民政府	《湖北省遏制艾滋病传播行动计划（2020—2022年）》
15	2023	湖北省人民政府	《省防治艾滋病工作委员会办公室关于印发湖北省艾滋病防治质量年活动实施方案的通知》

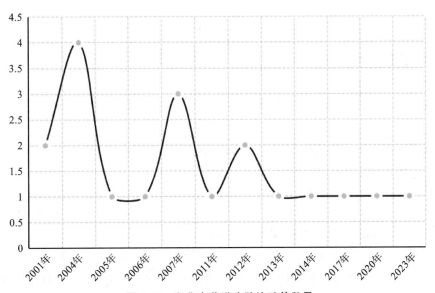

图4-13　湖北省艾滋病防治政策数量

根据政策文件,国家层面艾滋病防治主要政策的发布主体为国务院、全国人民代表大会常务委员会和国家卫生健康委。此外,一些多部门联合发布的政策文件中发布主体还包括对外经济贸易部、海关总署、外交部、公安部、原国家教育委员会、原国家旅游局、中国民用航空局、国家外国专家局、中宣部、司法部、原文化部、原国家食品药品监督管理局、财政部等。根据现有研究报告,艾滋病防治相关政策的发布主体还包括住房和城乡建设部、国家中医药管理局、商务部等。一些非政府组织也会发布一些与艾滋病防治工作相关的文件,包括中华全国总工会、中华全国妇女联合会等。由湖北省政策文件可知,湖北省艾滋病防治主要政策的发布主体为湖北省人民政府和卫生厅,相关主体涉及湖北省科技厅、湖北省财政厅等。

我国艾滋病防治工作的原则为坚持政府组织领导、部门各负其责、全社会共同参与,坚持预防为主、防治结合、依法防治、科学防治,坚持综合治理、突出重点、分类指导。对国家层面及湖北省艾滋病防治主要政策文件进行分析,可以发现艾滋病防治政策的实施主体主要为艾滋病防治协调机制办公室、卫生健康部门、政法部门、教育部门。

艾滋病防治政策的议题主要涉及宣传教育、综合干预、治疗关怀、监测与检测、协调机制和人员、机构建设等方面,具体分布情况见表4-25。

表4-25 国家及湖北省艾滋病防治主要政策的形式和主题分布

政策主题	法律	条例	通知	办法	意见	规划/方案	合计
综合性	6	2	10	3	4	15	40(48.2%)
宣传教育	0	0	3	0	0	1	4(4.8%)
综合干预	0	0	2	1	2	4	9(10.8%)
治疗关怀	0	0	2	5	2	0	9(10.8%)
监测与检测	0	1	5	4	0	5	15(18.1%)
协调机制	0	0	2	0	0	0	2(2.4%)
人员和机构建设	0	0	2	2	0	0	4(4.8%)
合计	6	3	26	15	8	25	83(100%)

参考文献

[1] Hodel F, Patxot M, Snäkä T, et al. HIV-1 latent reservoir: size matters[J]. Future Virol, 2016, 11(12): 785-794.

[2] 郝阳,陈清峰,韩孟杰,等. 我国免费艾滋病抗病毒治疗启动与发展——走出一条中国特色抗病毒治疗道路[J]. 中国艾滋病性病, 2022, 28(1): 1-5.

[3] Yeni P G, Hammer S M, Carpenter C C, et al. Antiretroviral treatment for adult HIV infection in 2002: updated recommendations of the International AIDS Society-USA Panel[J]. JAMA, 2002, 288(2): 222-235.

[4] Anglemyer A, Rutherford G W, Easterbrook P J, et al. Early initiation of antiretroviral therapy in HIV-infected adults and adolescents: a systematic review [J]. AIDS, 2014, 28 Suppl 2: S105-S118.

[5] Grinsztejn B, Hosseinipour M C, Ribaudo H J, et al. Effects of early versus delayed initiation of antiretroviral treatment on clinical outcomes of HIV-1 infection: results from the phase 3 HPTN 052 randomised controlled trial[J]. Lancet Infect Dis, 2014, 14(4):281-290.

[6] O'Connor J, Vjecha M J, Phillips A N, et al. Effect of immediate initiation of antiretroviral therapy on risk of severe bacterial infections in HIV-positive people with CD4 cell counts of more than 500 cells per μL: secondary outcome results from a randomised controlled trial[J]. Lancet HIV, 2017, 4(3):e105-e112.

[7] Ryom L, Boesecke C, Gisler V, et al. Essentials from the 2015 European AIDS Clinical Society (EACS) guidelines for the treatment of adult HIV-positive persons [J]. HIV Med, 2016, 17(2):83-88.

[8] 中国疾病预防控制中心性病艾滋病预防控制中心. 国家免费艾滋病抗病毒药物治疗手册[M]. 5版. 北京: 人民卫生出版社, 2023.

[9] Cohen M S, Chen Y Q, McCauley M, et al. Antiretroviral therapy for the prevention of HIV-1 transmission[J]. N Engl J Med, 2016, 375(9):830-839.

[10] Eisinger R W, Dieffenbach C W, Fauci A S. HIV viral load and transmissibility of HIV infection: undetectable equals untransmittable[J]. JAMA, 2019, 321(5):451-452.

[11] Jamison D T, Summers L H, Alleyne G, et al. Global health 2035: a world converging within a generation[J]. Lancet, 2013, 382(9908):1898-1955.

[12] 汤后林, 许娟, 韩晶, 等. 2010—2014年中国新报告HIV感染者和艾滋病患者抗病毒治疗及时性及影响因素分析[J]. 中华预防医学杂志, 2017, 51(8):711-717.

[13] 朱晓艳, 黄涛, 王国永, 等. 山东省HIV感染者和艾滋病患者抗病毒治疗及时性及影响因素分析[J]. 中华实验和临床病毒学杂志, 2021, 35(4):361-366.

[14] 丁彧, 曾祥荣, 朱艳燕, 等. 江苏省丹阳市2005—2020年初始抗病毒治疗HIV感染者死亡和脱失情况[J]. 中国热带医学, 2021, 21(7):628-632.

[15] 韩晶, 李健, 臧春鹏, 等. 我国2016—2018年报告HIV/AIDS首次随访后的跨省流动情况和抗病毒治疗效果分析[J]. 中华流行病学杂志, 2021, 42(1):126-130.

[16] 严敏, 达争此吉, 曾璨, 等. 凉山州某县外出务工HIV/AIDS未接受抗病毒治疗原因的定性分析[J]. 现代预防医学, 2016, 43(8):1421-1424.

[17] 魏秀青, 贺健梅, 郑军, 等. 湖南省2014—2018年HIV/AIDS患者免费抗病毒治疗情况及影响因素分析[J]. 实用预防医学, 2020, 27(9):1044-1047.

[18] 叶韦玮, 吴霜, 陈永薪, 等. 不同基线$CD4^+T$细胞水平抗逆转录病毒治疗HIV/AIDS患者合并机会性感染的临床特点[J]. 中华医院感染学杂志, 2020, 30(15):2296-2300.

[19] 李世福, 高良敏, 蔡英, 等. 未治疗HIV/AIDS中$CD4^+T$淋巴细胞计数与机会性感染的相关性分析[J]. 中国皮肤性病学杂志, 2017, 31(3):267-272.

[20] Grimsrud A, Cornell M, Schomaker M, et al. CD4 count at antiretroviral therapy initiation and the risk of loss to follow-up: results from a multicentre cohort study [J]. J Epidemiol Community Health, 2016, 70(6):549-555.

[21] 董文逸,黄金萍,韦玉素,等. HAART 患者失访相关影响因素 Logistic 回归分析[J]. 中国热带医学,2019,19(11):1044-1047.

[22] 董文逸,谢志满. HIV/AIDS 患者抗逆转录病毒治疗退出影响因素研究进展[J]. 中国热带医学,2021,21(2):197-202.

[23] 黎雅娟,朱亚静,李杏莉,等. 50 岁及以上 HIV 感染/AIDS 患者抗病毒治疗后 CD4 细胞动态变化及影响因素[J]. 中国感染控制杂志,2021,20(3):205-210.

[24] 郑锦雷,潘晓红,马瞧勤,等. MSM 人群 HIV/AIDS 基线 CD4 水平与艾滋病抗病毒治疗效果的关系研究[J]. 预防医学,2017,29(12):1189-1192,1198.

[25] 刘树龙,邓爱花,刘浪,等. HIV 感染者/AIDS 患者抗病毒治疗后免疫效果及其影响因素分析[J]. 南昌大学学报(医学版),2021,61(5):69-71,78.

[26] He Q S, Du X, Xu H F, et al. Intention to initiate antiretroviral therapy (ART) among people living with HIV in China under the scaling-up of ART: the role of healthcare workers' recommendations[J]. BMC Health Serv Res,2019,19(1):314.

[27] Marcus U, Hickson F, Weatherburn P, et al. Antiretroviral therapy and reasons for not taking it among men having sex with men (MSM)—results from the European MSM Internet Survey (EMIS)[J]. PLoS One,2015,10(3):e0121047.

[28] Santella A J, Majam M, Van Ngo H, et al. HIV testing: what, where and how? [J]. Oral Dis,2020,26 Suppl 1:112-116.

[29] 金霞,汪宁. 艾滋病检测策略的变化[J]. 中华预防医学杂志,2008,42(6):453-455.

[30] 中华医学会感染病学分会艾滋病丙型肝炎学组,中国疾病预防控制中心. 中国艾滋病诊疗指南(2021 年版)[J]. 中华传染病杂志,2021,39(12):715-735.

[31] 杜璇,周凯,顾菁,等. 艾滋病扩大治疗策略下未治疗者的心理健康研究[J]. 中华疾病控制杂志,2017,21(12):1214-1218.

[32] 杨雨薇,孙红敏,胡明军,等. 298 例接受抗病毒治疗艾滋病患者的心理健康状况及其影响因素分析[J]. 中华疾病控制杂志,2017,21(12):1219-1222.

[33] 陈伟梅,石义容,苗琪琪,等. HIV 感染者治疗期间焦虑抑郁情况的纵向研究[J]. 中华护理杂志,2019,54(6):882-885.

[34] 张福杰,赵燕,马烨,等. 中国免费艾滋病抗病毒治疗进展与成就[J]. 中国艾滋病性病,2022,28(1):6-9.

[35] 傅洁,岳清,庄鸣华,等. 上海市 2005—2017 年艾滋病抗病毒治疗患者生存情况分析[J]. 实用预防医学,2020,27(11):1345-1348.

[36] 陈婧,徐敏,赵啸,等. 北京市 2005—2015 年艾滋病抗病毒治疗患者生存及其影响因素[J]. 中华疾病控制杂志,2018,22(12):1225-1228.

[37] 笪琴,彭国平,汤恒,等. 湖北省 2014—2016 年艾滋病感染者/艾滋病患者晚发现情况分析[J]. 实用预防医学,2019,26(3):268-270.

[38] 阳凯,彭国平,蒋洪林,等. 2016—2017 年湖北省新报告 HIV/AIDS 病例的流行病学特征分析[J]. 公共卫生与预防医学,2019,30(2):123-125.

[39] May M, Gompels M, Delpech V, et al. Impact of late diagnosis and treatment on life expectancy in people with HIV-1: UK Collaborative HIV Cohort (UK CHIC) Study[J]. BMJ,2011,343:d6016.

[40] 刘灵修.对 AIDS 及 HIV 感染者歧视的心理因素研究[J].中国公共卫生管理,2020,36(4):489-491.

[41] 李艳红,谭文军.艾滋病患者自我歧视与传染途径、社会环境、心理因素的关系[J].中国健康心理学杂志,2021,29(1):54-57.

[42] 陈丹,段鹭茜,张强,等.老年 HIV 感染者/AIDS 患者抑郁状况及影响因素分析[J].中国临床心理学杂志,2019,27(6):1131-1134,1125.

[43] 王莹莹,杨海涛,王永红,等.石家庄市 358 例艾滋病患者抗逆转录病毒治疗后生存分析及危险因素研究[J].中华疾病控制杂志,2018,22(3):258-261.

[44] 陈清峰.中国开展艾滋病抗病毒治疗工作的回顾与展望[J].中国农村卫生事业管理,2007,27(6):450-452.

[45] May M T, Gompels M, Delpech V, et al. Impact on life expectancy of HIV-1 positive individuals of $CD4^+$ cell count and viral load response to antiretroviral therapy[J]. AIDS,2014,28(8):1193-1202.

[46] 甘秀敏,马烨,赵燕,等.2015—2019 年我国接受抗病毒治疗成年 HIV/AIDS 患者病死率分析[J].中国艾滋病性病,2021,27(5):457-460.

[47] Zhang F J, Dou Z H, Yu L, et al. The effect of highly active antiretroviral therapy on mortality among HIV-infected former plasma donors in China[J]. Clin Infect Dis,2008,47(6):825-833.

[48] 唐建梅,陆红达,徐银,等.江阴市 HIV/AIDS 患者首次接受抗病毒治疗效果分析[J].公共卫生与预防医学,2022,33(3):109-112.

[49] 郑武,汤恒,笪琴,等.2011—2015 年湖北省艾滋病抗病毒治疗效果分析[J].公共卫生与预防医学,2017,28(5):37-41.

[50] 宋爱红,周晓林,陈盼盼,等.不同免疫状态下启动 HARRT 后的 $CD4^+$ T 淋巴细胞重建效果分析[J].公共卫生与预防医学,2017,28(4):25-28.

[51] 虞玲,隋俊,黄菁.HAART 治疗 AIDS 患者基线 $CD4^+$ 细胞水平对免疫重建效果的预测价值[J].公共卫生与预防医学,2020,31(2):58-61.

[52] Kim Y C, Ahn J Y, Kim H Y, et al. Survival trend of HIV/AIDS patients starting antiretroviral therapy in South Korea between 2001 and 2015[J]. Yonsei Med J,2020,61(8):705-711.

[53] 温瑞,孙洁,孔维宾.艾滋病患者抗病毒治疗效果及 CD4 淋巴细胞计数影响因素的研究[J].实验与检验医学,2017,35(3):375-377.

[54] 周迪,马永娟,王彬.高效联合抗病毒治疗对艾滋病患者 $CD4^+$ T 淋巴细胞计数的影响[J].中国现代医生,2018,56(25):131-134.

[55] 雷雯,刘建华,张慧琦,等.宜昌市 HIV/AIDS 抗病毒治疗前后 $CD4^+$ T 淋巴细胞变化及影响因素[J].公共卫生与预防医学,2021,32(6):88-91.

[56] Dlamini S B, Dahms H U, Wu M T. Factors associated with prognostic or treatment outcomes in HIV/AIDS patients with and without hypertension in Eswatini[J]. Sci Rep,2021,11(1):12955.

[57] 黄玉玲,殷韵,杨波,等.50 岁及以上 HIV/AIDS 患者生命质量及其影响因素研究[J].中国艾滋病性病,2021,27(5):490-493.

[58] 周超,陈宗良,吴国辉,等. 264例艾滋病抗病毒治疗病人停药原因及其影响因素[J]. 中国艾滋病性病,2019,25(10):1022-1025.

[59] 隆素素,席娜娜,左宗力,等. 2005—2013年成都市艾滋病抗病毒治疗的免疫学效果及影响因素分析[J]. 中国卫生统计,2016,33(6):944-946,950.

[60] 赵啸,陈婧,周枫,等. 北京市2010—2015年艾滋病免费抗病毒治疗免疫学效果分析[J]. 中国公共卫生,2019,35(12):1608-1612.

[61] 姚刚,朱克京,杜曼,等. 珠海市艾滋病患者高效抗逆转录病毒治疗免疫学效果及影响因素分析[J]. 实用预防医学,2018,25(3):294-297.

[62] 汤恒,占发先,彭庭海,等. 湖北省艾滋病抗病毒治疗病人CD4细胞计数检测情况及变化特点[J]. 实用预防医学,2007,14(4):1068-1070.

[63] 雷亚克,戴莹,周康平,等. 2017—2018年湖北省HIV-1抗病毒治疗失败患者耐药检测结果分析[J]. 公共卫生与预防医学,2020,31(3):73-75.

[64] 彭国平,李旺华,占发先,等. 湖北省2715例接受艾滋病免费抗病毒治疗者生存分析[J]. 公共卫生与预防医学,2011,22(5):33-36.

[65] 郑武,笪琴,张薇,等. 湖北省2003—2015年艾滋病抗病毒治疗患者生存状况分析[J]. 中国预防医学杂志,2017,18(12):885-889.

[66] 孙昌松. 湖北省艾滋病流行趋势及防治策略[J]. 湖北预防医学杂志,2001,12(1):1-3.

[67] 周翔,李秋萍,李芳,等. 武汉市大学生艾滋病知识、态度及行为调查[J]. 中国社会医学杂志,2007,24(4):243-245.

[68] 杨秀丽,方为民,沈敏,等. 武汉市大学生艾滋病防治知识认知情况调查[J]. 中国社会医学杂志,2007,24(3):180-182.

[69] 李丽娜,杨红英,刘少础,等. 湖北省三县市暗娼艾滋病知识宣传效果评价[J]. 中华疾病控制杂志,2009,13(4):408-410.

[70] 中华人民共和国卫生部,联合国艾滋病规划署,世界卫生组织. 2011年中国艾滋病疫情估计[J]. 中国艾滋病性病,2012,18(1):1-5.

[71] Trout C H, Dembélé O, Diakité D, et al. West African female sex workers in Mali: reduction in HIV prevalence and differences in risk profiles of sex workers of differing nationalities of origin[J]. J Acquir Immune Defic Syndr,2015,68 Suppl 2: S221-S231.

[72] Murillo W, Lorenzana de Rivera I, Albert J, et al. Prevalence of transmitted HIV-1 drug resistance among female sex workers and men who have sex with men in El Salvador, Central America[J]. J Med Virol,2012,84(10):1514-1521.

[73] Bharat S, Mahapatra B, Roy S, et al. Are female sex workers able to negotiate condom use with male clients? The case of mobile FSWs in four high HIV prevalence states of India[J]. PLoS One,2013,8(6):e68043.

[74] Hargreaves J R, Davey C, Fearon E, et al. Trends in socioeconomic inequalities in HIV prevalence among young people in seven countries in eastern and southern Africa[J]. PLoS One,2015,10(3):e0121775.

[75] 庞琳. 艾滋病的行为干预[J]. 中华全科医师杂志,2006,5(11):656-658.

[76] Koblin B A, Chesney M A, Husnik M J, et al. High-risk behaviors among men who have sex with men in 6 US cities: baseline data from the EXPLORE Study[J]. Am J Public Health,2003,93(6):926-932.

[77] Liu H, Yang H M, Li X M, et al. Men who have sex with men and human immunodeficiency virus/sexually transmitted disease control in China[J]. Sex Transm Dis,2006,33(2):68-76.

[78] 吴尊友.中国特色的艾滋病防治策略[J].中华疾病控制杂志,2019,23(8):885-889.

[79] Joseph H, Stancliff S, Langrod J. Methadone maintenance treatment (MMT): a review of historical and clinical issues[J]. Mt Sinai J Med,2000,67(5-6):347-364.

[80] Sun H M, Li X Y, Chow E P, et al. Methadone maintenance treatment programme reduces criminal activity and improves social well-being of drug users in China: a systematic review and meta-analysis[J]. BMJ Open,2015,5(1):e005997.

[81] 付鸿臣,徐杰,周楚,等.2004—2021年全国社区美沙酮维持治疗工作进展分析[J].中国艾滋病性病,2023,29(1):28-32.

[82] 郑灵巧,陈清峰,沈洁.中国艾滋病防治政策与策略发展历程回溯[J].中国艾滋病性病,2019,25(7):657-661.

[83] 孟金梅.我国艾滋病防治法律政策发展分析[J].汕头大学学报(人文社会科学版),2016,32(3):58-64,95.

[84] 郑颖.中国艾滋病问题在不同流行趋势下的社会理解及防治政策[J].青年与社会(上),2015(6):178-180.

[85] Robertson D L, Anderson J P, Bradac J A, et al. HIV-1 nomenclature proposal[J]. Science,2000,288(5463):55-56.

[86] 李玫,陈觉民,张长安,等.政策网络视角下云南省社会组织参与艾滋病防治研究[J].卫生软科学,2016,30(12):7-11.

[87] 赵烨,马颖,陈任,等.我国艾滋病防治政策分析[J].中国卫生事业管理,2015,32(2):114-117,159.

[88] 张艺,彭国平,赵明江,等.湖北省1997—2003年AIDS流行病学分析[J].公共卫生与预防医学,2004,15(4):12-15.

第五章 中西医协同防治艾滋病的湖北实践

第一节 湖北省中医药防治艾滋病的政策

湖北省自2004年开始成为中南地区五个试点省份之一,开始进行中医药防治艾滋病试点工作。2022年,在湖北省委、省政府的领导下,湖北省以实施《"健康中国2030"规划纲要》《国务院关于实施健康中国行动的意见》《健康中国行动(2019—2030年)》为契机,以湖北省第四轮艾滋病综合防治示范区建设为抓手,落实《湖北省遏制艾滋病传播行动计划(2020—2022年)》,进一步强化政府、部门、社会、个人"四方责任",聚焦突出难题和挑战,加大防控工作力度,进一步减少危险行为和疾病传播,加强药品供应和医疗保障,切实做好感染者困难救助和人文关怀,有效发挥社会力量防艾作用,促进湖北省艾滋病防治工作取得了新的成绩。

截至2023年第1季度,湖北省中医药防治艾滋病试点项目任务数为520例,累计治疗数为932例,当季治疗数446例,累计死亡数119例,累计脱落数367例,任务完成率为85.8%。

湖北省中医药防治艾滋病试点项目工作由湖北省中医院专家工作组负责统筹、协调,由武汉市金银潭医院、黄石市中医医院、大冶市中医医院、随州市中医医院、浠水县中医院、巴东县中医医院负责各试点项目艾滋病患者诊疗工作,各试点医院由院领导牵头开展相关工作,保障艾滋病试点项目工作持续、有效开展。中医医院的专家根据统一的处方,遵循三期十二型的辨证方法进行辨证施治。各地中医医院的医生每月分两次把药品送到患者手中,并根据病情及患者需要不定期下乡回访和观察病情,根据患者病情变化及时调整治疗方案。

2022年由湖北省中医院牵头,联合湖北省疾病预防控制中心、武汉市金银潭医院等7家单位完成的"基于'三因制宜'思想中西医协同防治艾滋病应用研究"项目,荣获湖北省科学技术进步奖一等奖。该项目传承《黄帝内经》"三因制宜"思想,并将其创新性地指导艾滋病防治工作,总结出了一套以"关爱—救治"为宗旨,以中西医协同为手段,以"温馨家园"为平台,适合湖北省艾滋病防治的工作模式。该模式拓展了艾滋病防治的思路,充实了艾滋病防治的方法,推动了行业技术进步。该项目实施18年来,以此模式进行艾滋病防治的县市已达17个,累计救治艾滋病患者14000余人。以医院为主体,疾病预防控制中心和社会组织相互转介、无缝链接的感染者治疗随访关怀模式,以及以社区为主体的关怀模式等为推动国际艾滋病治疗策略和最佳实践本土化,探索、落实和推广有效艾滋病防治做出了重要贡献。

第二节 湖北省中医药防治艾滋病的早期临床实践

湖北省中医药防治艾滋病的早期临床实践遵循 2005 年国家中医药管理局制定的《中医药治疗艾滋病临床技术方案(试行)》,将艾滋病分为急性感染期、潜伏期、发病期,并沿用至今。

各试点单位根据当地艾滋病患者的人数、分布情况和患者的病情,从实际出发,以疗效为主,遵循方便患者服用、方便患者携带的原则,结合国家中医药管理局《中医药治疗艾滋病临床技术方案(试行)》三期十二型,通过对防治艾滋病项目患者临床反复论证和专家仔细辨证,定期随访、发药,确保中医药治疗的安全性、及时性。患者的身体状况和生活质量均得到极大的改善。

湖北省自 2004 年开始进行中医药防治艾滋病试点工作,最早参与中医药防治艾滋病试点工作的单位所救治患者人数如下:随州市中医医院 80 人,大冶市中医医院 40 人,浠水县中医院 40 人,巴东县中医医院 40 人。湖北省中医院作为全省试点工作组长单位,在全省进行技术指导、业务培训工作(图 5-1、图 5-2、图 5-3)。

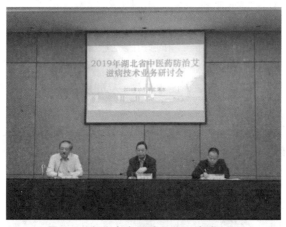

图 5-1 湖北省中医院工作组专家(一)

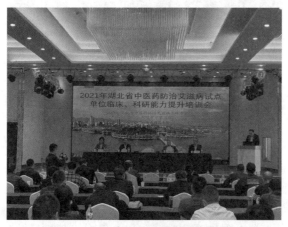

图 5-2 湖北省中医院工作组专家(二)

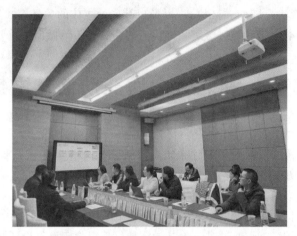

图 5-3 湖北省中医院工作组专家（三）

随州市中医医院根据当地艾滋病患者临床表现，制作了内服证型"爱心Ⅳ号"方。由于患者临床"痒症"频发，专家技术小组又制作了外用燥湿止痒方剂"爱心外洗方"，由于"爱心Ⅳ号"丸剂服用时间长，曾引起胃肠道反应等，医院组织专家组成员，对"爱心Ⅳ号"方进行了深入的研究（图 5-4），结合临床症状制作了新的处方，医院又投资十余万元，购买 HD-膏体包装机，将患者服药的剂型转变成膏剂。在保证原方剂量及疗效稳定的基础上，新增了益气、健脾、和胃、除湿的药物，通过提取、浓缩、收膏等精制成"圣心膏"剂，单剂型为袋状膏剂，12克/袋，3次/日，温水送服，便于患者携带和服用，克服了服用丸剂时剂量大、患者胃肠不适等缺点，使原来依从性差的患者又重新接受了临床试点的观察、治疗。由于参加中医药防治艾滋病项目的患者分布在均川镇的 23 个自然村，人员多、分布广、难以集中，为了做好中医药防治艾滋病工作，全国第一个乡镇级温馨家园成立（图 5-5）。温馨家园承担着艾滋病防治工作的宣传教育、咨询检测、患者档案建立、走访督导，为 HIV 感染者进行体检观察等任务，长期为艾滋病患者进行抗病毒治疗和中医药治疗，帮助 HIV 感染者和艾滋病患者进行生产自救等。

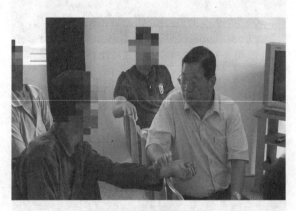

图 5-4 涂晋文教授义诊

大冶市中医医院根据国家中医药管理局相关规定实施项目。参加中医药防治艾滋病项目的患者均签署知情同意书，工作人员登记患者详细资料，每月填写症状体征积分，根据中医辨证分型发放中药配方颗粒，叮嘱患者按时服药，每季度进行血常规、尿常规、大便常规、心电图、胸部 X 线检查、肝肾功能、腹部 B 超等检查，及时发现问题并积极解决。每月定期随

第五章 中西医协同防治艾滋病的湖北实践

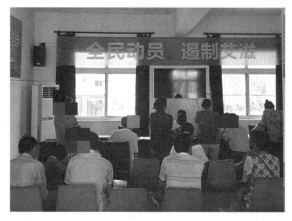

图 5-5 温馨家园

访艾滋病患者,掌握其病情变化,并及时调整组方。对于交通不便、行动不便的患者,定期入户随访、送药,保证依从性(图 5-6)。定期召开中医药防治艾滋病工作例会,由大冶市防艾办、大冶市中医医院和大冶市疾病预防控制中心等共同参与,互通信息,汇报项目进展情况,落实各项任务,研究中医药防治艾滋病工作中出现的难点和新问题,寻找解决问题的对策和方法,保证项目顺利实施。浠水县中医院对艾滋病患者采取个体化治疗,对年老、失养患者采取"温馨家园"模式,极大改善了患者病情和生活条件。巴东地广人稀,艾滋病患者居住分散,巴东县中医医院改进中药剂型、坚持每周送药到家,以保证患者治疗的持续性。

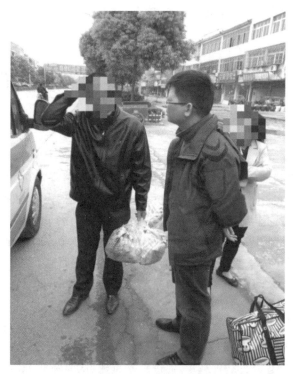

图 5-6 入户随访送药

湖北省中医药防治艾滋病专家团队在艾滋病防控之路探索了多年。2002 年,刘建忠带领湖北省中医院的 7 名专家,启动了"三因制宜"抗艾研究项目。以中医学"三因制宜"治疗法则为指导,科研团队在整个项目的防控机制、临床救治、科学研究上做了创新性的探索,形成了医疗机构-疾病预防控制中心-科研院所密切联合的"三联合",关爱与救治相结合、中医与西医相结合、临床救治与科研相结合的"三结合",省市县乡"四协同"防控的模式。项目从以往单纯的防控和救治工作模式,转变成疾病防控和临床科研一体化,多学科、多部门共同协作、共同研究的团队模式,极大促进了科研的进展。

2004—2007年,早期中医药的介入弥补了西医抗病毒治疗覆盖率不高的不足,让艾滋病患者有中药服用,能够起到改善患者临床症状的作用,提高了患者生活质量,延长了生存时间。2008—2015年,中医药参与主要体现在减毒增效方面。随着2012年第三版《国家免费艾滋病抗病毒药物治疗手册》的更新,HAART(俗称鸡尾酒疗法)的覆盖面扩大,让更多的艾滋病患者用上了抗病毒治疗。但随之出现的服药后不良反应及药物的毒副作用,成为大家的关注点之一,中医药防治艾滋病的重心也相应调整。项目组联合中医药治疗,使接受HAART的患者的药物毒副作用减轻,患者的抗病毒治疗依从性增加,疗效提高。2016年至今,中医药参与主要体现在改善免疫重建不良状态和中西医协同救治艾滋病合并症方面。在这个阶段,艾滋病治疗指南更新,要求所有艾滋病患者只要HIV阳性,不论$CD4^+T$淋巴细胞计数的多少,全部覆盖给予抗病毒治疗。长期抗逆转录病毒治疗虽能有效抑制病毒的复制,提高外周血中$CD4^+T$淋巴细胞数量,但仍有10%~20%HIV感染者/艾滋病患者的$CD4^+T$淋巴细胞数量不能恢复至正常水平,这类人群可称为免疫重建不良者。$CD4^+T$淋巴细胞数量升不上来,意味着HIV感染者/艾滋病患者免疫功能没有得到恢复。目前西医在免疫重建不良方面缺少有效手段,是临床难点。中医药从调节机体整体免疫功能出发,改善机体抗病毒治疗后免疫重建不良状态是一项有益的探索。

第三节 艾滋病"三因制宜"指导思想的确立

中医学认为,疾病的发生、发展与转归受多方面因素的影响,如时令气候、地理环境、体质强弱、年龄等,因而在治疗上须依据疾病与气候、地理、患者三者之间的关系,制定相适宜的治疗方法,才能取得预期的治疗效果。这是传统的"三因制宜"的概念。

项目组与时俱进,在不断地"守正创新"过程中赋予了其新的内涵:依据国家不同时期的防控策略,对湖北省不同年龄、不同地区等艾滋病患者采用不同的防治手段,或中医,或中西医协同,并从临床疗效观察、临床机制研究、实验研究、文献研究、社会调查等方面进行多维度总结验证。

项目组经过20多年的坚持和探索,完成了"基于'三因制宜'思想中西医协同防治艾滋病应用研究"项目,并于2020年荣获湖北省科学技术进步奖一等奖。

一、因时制宜

抗病毒治疗作为艾滋病防治的主要手段,从最初的单一抗病毒药物治疗不断发展为联合抗病毒治疗,该疗法能快速降低病毒载量,促进免疫重建,从而降低HIV感染相关的并发症发生率和病死率,并能在一定程度上减少HIV传播,其临床应用范围不断拓展。《国家免费艾滋病抗病毒药物治疗手册》不断更新,2021年我国抗逆转录病毒治疗(ART)比例已达到92.6%。

因时制宜的治疗原则:在制定艾滋病治疗方案时,需要紧跟《国家免费艾滋病抗病毒药物治疗手册》和准入标准的更新步伐,灵活把握中医药介入的最佳时机,以制定出与时俱进的治疗计划。

(一)单独应用,弥补不足(2004—2007年)

我国最早于2004年开始实施抗病毒药物治疗策略,由国家提供抗病毒药物经费保障。基于当时抗病毒药物来源有限,中医药的临床实践以单独应用为主,显示出中医药的疗效潜力,同时弥补了抗病毒治疗覆盖率不高的不足,创建了中国艾滋病救治模式,极大提升了我国艾滋病防治水平。在艾滋病常见机会性感染防治方面,我国运用中医药进行了大量的临床研究,证实了中医药在防治常见机会性感染中的作用,并形成了相关诊疗方案,为早期艾滋病防控做出了中医贡献。

(二)中药干预,减毒增效(2008—2015年)

随着我国抗病毒治疗的推广实施,抗病毒治疗过程中出现的不良反应成为影响抗病毒治疗效果的重要因素之一。尤其是在抗病毒治疗实施早期,能够使用的抗病毒药物种类有限,避免不良反应的发生尤为困难,常见不良反应包括血脂异常、脂肪分布异常、消化道不良反应、血液不良反应、肝功能损害等。基于艾滋病抗病毒治疗中所产生的新问题,中医药在艾滋病防控中的角色定位进一步拓展。中医药在减轻抗病毒药物不良反应方面具有显著效果,可通过提升患者的服药依从性而达到更好的抗病毒治疗效果,对提升我国艾滋病综合防控水平具有重要意义。

(三)中西医并重,协同增效(2016年至今)

随着2016年《国家免费艾滋病抗病毒药物治疗手册》的更新,全部艾滋病患者均可接受抗病毒治疗。针对全面开展抗病毒治疗后出现的新问题(如HIV耐药),中医药在艾滋病防控中的角色定位进一步调整,中医药联合ART协同增效。HIV耐药是ART失败的重要原因之一。相关研究表明,中医药联合ART能够抑制病毒复制,降低耐药率。近年来,针对ART后免疫重建不良的问题,行业内开展了大量研究,主要包括两个方面:一是早期运用中医药干预可降低ART后免疫重建不良发生率,二是对于已发生ART后免疫重建不良者,中医药能够促进免疫重建。

在后ART时期,中医药在艾滋病防控中治疗切入点更加明确,围绕目前抗病毒治疗过程中存在的新问题和临床难点展开,如ART后免疫重建不良、功能性治愈、合并症等的防治,以提升我国艾滋病综合防治水平为目标,以造福我国艾滋病患者为目的,切实开展中西医协同增效研究。

二、因地制宜

因地制宜的治疗原则:依据湖北省各地的社会环境和疾病流行特点,采取中西医协同的防治策略,旨在缓解患者症状并增强治疗效果。例如,2001年的随县均川镇,由于形势急迫、受影响群体大、群众对疾病认识不足等,一个集宣传教育、咨询检测、诊断治疗、社会救助、综合管理于一体的服务平台——温馨家园,应势而建,沿用至今,并在全省推广;大冶市结合当地社会环境、HIV传播特点、艾滋病发病特点,实施"一对一"帮扶政策和安全套推广项目,维护了社会稳定,控制了当地疫情。

同时,湖北省按照地域环境的不同采用了适宜的治疗方法。湖北属于典型的亚热带季风气候,光照充足,雨热同期。不同地区的自然环境,如气候、水土以及生活习惯,对人体的生理活动和病理变化有着不同的影响,治疗用药也有所差异,如气候偏冷的地区,外邪致病多为寒邪致病,治疗宜用辛温散表的药物。炎热多雨、气候潮湿的地区,外邪致病多为湿邪、热邪致病,治疗宜用清热化湿的药物。如同属外感风寒,发于鄂西北地区,用辛温解表药剂量较重,麻黄、桂枝等药常用;发于鄂东南地区,用辛温解表药剂量较轻,或选荆芥、防风、生姜、葱白等药,而少用麻黄、桂枝等药。此外,某些地区还有地方病,治疗时应根据不同的地方病,采用适宜的方法。

三、因人制宜

因人制宜的治疗原则:针对不同年龄人群、疾病发生和发展的各个阶段以及存在不同合并症的个体,采取个体化的预防和治疗策略。

(一)不同年龄人群

不同年龄人群具有不同的生理、病理、发病特点及生活习惯等,可有针对性地采取防控措施。例如,青少年群体对艾滋病的相关知识了解不全面、总体知晓率较低,可多应用互联网等方式进行防艾知识宣传;老年群体感染艾滋病的主要原因是高危性行为,安全套使用率低,感染艾滋病风险高,应加强防艾知识宣传,积极开展适宜的有益于身心健康的各类文体活动。

另外,在用药方面,老年人生机减退,气血亏虚,患病多虚证,或虚实夹杂,用药剂量也比青壮年较轻,补益药较多用,祛邪峻猛药须慎用;青壮年气血旺盛,发育成熟,脏腑功能趋于稳定,对各类疾病的抵抗力较强,在患病时,多表现为邪正搏斗激烈的实证、热证,治疗用药禁忌相对较少,攻邪药使用较多,只要病邪清除,身体就会很快康复。

(二)疾病不同阶段

针对艾滋病的不同阶段进行研究,结果显示,潜伏期艾滋病患者中医体质以气虚质为主,气虚质的 HIV 感染者 $CD4^+T$ 淋巴细胞数量也相对偏低;感染时间大于 5 年的 HIV 感染者以平和质和气虚质为主;感染时间小于 5 年的以气虚质为主;早期(Ⅰ、Ⅱ期)艾滋病患者中医体质主要为平和质和湿热质,终末后期(Ⅲ、Ⅳ期)主要表现为气虚质和阳虚质。基于此,应针对艾滋病的不同阶段提供相应的中医药干预策略。

(三)不同合并症

临床上 HIV 合并 HBV、HCV、结核分枝杆菌、梅毒螺旋体等感染较为常见。有调查研究显示,在艾滋病合并其他感染性疾病患者中,结核病病例占病例总数的 20%~50%,属于一种治愈率较高的艾滋病相关感染性疾病,同时也是导致艾滋病患者死亡的主要原因之一。艾滋病合并肺结核与普通肺结核相比,发病率更高,两种疾病具有相互影响的关系,肺结核会在一定程度上加重艾滋病患者的病情,缩短患者寿命。针对结核分枝杆菌与 HIV 双重感染者开展相关研究,结果表明,异烟肼(INH)预防性治疗能有效降低结核分枝杆菌与 HIV 双重感染者结核病发病率。

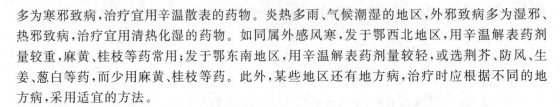

第四节 因时制宜

因时制宜指根据中国艾滋病治疗的不同时期,随着《国家免费艾滋病抗病毒药物治疗手册》和准入标准的不断更新,适时把握中医药治疗的切入"时机",来制定相应的治疗方案。

一、2004—2007年：中医药的介入弥补了早期免费抗病毒治疗覆盖率不高的不足

为落实国家的"四免一关怀"政策，指导免费艾滋病抗逆转录病毒治疗工作的开展和推广，中国疾病预防控制中心性病艾滋病预防控制中心组织专家编写《国家免费艾滋病抗病毒药物治疗手册》，该手册明确指出免费 HAART 的入选条件包括达到临床标准（WHO 分期Ⅲ、Ⅳ期）和实验室标准（$CD4^+$ T 淋巴细胞计数$<200/\mu L$）。

然而很多艾滋病患者并不符合该条件，为使更多的艾滋病患者得到救治，原卫生部、国家中医药管理局提出对不符合免费抗病毒治疗准入标准的患者给予中医药治疗，并将湖北省列为首批中医药治疗艾滋病试点项目地区。为响应政府决策，项目组在长期治疗病毒性肝炎基础上总结出治疗艾滋病的中药复方——"扶正抗艾颗粒"，其具有益气扶正、活血解毒的功效，适用于艾滋病潜伏期和发病期的"气虚瘀毒"证，并在湖北省蕲春、南漳、随州、浠水、巴东、大冶等地进行应用，共为180名HIV感染者/艾滋病患者提供免费中医药治疗，疗效确切。

（一）改善患者临床症状

前期研究采用扶正抗艾颗粒对30例"气虚瘀毒"证HIV感染者/艾滋病患者进行干预，疗程为5个月，观察患者治疗前后病毒载量、免疫功能、症状体征总积分、趋化因子及受体等多项评价指标的变化。结果显示，HIV感染者/艾滋病患者治疗后主要症状、次要症状、主要体征总积分及卡洛夫斯基积分与治疗前相比均有统计学意义（$P<0.05$ 或 $P<0.01$），尤其是对乏力、纳呆、脱发、腹胀、肌肉痛等症状改善明显（$P<0.05$）；服药后对病毒载量、$CD4^+$ T 淋巴细胞计数有稳定作用；治疗后趋化因子受体CCR5、CXCR4较治疗前明显减少，同时趋化因子RANTES、SDF-1也减少，有统计学意义（$P<0.05$ 或 $P<0.01$）；MIP-1α较前减少，MIP-1β较前增加，但其变化无统计学意义（$P>0.05$）；治疗结束后所有患者均未见明显不良反应。由此证实，扶正抗艾颗粒能有效改善HIV感染者/艾滋病患者临床体征，能较好保护和提高患者免疫功能，稳定病毒载量，对中医辨证属"气虚瘀毒"证的艾滋病患者有较好的疗效。

（二）提高患者免疫功能

观察扶正抗艾颗粒对小鼠免疫功能调节的影响。方法：用氢化可的松建立免疫低下小鼠模型，用ELISA法观察扶正抗艾颗粒高、中、低剂量和香菇菌多糖片对胸腺、脾脏悬液和血清中白介素-2（IL-2）、γ干扰素（IFN-γ）含量的影响；用流式细胞检测法测定$CD4^+$ T 淋巴细胞、$CD8^+$ T 淋巴细胞的百分数值及其比值。结果：扶正抗艾颗粒能明显增加小鼠胸腺、脾脏重量，改善氢化可的松所致小鼠胸腺、脾脏萎缩；增加胸腺、脾脏悬液和血清中IL-2、IFN-γ的分泌；可以提高$CD4^+$ T 淋巴细胞、$CD8^+$ T 淋巴细胞的百分数值及$CD4^+$ T 淋巴细胞与$CD8^+$ T 淋巴细胞的比值，具有调节T淋巴细胞亚群动态平衡的作用。结论：扶正抗艾颗粒能增强小鼠免疫功能。

临床研究显示，此方可稳定并升高$CD4^+$ T 淋巴细胞计数，能明显改善患者临床症状，患者生活质量得到明显改善。同时，药理实验研究证实，该方对免疫功能低下小鼠模型的外周血白细胞计数、T淋巴细胞亚群及IL-2、IFN-γ等相关免疫指标均有较好的提高作用，并且初步显示出对同时服用齐多夫定（AZT）的免疫功能低下小鼠的减毒增效作用。后续实验研究结果也显示，该方有恢复髓样树突状细胞（MDC）和浆细胞样树突状细胞（PDC）频率，增强

PDC 分泌 IFN-α 的能力;该方含药血清对艾滋病免疫重建不良患者外周血单个核细胞(PBMC)中的 Toll 样受体 4(TLR4)及 TNF-α 有下调作用,对 TLR8 有上调作用。

综上,在湖北省开展系统艾滋病救治的早期(2004—2007 年),中医药的介入弥补了免费抗病毒治疗覆盖率不高的不足,创建了湖北省艾滋病救治模式,极大提升了湖北省艾滋病防治水平。中医药临床研究证实,中医药在防治常见机会性感染、改善患者临床症状和体征、提高免疫功能等方面都有明显效果。

二、2008—2015 年:中医药联合抗病毒治疗,减轻不良反应及毒副作用

随着 HAART 的深入以及治疗手段的进步,抗病毒治疗标准也在不断变化。在 2008 年出版的第二版《国家免费艾滋病抗病毒药物治疗手册》及 2012 年出版的第三版《国家免费艾滋病抗病毒药物治疗手册》,拓宽了准入条件,扩大了 HAART 的覆盖面,让更多的艾滋病患者用上抗病毒治疗,但随之出现的服药后不良反应及药物的毒副作用成为关注点之一,中医药防治重心也相应调整:对于接受 HAART 患者,联用中医药治疗,可减轻毒副作用,增加患者对抗病毒治疗的依从性,提高救治疗效。

(一)减毒

项目组开展了针对性研究——扶正抗艾颗粒联合中医辨证论治艾滋病 HAART 相关血液毒副作用的临床研究。研究表明,扶正抗艾颗粒联合 HAART 能够改善 HAART 后的患者临床症状(表 5-1)、血液毒副作用(表 5-2)、生活质量(表 5-3),减轻抗病毒治疗不良反应(表 5-4),联合用药较单独用药能显著升高 $CD4^+$ T 淋巴细胞计数(表 5-5),从而提高临床疗效。

表 5-1 两组患者症状体征总积分临床疗效比较

组别	显效/例	有效/例	无效/例	有效率/(%)
对照组($n=47$)	10	14	23	51.06
试验组($n=42$)	17	13	12	71.43

表 5-2 血液毒副作用治疗前后差值比较

项目	对照组($n=47$)	试验组($n=42$)	t	P
WBC	-0.19 ± 2.00	-0.43 ± 1.75	0.603	0.548
RBC	-0.2491 ± 1.01	0.19 ± 1.01	-2.059	0.043
HB	0.60 ± 20.52	3.14 ± 14.03	-0.675	0.501
PLT	3.83 ± 45.14	-2.71 ± 50.50	0.646	0.520
ALT	-11.19 ± 125.84	1.45 ± 28.99	-0.636	0.527
AST	-15.96 ± 93.99	2.90 ± 25.85	-1.258	0.212
TBIL	-5.90 ± 8.64	-4.37 ± 13.41	-0.646	0.520
DBIL	-0.79 ± 3.32	-1.50 ± 5.98	0.706	0.482
BUN	0.28 ± 1.83	-2.65 ± 14.81	1.344	0.182
CR	-4.98 ± 23.51	-18.33 ± 31.54	2.280	0.025

表 5-3 两组患者生活质量总积分治疗前后比较

组　别	治疗前	治疗后	t	P
对照组($n=47$)	161.2±21.9	165.0±5.8	0.253	0.253
试验组($n=42$)	162.4±23.2	170.8±15.6	0.048	0.048
t	0.250	2.273		
P	0.799	0.025		

表 5-4 不良反应主要症状或体征积分变化

症状或体征	两组患者治疗前比较		两组患者治疗后比较	
	Z	P	Z	P
发热	−1.771	0.077	−1.134	0.257
咳嗽	−0.100	0.921	−1.447	0.148
乏力	−0.076	0.939	−2.051	0.040
纳呆	−0.095	0.924	−2.049	0.040
腹泻	−0.070	0.944	−1.276	0.202
呕吐	−0.519	0.604	−1.853	0.064
气短(胸闷)	−1.530	0.126	−0.187	0.852
自汗	−0.266	0.790	−2.274	0.023
盗汗	−0.302	0.762	−0.166	0.868
恶心	−0.266	0.790	−0.797	0.425

表 5-5 两组患者治疗前后 $CD4^+T$ 淋巴细胞计数比较

组　别	治疗前 $CD4^+T$ 淋巴细胞计数/(/μL)	治疗后 $CD4^+T$ 淋巴细胞计数/(/μL)	t	P
对照组($n=47$)	334.85±101.74	435.62±158.29	60.449	0.000
试验组($n=42$)	334.38±92.73	470.96±204.16	66.157	0.000
t	0.364	16.753		
P	0.716	0.000		

(二) 增效

扶正抗艾颗粒对艾滋病患者外周血树突状细胞影响的研究表明,扶正抗艾颗粒可以改善患者临床症状、影响淋巴细胞亚群数量(表5-6)和功能(表5-7),提高HIV感染者免疫功能。

表 5-6 两组患者治疗前后淋巴细胞亚群比较

组别	时间	$CD4^+/(\%)$	$CD8^+/(\%)$	$CD3^+/(\%)$	$CD4^+/CD8^+$
中药单药治疗组	治疗前	427.67±186.80	883.00±289.52	1372.33±443.75	0.55±0.23
	治疗后	452.83±228.94	808.83±244.22	1316.33±422.36	0.53±0.20
中药联合HAART治疗组	治疗前	220.25±72.44	612.88±167.75	874.86±22.75	0.37±0.15
	治疗后	338.37±145.24	462.13±131.15	840.50±242.07	0.75±0.33

表 5-7　三组患者树突状细胞(DC)亚群比较

组　别	n	时间	PDC 频率	MDC 频率
对照组	10	—	0.19±0.07	0.32±0.10
中药单药治疗组	12	治疗前	0.12±0.05	0.21±0.09
	12	治疗后	0.13±0.04	0.28±0.06
中药联合 HAART 治疗组	16	治疗前	0.15±0.07	0.23±0.06
	16	治疗后	0.21±0.06	0.30±0.09

综上,基于艾滋病抗病毒治疗中面临的新问题,我们将中医药在艾滋病防控中的角色定位进一步拓展。研究表明,中医药在减轻抗病毒药物不良反应方面有明显临床疗效,可提升患者的服药依从性,从而达到更好的抗病毒治疗效果,对提升我国艾滋病综合防控水平具有重要意义。

三、2016 年至今:艾滋病治疗之路仍困难重重,抗病毒治疗广覆盖后,免疫重建不良成为关注点之一,中医药使用突显优势

《国家免费艾滋病抗病毒药物治疗手册》更新至 2023 年第五版,虽然实现艾滋病抗病毒治疗的全覆盖,但更多患者出现免疫功能不能恢复的情况,此时中西医协同治疗的关注重点在于艾滋病 HAART 后免疫重建不良,对此项目组也进行了相关研究。

(一)调节 TLRs 通路,改善免疫功能

基于外周血 PDC 功能和 TLR7/9 信号转导通路探讨"益气解毒法"和"补肾解毒法"对潜伏期艾滋病的影响和机制的研究表明,"益气解毒法"所对应的扶正抗艾颗粒含药血清对艾滋病免疫重建不良患者 PBMC 中的 TLR4 及 TNF-α 有下调作用,对 TLR8 有上调作用;"补肾解毒法"能够调节 TLRs 信号转导通路,调节艾滋病患者的免疫功能,可能与上调 TLRs 表达(表 5-8),促进 IFN-α 分泌有关(表 5-9)。

表 5-8　三组含药血清对艾滋病患者 PBMC 相关 TLR 的 mRNA 表达的影响($\bar{x}±s$)

信号通路	益气解毒组	补肾解毒组	空白对照组
TLR1	0.814±0.140	0.847±0.102	1.000±0.010
TLR2	0.874±0.093	0.666±0.209	1.001±0.065
TLR3	1.266±0.300	2.253±0.161*	1.002±0.087
TLR4	0.747±0.123	0.651±0.163	1.009±0.157
TLR5	0.898±0.113	1.101±0.164	1.000±0.033
TLR6	0.714±0.123	0.631±0.172	1.001±0.164
TLR7	0.857±0.087	1.208±0.293	1.002±0.073
TLR8	0.733±0.155	0.932±0.103	1.002±0.068
TLR9	0.781±0.139	1.183±0.214	1.000±0.038
TLR10	0.746±0.133	0.872±0.057	1.001±0.096

*注:补肾解毒组与空白对照组比较,$P=0.000292,<0.05$。

表5-9 三组含药血清对艾滋病患者PBMC部分细胞因子IFN-α、TNF-α mRNA表达的影响($\bar{x}\pm s$)

指标	益气解毒组	补肾解毒组	空白对照组
IFN-α	2.131±0.087	2.222±0.058	1.007±0.276
TNF-α	0.949±0.035	0.916±0.029	1.001±0.577

（二）补肾生髓

为进一步研究艾滋病HAART后免疫重建问题，我们申报了国家自然科学基金课题——基于TLR4/8相关信号通路研究"补肾生髓"对艾滋病免疫重建的作用及机制并获得立项。该项目首创性地利用"补肾生髓"中医治则对艾滋病免疫重建不良者进行干预治疗。研究显示，地五养肝胶囊联合HAART能提高$CD45RA^+$细胞占比、稳定$CD45RA^+CD31^+$细胞（图5-7），提升$CD4^+T$淋巴细胞水平，以促进机体重建免疫功能，并改善中医证候，提高生活质量。

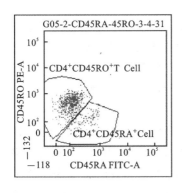
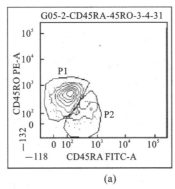
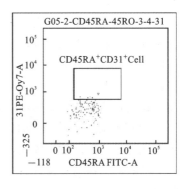

(a)

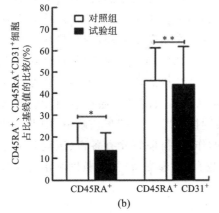

(b)

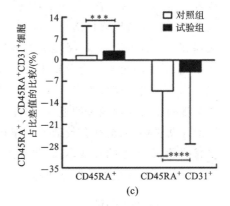

(c)

图5-7 两组患者$CD45RA^+$、$CD45RA^+CD31^+$细胞占比的比较

注：(a)流式细胞仪测定$CD45RA^+$、$CD45RA^+CD31^+$细胞占比代表图；(b)两组患者$CD45RA^+$、$CD45RA^+CD31^+$细胞占比基线值的比较；(c)两组患者$CD45RA^+$、$CD45RA^+CD31^+$细胞占比差值的比较；* $t=-1.34, P=0.1857$；** $t=-0.39, P=0.6971$；*** $Z=0.4302, P<0.0001$；**** $Z=1.3254, P<0.0001$。

综上，中医药协同抗病毒治疗，能够降低HAART后免疫重建不良发生率，并可促进免疫重建。在后HAART时期，我们将更加明确中医药的切入点，围绕目前抗病毒治疗过程中存在的新问题和临床难点展开，以提升湖北省艾滋病综合防治水平，将中西医协同增效研究做深做实。

第五节 因地制宜

因地制宜指根据湖北省不同地区的社会环境、艾滋病发病特点，予以中西医协同防治措施，改善患者症状、提高疗效。随县均川镇、大冶市、武汉市根据当地特点，以及 HIV 的传播途径和艾滋病患者发病特点，制定出与实际情况相适应的防控措施。

一、乡镇级

随县均川镇针对当时当地防治资源匮乏的情况，筹建了全国第一家乡镇级"温馨家园"，并在全省推广。

2001年随州市均川镇确诊第一例艾滋病患者，随后，陆续确诊300多例以血液途径感染为主的艾滋病患者，其中有82对夫妻同时感染上HIV。由于群众缺乏对艾滋病相关知识的了解，一时间谣言四起，引起了极大的恐慌，导致均川镇的农副产品滞销。为给艾滋病患者提供集宣传教育、咨询检测、诊断治疗、社会救助、综合管理于一体的服务平台，2002年，湖北省在均川镇筹建了全国第一家"温馨家园"。

2005年，随州市中医医院在温馨家园启动中医药防治艾滋病试点工作。近20年来，作为当地艾滋病防治的主阵地，温馨家园在省、市、区、镇医护人员的共同努力下，为控制均川镇艾滋病的传播与蔓延，维护社会稳定，发挥了很大的作用，同时为湖北省的艾滋病防治工作提供了示范。自2002年温馨家园建立以来，常年免费进行艾滋病自愿咨询检测，累计接待咨询者1000多人次，发现HIV感染者50余人。自2003年7月起，累计为360多名艾滋病患者进行免费抗病毒治疗。自2005年8月，共计万余人次接受中医药治疗，中医药的介入提高了患者生活质量，减轻了患者痛苦。其在连续几年国家抗病毒治疗效果评估中名列前茅，温馨家园负责人受邀赴北京向相关领导汇报工作经验，得到联合国、世界卫生组织和卫生部专家组的充分肯定。2003年，湖北省在大冶、浠水、巴东、南漳等通过血液途径感染的艾滋病患者人数较多的地区，均建立了温馨家园，共同探讨"一对一"帮扶政策、中西医协同治疗艾滋病、动员社会救助等工作在艾滋病防治中的作用；目前湖北省各市、区均建立了温馨家园，其工作的开展，对湖北省艾滋病患者的宣传教育、心理支持、社会救助和治疗管理等方面的工作有很大的促进作用。

二、中小城市

大冶市实施"一对一"帮扶政策和安全套推广项目，维护了社会稳定，控制了当地疫情。

大冶市2004年存活的艾滋病患者以血液途径感染为主(74%)，早期通过血液途径感染的大部分患者已进入艾滋病发病期，患者丧失劳动力，同时还面临巨大的医疗支出，加上社会歧视，部分患者因生活困难而对生活失去信心，对社会存在很大的怨言。大冶市人民政府推出"一对一"帮扶政策，通过一家企事业单位帮扶一个艾滋病家庭的措施，确保艾滋病患者家庭有饭吃、有衣穿、有房住、子女有书读、病后有治疗，逐步恢复患者的生活自信，有的患者还成为当地致富的带头人。"一对一"帮扶政策的实施稳定了患者情绪，维护了社会稳定；也使大众切身感受到艾滋病患者所面临的生活窘境，提高了大众对艾滋病防治工作重要性的认识,推动了当地艾滋病防治其他工作的实施。

大冶市2004年存活的艾滋病患者通过商业性行为感染的占7%。通过基线调查了解到,提供商业性性服务的娱乐场所安全套使用率只有36%,部分场所服务人员基本不使用安全套。为了控制艾滋病疫情,大冶市2004年启动了娱乐场所的100%安全套使用项目,通过会议、考察、培训等方式,形成多部门合作机制,邀请同伴教育员成立"铜草花女性活动中心",通过娱乐、游戏等参与式活动,激发女性从业人员主动参与艾滋病防治的热情,增强她们的安全套使用、主动寻求自愿咨询检测意识。100%安全套使用项目的实施,使娱乐场所从业人员干预覆盖率达到94.34%,艾滋病知识知晓率明显提高,安全套使用率显著上升。大冶市"一对一"帮扶政策和100%安全套使用项目两项工作在2006年全国艾滋病综合防治示范区工作会议上进行了典型经验分享。

三、省会城市

武汉市结合医改及目前大城市艾滋病流行以性传播途径为主的特点,开创了"艾滋病家庭医师签约个案管理"服务模式及"社会组织-医院-药店-疾控"立体化暴露后预防服务网络。

艾滋病患者的治疗与人文关怀、全程管理密不可分,项目组开创性地探索了"艾滋病家庭医师签约个案管理"服务模式,为艾滋病患者提供分级个案管理,组建多学科(传染科、内科、外科、妇科、儿科等)家庭医师团队,为艾滋病患者提供"一院一站式"服务,配备个案管理师为艾滋病患者提供全程个案管理,从药物毒副作用监测、抗病毒疗效检测、机会性感染预防、配偶及性伴管理、婚育管理、行为干预、住院管理等方面提供个体化服务。该服务模式得到全国同行的好评,在多个省份交流探讨。同时项目组将科研与临床相结合,为艾滋病患者提供中医药治疗服务,以减少西药毒副作用,加速免疫重建,住院病房也使用中药辨证治疗,促进机会性感染患者康复。

通过门诊和住院一体化服务,武汉市艾滋病抗病毒治疗覆盖率达到92%,抗病毒治疗后病毒抑制率在2019年达到98.47%,居全省第一,远高于国家要求的90%水平,同时大大降低了艾滋病患者的死亡率,2019年武汉市艾滋病患者死亡率降至2.4%,低于上海一线城市。项目组还开展了艾滋病非职业暴露处置服务,为高危人群提供24 h暴露后预防服务,年接诊约1000人次,开设暴露后预防门诊,建立"社会组织-医院-药店-疾控"立体化暴露后预防服务网络,此举措得到中国疾病预防控制中心的高度评价。

第六节 因人制宜

因人制宜指对不同年龄人群、疾病不同阶段、不同合并病等人群及个体,采用不同的防治措施。

一、HIV与结核分枝杆菌双重感染者

异烟肼(INH)预防性治疗能有效降低HIV与结核分枝杆菌双重感染者结核病发病率。结核病是HIV感染者/艾滋病(AIDS)患者最常见的机会性感染,也是导致HIV感染者/AIDS患者死亡的主要因素之一。2006年7月至2007年6月,项目组对湖北省11个县、

区能随访到的622例HIV感染者/AIDS患者进行了肺结核筛查,共确诊24例肺结核患者,患病率为3.9%(24/622);结核菌素(PPD)试验阳性者为118例,阳性率为19.0%(118/622)。国外研究结果表明,结核潜伏感染(LTBI)的HIV感染者/AIDS患者活动性肺结核终身发病风险达30%~60%,远高于HIV阴性者。截至2008年6月,项目组共为湖北省AIDS高发的13个县、区能随访到的1047例HIV感染者/AIDS患者进行了PPD试验,共筛选出213例PPD试验阳性HIV感染者/AIDS患者;其中166例自愿接受9个月INH预防性治疗,47例拒绝INH预防性治疗。自愿服药组和拒绝服药组1年结核病发病率分别为0.60%和6.38%($\chi^2=6.64, P<0.05$),5年结核病发病率分别为3.60%和17.02%($\chi^2=10.72, P<0.05$),5年结核病死亡率分别为1.80%和14.89%($\chi^2=14.02, P<0.05$)。INH预防性治疗能有效降低HIV与结核分枝杆菌双重感染者结核病发病率,但仍需探讨HIV感染者/AIDS患者中活动性肺结核的诊断,以及PPD试验低阳性率等问题。

二、无症状期艾滋病患者

项目组曾收集无症状期(潜伏期)艾滋病患者中医体质类型,研究其与感染时间、临床分期的构成比,分析中医体质因素与外周血$CD4^+T$淋巴细胞的相关性。结果表明,无症状期艾滋病患者中医体质类型中气虚质占32%,平和质占17%,湿热质占13.2%,感染时间大于5年的感染者以平和质和气虚质为主,占比均为11.3%;感染时间小于5年的感染者以气虚质为主,占比为20.8%;早期(Ⅰ、Ⅱ期)中医体质主要为平和质和湿热质,占比分别为17%和9.5%,终末后期(Ⅲ、Ⅳ期)主要表现为气虚质和阳虚质,占比分别为30.2%和9.5%;中医体质属气虚质的HIV感染者的$CD4^+T$淋巴细胞数量最低($241.41/\mu L \pm 78.86/\mu L$);中医体质属湿热质的HIV感染者的$CD4^+T$淋巴细胞数量最高($561.57/\mu L \pm 233.79/\mu L$)。研究提示,无症状期HIV感染者的中医体质以气虚质为主,气虚质感染者的$CD4^+T$淋巴细胞数量相对偏低。本次体质辨识研究为中西医协同防治艾滋病提供了依据。

三、男男性行为艾滋病患者

男男性行为人群安全套的使用率偏低,应对其加强安全套使用干预。

2004年以前,湖北省艾滋病疫情以单采浆导致的局部流行为主,报告的艾滋病患者以血液传播途径感染为主;2005—2007年,湖北省新发现艾滋病病例数基本平稳;2008年以来,新发现病例数逐年上升,报告病例以性传播途径感染为主。项目组调查了2010年6月至2017年6月报告的412例经性传播途径感染的艾滋病患者,其中经固定性伴传播者占23.55%,经临时性伴传播者占28.88%,经商业性伴传播者占47.57%。固定性伴、临时性伴、商业性伴不使用安全套的比例分别为62.89%、36.14%、2.55%,差异有统计学意义($P<0.05$);提示在今后的艾滋病防治工作中,应根据社会人口学特点,加强安全套使用干预。

2008年以来,湖北省报告的艾滋病患者中男男性行为者占比呈上升趋势。2010—2013年,项目组成员通过对武汉、襄阳、荆州、黄石、孝感、随州、潜江、洪湖等地男男性行为哨点进行艾滋病监测发现,在该项研究截止的最后6个月内,男男性行为人群坚持使用安全套的比例为38.91%,多因素分析显示样本来源($OR=0.344\sim0.713$)、地区($OR=3.581\sim9.577$)和安全套的使用($OR=6.686$)是HIV新发感染的危险因素(OR又称比值比、优势比,是流行病学研究中病例对照研究的一个常用指标),提示男男性行为人群使用安全套的比例偏低,在注重行为干预的同时,也要积极在男男性行为人群中探索新的行之有效的干预措施。

四、老年群体

高危性行为是老年男性感染艾滋病的主要原因,有高危性行为的老年男性安全套使用率低,感染艾滋病风险高,应加强防治知识宣传,积极开展适宜的有益身心健康的各类文体活动。

截至2012年底,湖北省每年报告的艾滋病病例中50岁以上老年人群构成比从2007年的12%上升到2012年的27%。为此,项目组对2011—2012年50岁以上人群报告病例数在全年龄段人群报告总数中的构成比排湖北省前6位的县区所报告的53例老年艾滋病患者进行了问卷调查。53例患者中,96.23%(51/53)通过性传播途径感染,其中70.59%(24/34)的男性和17.65%(3/17)的女性有商业性伴或临时性伴,感染前性行为安全套使用率男性为8.82%(3/34),女性为11.76%(2/17)。提示高危性行为是老年男性感染艾滋病的主要原因,这类人群安全套使用率低,HIV感染风险高。

丹江口市针对当地老年艾滋病患者报告病例数增加的现状,通过实地摸查、外展干预的方式基本掌握当地出租屋及暗娼的数量,通过宣传干预后,引导暗娼开展HIV检测,并为她们发放足量的安全套,提高安全套的使用率;通过暗娼提供的信息,借助社区建立健康档案体检的机会,劝导老年嫖客开展HIV检测。同时动员社区开展针对老年人艾滋病防治知识的宣传,并积极开展适合老年人的有益身心健康的各类文体活动。2013年,该项工作经验被中国全球基金艾滋病项目办公室收录,并在全国推广。

五、青少年群体

青少年群体对艾滋病的相关知识了解不全面、总体知晓率较低,可多应用互联网等方式进行艾滋病防治知识宣传。

针对青少年群体,鹤峰县创新了学校艾滋病防治模式,将艾滋病防治宣传教育列为学校教育的一门必修课,创新教学方法,坚持广泛、深入、持久地开展学校预防艾滋病专题教育和生活技能教育。这一举措让师生对预防艾滋病知识的知晓率从起初的不到60%,上升到实施几年后的95%以上,成效显著。实践证明,在学校开展预防艾滋病专题教育和生活技能教育是减少青少年危险行为、促进青少年健康成长的有效途径。

项目组曾以校园内随机整群匿名调查形式,对武汉几所高校大学生进行面对面问卷调查。结果显示,调查的757名大学生中,艾滋病相关知识知晓率为56.3%(426/757),"当下大学生艾滋病传播最主要的途径"的知晓率为77.4%(586/757);对待艾滋病的正确态度/行为持有率为31.4%(238/757)。结果表明,大学生对艾滋病相关知识了解不全面、总体知晓率较低。在平时的艾滋病防治知识宣传过程中,应当多应用互联网等大学生习惯的方式进行宣传。基于此次调查结果,项目组举办了校园公益科普活动以宣传艾滋病防治相关知识。

第七节 湖北省中医药防治艾滋病的科学研究

湖北省是国家中医药管理局第一批中医药防治艾滋病试点项目省份,自2004年以来,在国家中医药管理局、湖北省卫生健康委员会、湖北省中医药管理局的领导下,先后有涂晋文教授、赵映前教授、李瀚旻教授、刘建忠教授等中医专家作为医疗救治和科研指导专家带领团队开展中医药防治艾滋病的相关工作。团队充分利用湖北省中医药专家资源,发挥中医药特色优势,形成了临床救治与科研相结合,省市县乡艾滋病防控"湖北工作模式"。

团队参与了艾滋病国家级、局级重大科研课题的研究。先后参加了"十一五""十二五"国家科技重大专项"艾滋病和病毒性肝炎等重大传染病防治"的研究,包括无症状HIV感染者中医药早期干预(编号:2008ZX10005-002),中医药防治艾滋病临床科研基地建设(编号:2009ZX10005-015),病毒性肝炎等疾病临床科研一体化技术平台体系构建及应用研究(编号:2009ZX10005-019)。涉及无症状HIV携带者干预研究、抗机会性感染及减少HAART毒副作用等研究、中医药治疗艾滋病临床基地建设以及中医药治疗艾滋病临床疗效评价研究。项目实施过程中,先后与中国中医科学院中医药防治艾滋病研究中心、河南中医药大学第一附属医院等国内艾滋病领域研究团队建立了良好的科研协作关系。

湖北团队目前承担有相关国家级课题4项,省市级课题12项,发表相关论文72篇,针对艾滋病临床问题提出了"益气扶正解毒"和"补肾生髓解毒"两大中医治法,创制了"扶正抗艾颗粒"和"地五养肝胶囊"两种中药院内制剂,荣获湖北省科学技术进步奖2项,武汉市科学技术进步奖1项。

扶正抗艾颗粒是在湖北省中医院多年治疗慢性乙型肝炎经验方的基础上优化组方而成。经湖北省中医药管理局和湖北省药品监督管理局批准(鄂20050005 HZQ),研究者将扶正抗艾颗粒作为科研制剂从2004年9月到2007年分别在湖北蕲春和南漳进行了系统的临床观察,总有效率达66.7%,病毒载量较稳定,且无毒副作用,对病毒载量的抑制总有效率达77.7%,对患者的免疫功能(CD4细胞计数)具有明显的稳定和保护作用,能改善机体的整体状况,提高患者生活质量,并具有一定的抑制病毒复制的作用。2009年湖北省药品监督管理局正式批准扶正抗艾颗粒作为湖北省中医院院内制剂使用(批准文号:鄂制申新字第004号)。

"基于'三因制宜'思想中西医协同防治艾滋病应用研究"荣获湖北省科学技术进步奖一等奖;"扶正抗艾颗粒治疗艾滋病的临床应用研究"于2007年被湖北省卫生厅组织的专家鉴定为国内领先水平,2008年获评湖北省重大科学技术成果(登记号:EK080063),该研究成果荣获2011年湖北省科学技术进步奖三等奖、2011年武汉市科学技术进步奖三等奖。此外,湖北省中医药防治艾滋病试点单位随州市中医医院课题"中医药(爱心Ⅳ)治疗艾滋病的临床研究"被湖北省卫生厅组织的专家鉴定为国内领先水平,2010年获随州市科学技术进步奖二等奖,2012年获得首届"马应龙"杯湖北省中医药科学技术奖二等奖。大冶市中医医院课题"益气养血健脾祛湿法治疗无症状HIV感染者和艾滋病临床研究"项目于2011年10月通过黄石市科学技术局鉴定,获评为湖北省重大科学技术成果。

近年来湖北中医药防治艾滋病团队秉承"研究问题来源于临床,研究成果应用于临床"的临床科研导向,联合湖北省中医院(国家中医疫病、肝病临床研究平台)、武汉市金银潭医院(武汉市患者资源和国家GCP临床研究平台)、湖北中医药大学疫病研究所(中医疫病文献和基础研究平台)、中国科学院武汉病毒研究所(P3病毒实验室研究平台)、湖北省疾病预防控制中心(全省艾滋病患者资源和防控平台)等省内多个科研平台和研究单位共同开展中医药防治艾滋病的临床研究,针对临床具体问题进行相关研究。以中医学"三因制宜"思想为指导,根据国家不同时期的艾滋病防控策略,把握中医药切入的不同"时机",提出因"时"、因"人"、因"地"制宜思想的中西医协同防治艾滋病方案。关注艾滋病患者免疫功能低下状态(免疫重建不良)的临床难点,依托湖北省科学技术厅重点研发计划项目、国家自然科学基金项目,全力开展湖北省艾滋病免疫功能低下状态人群的临床干预及机制相关研究,相关研究正在进行中。

团队在科学研究方面,总结形成了"中西医协同、多平台协作、防治一体化"的湖北省艾滋病临床、科研新模式,在一定程度上促进了社会稳定,取得了良好的社会效益,为中医药防治重大传染病贡献了湖北的中医力量。

参考文献

[1] 雷恩泽,阮连国,陈瑶,等.地五养肝胶囊联合HAART对免疫重建不良HIV/AIDS患者疗效分析[J].中国艾滋病性病,2022,28(10):1127-1131.

[2] 刘建忠,陈瑶,肖明中,等.益气解毒法与补肾解毒法对艾滋病患者TLRs通路及下游炎症因子的影响[J].中医学报,2019,34(1):145-148.

[3] 林连美,杨会生,郑启艳,等.中药联合HAART治疗HIV/AIDS随机对照试验的Meta分析[J].时珍国医国药,2018,29(12):3056-3059.

[4] 刘建忠,陈瑶,肖明中,等.扶正抗艾颗粒联合HAART疗法对HIV/AIDS患者临床疗效和不良反应的临床研究[J].世界科学技术-中医药现代化,2017,19(8):1360-1364.

[5] 肖明中,刘建忠,陈瑶.扶正抗艾颗粒对HIV感染者外周血树突状细胞亚群的影响[J].中医学报,2017,32(2):159-162.

[6] 赵丁源,卢星星,周丽平,等.异烟肼预防性治疗HIV/TB双重感染者效果观察[J].公共卫生与预防医学,2016,27(2):42-45.

第六章
湖北省中医药防治艾滋病的应用案例

第一节 随州的"温馨家园"模式

2001年随州市均川镇确诊第一例艾滋病患者后,陆续有多人被确诊,因群众对艾滋病缺乏了解而引发恐慌,致农副产品滞销。2002年湖北省在均川镇卫生院筹建全国第一家"温馨家园",为艾滋病患者提供综合服务,包括医疗救助、健康管理和教育、咨询检测、行为干预、生活救助、转诊服务、临终关怀等。"温馨家园"在控制艾滋病传播、维护社会稳定方面发挥了重要作用,为全省的艾滋病防治工作提供了示范,2003年湖北省在多个地区建立了"温馨家园"。随州市中医医院同时期展开了中医药防治艾滋病试点工作,先后研发了"爱心Ⅰ、Ⅱ、Ⅲ、Ⅳ号"浓缩丸以及"圣心膏"并持续改进配方和剂型,开展了中医药治疗艾滋病的相关临床研究。2007年随州市中医医院获评"中医药治疗艾滋病试点工作先进单位",2012年和2020年医院相关科研项目分别获湖北省科学技术进步奖三等奖和一等奖。

一、基本情况

随州是湖北省地级市,是华夏始祖炎帝神农的诞生地和举世闻名的编钟出土之地,具有深厚的历史文化底蕴,素有"炎帝神农故里,编钟古乐之乡"的称号。全市常住人口200余万人。截至2023年底,全市累计报告HIV感染者/艾滋病患者1616例,其中男性1162例,女性454例,存活935例;存活病例中50~59岁者287例,所占比例最高;其次为60~69岁者(229例)。

2004年8月,卫生部、国家中医药管理局、财政部确定随州市为湖北省中医药治疗艾滋病项目市之一,随州市中医医院为本市该项目的主要实施单位和中医药防治艾滋病基地,中医药防治艾滋病工作随即在随州市有条不紊地展开。2007年,国家中医药管理局授予随州市中医医院"中医药治疗艾滋病试点工作先进单位"。2012年,随州市中医医院省级科研项目"中医药(爱心Ⅳ)治疗艾滋病的临床研究"荣获湖北省科学技术进步奖三等奖,2020年省级合作项目"基于'三因制宜'思想中西医协同防治艾滋病应用研究"获得湖北省科学技术进步奖一等奖。

二、工作策略

(一)实施"温馨家园"工程

在各级政府和相关部门的指导和支持下,随州市以均川镇卫生院为依托建设了市、镇二级"温馨家园",以随州市中医医院为项目主要实施单位负责开展相关工作。

"温馨家园"的布局按"三室一厅"设置,即治疗室、宣教室、咨询室、活动厅。建立、健全了工作制度,如保密制度、档案制度、随访制度等。"温馨家园"开展了十项服务,包括提供医疗救助、健康管理、健康教育,实施同伴教育、自愿咨询检测、行为干预,进行政策开发、生活救助,提供转诊服务、临终关怀。基地设置了中医药防治艾滋病办公室,由分管院长担任主任;成立了中医药防治艾滋病医疗组,由随州市中医医院抽选中医专家和优秀中医师作为成员,连续3年从事防艾医疗工作者,医院给予晋升优待政策(图6-1)。

秉承"授人以鱼,不如授之以渔"的原则,基地工作人员将HIV感染者/艾滋病患者分散在村组(家)中,帮助目标人群提高自身能力,开展生产自救,以降低对社会的影响、降低政府负担、保持社会稳定。工作开展以来受到各级领导和专家团队的关心关爱。

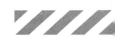

图6-1 中医药防治艾滋病办公室设置文件

(二)实施健康教育工程

"健康教育是预防艾滋病最好的疫苗",医院坚持把宣传教育作为预防工作的第一道关口,开展了多种形式的宣传教育活动。

1. 利用新闻媒体宣传 采取专访、专刊、专版等形式,定期宣传预防艾滋病知识,做到了电视上有影、电台上有声、报纸上有文,实现了市有公益广告、乡有音像制品、村有宣传专栏、户有宣传手册。

2. 开展大众宣传活动 在随州市卫生健康委员会、随州市疾病预防控制中心的筹备和指导下,在全市城区繁华路段举办大型传染病防治知识宣传、咨询活动。通过宣传教育活动,艾滋病可防可控可治的观念在广大市民中传播,艾滋病防治知识知晓率得到提升;人们认识艾滋病、正确对待艾滋病、关爱艾滋病患者,参与艾滋病防治的意识逐步提高。

(三) 开展依从性教育工作

艾滋病患者常易产生悲观厌世或恐慌愤怒等心理,让其自愿主动配合诊疗,是艾滋病防治工作得以开展的第一步。安抚患者不良情绪,开导他们客观、从容地面对现实,让他们知道现在艾滋病已经可防可控,通过治疗完全可以像其他人一样享受美好生活。并尽可能地为他们争取优待政策,如享受低保等。依从性教育工作内容包括积极按时就诊、接受治疗、接受体检、接受访视等。

在依从性教育工作中,我们鼓励患者为自己活着、为亲人活着,只要有坚强的信念,就有自身的尊严。努力消除患者的自责、自罪、自卑心理,HIV 感染在世界各地都有发生,任何人都有可能被感染。艾滋病和许多慢性病一样,虽然暂时无法治愈,但用中医药可以缓解症状,增强免疫力,提高生活质量,延长生命,随着抗病毒药物的成功研制和推广应用,患者的生活质量越来越有保障。鼓励患者在日常生活中保持自立能力,帮助家里做一些力所能及的家务和生产劳动,与家人保持关系融洽,使患者意识到自己是一个有价值的人。每个人都有享受美好生活的愿望,当患者的信念和自信建立后,消极情绪就可得到控制,从而能够更好地配合诊疗和宣教活动。

均川镇的艾滋病患者胡某,从事泥瓦匠工作,不按时就诊,经常让别人代领药物。主管医生了解情况后,和当地干部一起上门服务,耐心为胡某讲解。通过耐心沟通,胡某认识到积极按时就诊对自己切身利益有帮助,接受了依从性教育。从此以后他各方面的依从性得到提升,现在病情控制得很好,生活质量明显提升。

珍珠庙村的刘某,曾因诊疗依从性差而发病住院并被告病危,通过医务人员反复沟通教育,她终于能按时诊疗,非常配合地进行体检和接受抗病毒治疗(包括中医药治疗)。接受规律治疗不久后她的 CD4 细胞计数逐渐增高,病毒载量逐渐下降,体重增加,生活质量明显提高。现在她已经能够到外地务工赚钱养家,回访时她高兴地说:"是共产党给了我第二次生命,我感谢共产党,感谢给我治病的医生。"

(四) 定时开展医疗服务和下乡回访

中医药防治艾滋病医疗组每月 9 日和 15 日,分两批次到均川镇"温馨家园"进行集中问诊、开方发药、回访患者病情变化。为每位参与中医药治疗的患者建立健康档案,详细记录病情变化,定期监测 CD4 细胞计数、病毒载量,每半年进行一次健康检查,包括心电图、胸片、血常规等。根据患者反馈和检查情况,定期派专家下乡入户回访诊疗,观察患者服药有无不良反应,现场解决问题,深得病友的好评(图 6-2、图 6-3)。

(五) 拟定中医药自制制剂并持续改进

1. 研发中医药自制制剂 根据国家中医药管理局《2004 年中医中药治疗艾滋病试点项目管理方案》的指导方针,遵循从实际出发、以疗效为主、方便患者服用、方便患者携带的原则,2004 年随州市中医医院组织专家团队集体讨论,确定了本地区艾滋病患者的 3 个主要证型,根据证型初步拟定了"爱心Ⅰ、Ⅱ、Ⅲ号"方剂。院制剂室将方剂提取浓缩制成了"爱心Ⅰ、Ⅱ、Ⅲ号"浓缩丸,方便患者服用。

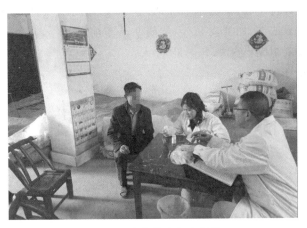

图6-2 专家下乡入户回访

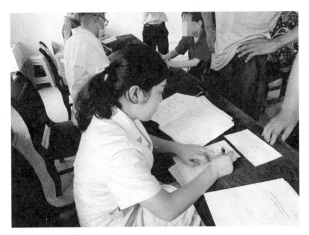

图6-3 医疗组在"温馨家园"书写健康档案和开单发药

2. 持续改进中医方剂组方,制成方便患者使用的剂型 经过近2年的临床观察,患者的症状有了不同的改变,大部分患者为气血两虚型。根据以上情况,2006年专家组对益气养血解毒的"爱心Ⅰ号"方剂加以调整,增添了"爱心Ⅳ号"浓缩丸。因部分患者痒症频发,2006年研发了"爱心外洗方"。2017年3月,专家组结合患者临床症状,对"爱心Ⅳ号"方剂进行了深入研究,制作了新的方剂——"圣心膏"。2024年,为方便部分同时患有糖尿病的患者服用,院制剂室在"圣心膏"的组方基础上开发了"木糖醇口服液"制剂。专家组不断地调整中医方剂组方,以适应患者病情变化、便于患者服用,增加患者长期治疗的依从性。

3. 具体组方

(1)方剂:爱心Ⅰ号。

功效:益气养血解毒。

药物:黄芪15 g,当归15 g,甘草6 g,太子参18 g,炒白术15 g,白芍15 g,生地12 g,川芎12 g,云苓18 g,丹参15 g,黄芩15 g,薏苡仁20 g,山药15 g。

以上药物烘干研末制成小蜜丸,9 g,3次/天。

(2)方剂:爱心Ⅱ号1方。

功效:益气养血,疏肝解毒。

药物:党参 15 g,黄芪 15 g,炒白术 15 g,云苓 18 g,当归 15 g,川芎 12 g,白芍 15 g,黄芩 15 g,牡丹皮 15 g,栀子 15 g,白鲜皮 20 g,柴胡 9 g,车前子 20 g,防风 12 g,甘草 6 g。

以上药物烘干研末制成小蜜丸,9 g,3 次/天。

(3) 方剂:爱心 II 号 2 方。

功效:疏肝泻火,利湿解毒。

药物:龙胆草 15 g,泽泻 15 g,生地 15 g,当归 15 g,赤芍 15 g,黄芩 15 g,苍术 15 g,土茯苓 15 g,栀子 15 g,牡丹皮 15 g,柴胡 8 g,白鲜皮 24 g,地肤子 24 g,车前子 24 g,甘草 6 g,紫草 15 g,苦参 15 g。

以上药物烘干研末制成小蜜丸,9 g,3 次/天。

(4) 方剂:爱心 III 号。

功效:养阴清热,化痰止咳。

药物:法半夏 15 g,陈皮 15 g,云苓 15 g,甘草 9 g,金银花 18 g,黄芩 15 g,玄参 18 g,桔梗 10 g,生地 15 g,百合 15 g,当归 12 g,太子参 12 g,黄芪 12 g,丹参 15 g,鱼腥草 10 g。

以上药物烘干研末制成小蜜丸,9 g,3 次/天。

(5) 方剂:爱心 IV 号。

功效:益气养血解毒。

药物:党参 15 g,生地 12 g,黄芩 15 g,黄芪 15 g,炒白术 15 g,金银花 18 g,赤芍 15 g,云苓 18 g,川芎 12 g,半枝莲 12 g,甘草 6 g,丹参 15 g,板蓝根 15 g,当归 15 g,紫花地丁 20 g,柴胡 9 g,灵芝 10 g。

以上药物烘干研末制成小蜜丸,10 g,3 次/天。

(6) 方剂:圣心膏。

功效:益气养血解毒,健脾和胃。

药物:党参 15 g,炒白术 15 g,云苓 24 g,甘草 12 g,当归 12 g,生地 15 g,赤芍 24 g,川芎 12 g,丹参 24 g,柴胡 10 g,黄芩 24 g,紫花地丁 20 g,黄芪 15 g,金银花 24 g,半枝莲 24 g,板蓝根 30 g,灵芝 15 g,薏苡仁 20 g,山药 15 g,神曲 15 g,麦芽 15 g。

以上药物通过提取、浓缩、收膏等精制成袋状膏剂,每袋 12 g,1 袋/次,3 次/天。

(7) 方剂:爱心外洗方。

功效:清热燥湿,解毒止痒。

药物:苦参 30 g,黄柏 30 g,苍术 24 g,茵陈 15 g,龙胆草 24 g,蛇床子 24 g,土茯苓 30 g,白鲜皮 24 g,地肤子 15 g,蝉蜕 10 g,蒲公英 18 g,紫花地丁 15 g,百部 20 g,荆芥 6 g,防风 15 g,甘草 10 g。

以上药物煎水外洗,3 次/天。

(六) 开展中医药(爱心 IV 号)治疗艾滋病的临床研究

爱心 IV 号是随州市中医医院在对患者长期治疗中,总结摸索出的复方中药验方,该方能有效增加病毒携带者的 CD4 细胞数量,提高患者免疫力,减轻患者症状,提高患者的生活质量,延长患者生存时间。为了便于 HIV 携带者服用,院制剂室将该方制备成丸剂,并完善了质量标准,初步研究如下。

1. 设备、仪器　LNW 多功能提取机组、Dionex 高效液相色谱仪(配有 P680 泵、PDA-100 检测器、ASI-100 自动进样器、Chromeleon 色谱工作站)、Mettler 电子天平、KQ3200 型超声波清洗器等。

2. 处方组成 党参,炒白术,云苓,甘草,当归,生地,赤芍,川芎,丹参,柴胡,黄芩,紫花地丁,黄芪,金银花,半枝莲,板蓝根,灵芝。

3. 制备 取党参、云苓、丹参、黄芪、板蓝根抢水洗后干燥,粉碎过80目筛备用。其余药品置多功能提取机组中加水煎煮三次,第一次1.5 h,第二次1 h,第三次1 h,合并三次煎煮液减压浓缩至相对密度1.2左右,加蜜10 kg与上述药粉混合制软材,用制丸机制丸,干燥,包装成每瓶60 g即得。

4. 质量控制

(1)性状:本品为黄褐色的小蜜丸;味微甜,略酸。

(2)鉴别:

①黄芪的鉴别:取本品10 g,切碎,加等量硅藻土,研匀。加石油醚(30~60 ℃)20 mL,浸渍2 h,时时振摇,滤过,弃去石油醚液,药渣挥尽溶剂,取本品粉末3 g,加甲醇20 mL,加热回流1 h,滤过,滤液加于中性氧化铝柱(100~120目,5 g,内径10~15 mm)上,用40%甲醇100 mL洗脱,收集洗脱液,蒸干,残渣加水30 mL,使其溶解,用水饱和的正丁醇提取2次,每次20 mL,合并正丁醇液;用水洗涤2次,每次20 mL;弃去水液,正丁醇液蒸干,残渣加甲醇0.5 mL,使其溶解,作为供试品溶液。另取黄芪甲苷对照品,加甲醇制成每1 mL含1 mg的溶液,作为对照品溶液。照薄层色谱法(《中国药典》(2005年版)一部附录ⅥB)试验,吸取上述两种溶液各2 μL,分别点于同一硅胶G薄层板上,以氯仿-甲醇-水(13∶7∶2)的下层溶液为展开剂,展开,取出,晾干,喷以10%硫酸乙醇溶液,在105 ℃加热至斑点显色清晰。供试品色谱中,在与对照品色谱对应的位置上,日光下显相同的棕褐色斑点,紫外线灯(365 nm)下显相同的橙黄色荧光斑点。

②白芍的鉴别:取本品15 g,加硅藻土10 g,研匀,加乙醇50 mL,超声20 min,滤过,滤液蒸干,残渣加水20 mL,乙醚10 mL振摇提取,弃去乙醚液,水液用正丁醇振摇提取2次,每次20 mL,合并正丁醇液,用水洗涤2次,每次10 mL,弃去水液,正丁醇液蒸干,残渣加甲醇1 mL,作为供试品溶液。另取芍药苷对照品加乙醇制成每1 mL含1 mg的溶液,作为对照品溶液。照薄层色谱法(《中国药典》(2005年版)一部附录ⅥB)试验,吸取上述两种溶液各5 μL,分别点于同一硅胶G薄层板上,以氯仿-醋酸乙酯-甲醇-甲酸(40∶5∶10∶0.2)为展开剂,展开,取出,晾干,喷以5%香草醛硫酸溶液,加热至斑点显色清晰。供试品色谱中,在与对照品色谱相应的位置上显相同的蓝紫色斑点。

(3)含量测定:色谱条件如下。色谱柱:AgilentTc-C18(4.6 mm×250 mm,5 μm);流动相:甲醇-乙腈-水(5∶35∶60);流速:1.0 mL/min;检测波长:203 nm;灵敏度:0.02 AUFS;柱温30 ℃;进样量:10 μL;外标法测定。理论板数按黄芪甲苷峰计算应不低于4000。

供试品溶液的制备:取重量差异项下的本品细粉15 g,精密称定,置索氏提取器中,加甲醇40 mL,冷浸过夜,再加甲醇适量,回流4 h,提取液回收甲醇并浓缩至干,残渣加水10 mL,微热使其溶解,用水饱和的正丁醇振摇提取3次,每次20 mL,合并正丁醇提取液,用氨试液提取2次,每次20 mL,弃去氨试液,正丁醇液蒸干,残渣加水3~5 mL使其溶解,放冷,通过D101型大孔吸附树脂柱(内径1.5 cm,长12 cm),以水50 mL洗脱,弃去水液,再用40%乙醇30 mL洗脱,弃去40%乙醇洗脱液,继续用70%乙醇50 mL洗脱,收集洗脱液,蒸干,用甲醇溶解并转移至2 mL容量瓶内,加甲醇至刻度,摇匀,作为供试品溶液。

(4)线性关系考察:分别精密称取P205干燥器中真空干燥的黄芪甲苷对照品适量,加甲醇制成每1 mL含1 mg的对照品储备液,备用。

分别精密量取黄芪甲苷对照品储备液0.5 mL、1.0 mL、2.0 mL、3.0 mL、5.0 mL,分别置于10 mL容量瓶中,加甲醇稀释至刻度,摇匀,即得黄芪甲苷系列对照品溶液。分别精密吸取上述系列对照品溶液各10 μL,在色谱条件下测定峰面积,以峰面积为纵坐标(Y,mAu·s)、对照品进样量(X,μg)为横坐标,绘制标准曲线,并计算回归方程。黄芪甲苷$Y=76.256X-0.9158$,相关系数$r=0.9989$,说明黄芪甲苷对照品进样量在0.5～5 μg范围内线性关系良好。

(5)精密度试验:取黄芪甲苷对照品储备液2.0 mL至10 mL容量瓶中,加甲醇稀释至刻度,摇匀,按上述色谱条件重复进样5次,每次10 μL,测定峰面积。结果黄芪甲苷的相对标准偏差(RSD)为0.73%。表明精密度良好。

(6)稳定性试验:取同一供试品溶液,按上述色谱条件测定6次,每次间隔2 h,进样量10 μL,测定黄芪甲苷峰面积值,结果RSD为0.68%($n=6$)。可见供试品溶液在12 h内稳定。

(7)重复性试验:精密量取同一批号样品6份,照供试品溶液制备方法操作,进样,测定峰面积,计算黄芪甲苷含量。结果黄芪甲苷含量的RSD为1.11%($n=6$)。

(8)空白试验:按处方比例配制缺黄芪的空白阴性样品,照供试品溶液的制备方法制备空白样品供试液,按上述色谱条件测定,结果表明空白样品不干扰黄芪甲苷含量的测定。

(9)加样回收率试验:精密量取已知含量的爱心Ⅳ号,平行制备6份,分别精密加入黄芪甲苷对照品适量,按供试品溶液项下操作,重复操作6次,按色谱条件测定黄芪甲苷含量,计算回收率,结果见表6-1。

表6-1 黄芪甲苷回收率试验结果

试验号	取样量/g	样品中含量/mg	对照品加入量/mg	测得值/mg	回收率/(%)	平均回收率/(%)	RSD/(%)
1	15	0.225	0.20	0.418	98.4		
2	15	0.225	0.20	0.415	97.6		
3	15	0.250	0.20	0.446	99.2	98.3	0.58
4	15	0.250	0.20	0.444	98.7		
5	15	0.269	0.20	0.459	97.9		
6	15	0.269	0.20	0.460	98.1		

(10)样品含量测定:按上述方法测定6批爱心Ⅳ号样品,结果显示,所测定样品中黄芪甲苷含量均高于0.01 mg/g,因此规定该处方所含黄芪以黄芪甲苷计,每克不得少于0.01 mg。测定结果见表6-2。

表6-2 样品测定结果

黄芪甲苷批号	20080401	20080512	20080709	20080904	20081109	20081214
含量/(mg/g)	0.015	0.017	0.018	0.024	0.017	0.021

5. 研究结果讨论 爱心Ⅳ号在长期临床应用中能有效增加HIV携带者的CD4细胞数量,提高患者免疫力,减轻患者症状,提高患者的生活质量,延长患者生存时间。

三、典型案例

案例1:贺某某,男,55岁。2017年8月15日初诊。

主诉:乏力、气短伴腹胀2个月余。

初诊:患者于2个月前出现神疲气短,纳差食少,食后腹胀,偶有夜寐不宁。余无其他不适,未予特殊治疗。既往无肝肾病史,无结核病及疫水接触史,无药物过敏史。

体格检查:体温37 ℃,血压125/80 mmHg,心率88次/分,呼吸20次/分。营养一般,皮肤巩膜无黄染,双肺呼吸音清,未闻及明显干湿啰音。心律齐,无杂音。腹平软,无压痛及反跳痛,肝脾未触及,四肢肌张力可。病理反射未引出。

四诊检查:面色萎黄,纳呆,神疲倦怠,腹胀满闷。舌淡胖,苔白,脉虚弱。

中医诊断:艾滋病病毒感染,无症状期(气血两亏型兼脾胃虚弱)。

西医诊断:艾滋病病毒感染。

治法:健脾和胃,益气养血。

方药:圣心膏加减。

药物组成:党参15 g,生地12 g,黄芩15 g,炒白术15 g,金银花24 g,赤芍24 g,云苓24 g,川芎12 g,半枝莲24 g,甘草12 g,丹参24 g,板蓝根30 g,当归12 g,柴胡10 g,灵芝15 g,黄芪15 g,紫花地丁20 g,山药15 g,薏苡仁30 g,神曲15 g,麦芽15 g。

用法与用量:以上药物烘干研末制成膏剂装袋(每袋12 g),1袋/次,3次/天。

疗效回访:患者坚持服用,用药1个月后回访,患者神疲倦怠、食少、纳呆、腹胀等症明显改善。病情好转,疗效显著。嘱坚持服用。不适随诊。

案例2:冯某某,女,60岁。2017年9月9日初诊。

主诉:皮肤瘙痒1个月余。

初诊:患者于1个月前开始出现头皮及面部瘙痒难忍,抓挠后累及全身,以上半身为甚。皮肤黏膜呈片状红色丘疹,抓挤后有淡黄色渗出液。自用皮炎平外涂症状未见好转。余无其他不适,遂来就诊。既往无肝肾病史,无结核病及疫水接触史,无药物过敏史。

体格检查:体温36.4 ℃,血压130/85 mmHg,呼吸18次/分。营养一般,上半身皮肤黏膜有片状丘疹,浅表淋巴结不大,眼睑无浮肿,巩膜无黄染,颈软。心界正常,心率78次/分,律齐,未闻及杂音。双肺纹理无增粗。腹平,肝脾未触及,四肢肌张力可。

四诊检查:患者面色萎黄,少气懒言,纳呆,全身散在红色丘疹,剧烈瘙痒,伴心悸、失眠、乏力。舌质淡,脉细弱。

中医诊断:艾滋病病毒感染,无症状期(气血两亏型兼血虚风燥)。

西医诊断:艾滋病病毒感染。

治法:气血双补。

方药:圣心膏加减。

药物组成:党参15 g,生地12 g,黄芩15 g,炒白术15 g,金银花24 g,赤芍24 g,云苓24 g,川芎12 g,半枝莲24 g,甘草12 g,丹参24 g,板蓝根30 g,当归12 g,柴胡10 g,灵芝15 g,黄芪15 g,紫花地丁20 g,山药15 g,薏苡仁30 g,神曲15 g,麦芽15 g。

用法与用量:以上药物烘干研末制成膏剂装袋(每袋12 g),1袋/次,3次/天。

另加用外洗方剂(爱心外洗方)。

药物组成:苦参30 g,黄柏30 g,苍术24 g,茵陈15 g,龙胆草24 g,蛇床子24 g,土茯苓30 g,地肤子15 g,白鲜皮24 g,蝉蜕10 g,蒲公英18 g,紫花地丁15 g,百部20 g,荆芥6 g,防风15 g,甘草10 g。

用法:共3剂,以上药物每天1剂,煎水去渣后外洗。

功效:清热燥湿,解毒止痒。

疗效回访:治疗1个月后,患者自述瘙痒症状明显减轻,医生检查见其头面部及上肢皮肤黏膜片状红色丘疹明显减少且颜色转淡。病情有所好转,嘱患者坚持用药,不适随诊。

第二节 中西医协同大冶模式

大冶市中医医院承担着大冶市HIV感染者/艾滋病患者的抗病毒治疗及中医药治疗任务,是湖北省第一家中西医协同治疗艾滋病的中医医院。团队发表艾滋病相关论文10余篇,主持完成黄石市级科研课题两项,团队成员获得黄石市创新争先优秀个人及黄石市有突出贡献专家称号,获得湖北省科学技术进步奖一等奖一次。

一、基本情况

大冶市中医医院始建于1959年,是国家三级中医医院、湖北省示范中医医院,是湖北中医药大学、湖北理工学院等院校临床教学医院,是大冶市中医药县乡村三级医疗服务体系的龙头单位,是大冶市高层次人才健康服务中心。2017年3月,大冶市中医医院加入湖北省中医院医疗集团,2018年被纳入全国500家县级中医医院综合能力建设单位。2020年获湖北省科学技术进步奖一等奖。2021年11月28日,大冶市中医医院持正堂国医馆正式开诊,形成了"一院两区"的发展格局。2024年4月,大冶市中医医院被核定为国家三级中医医院。

大冶市中医医院承担着中医药治疗艾滋病、中医药适宜技术推广等国家级中医项目。2004年,湖北省卫生厅确定大冶市为中医药治疗艾滋病试点项目(以下称试点项目)县市后,大冶市人民政府从2004年9月开始指定大冶市中医医院为国家首批试点项目定点医院,医院成立中医药防治艾滋病办公室等机构,委派专业医务人员参与试点项目管理,截至2024年7月先后有352人次纳入本项目治疗观察,目前有190余例仍坚持服药治疗。2019年9月,医院成立感染科爱心门诊,接手大冶市艾滋病患者的抗病毒治疗工作,设立暴露预防门诊、艾滋病自愿咨询检测(VCT)门诊等诊室,配备专职的医生及个案管理师,提供专业的治疗、阻断及咨询等服务,至此,大冶市中医药治疗艾滋病试点项目和艾滋病抗病毒治疗在大冶市中医医院合并,大冶市中医医院也成为湖北省为数不多的中西医协同防治艾滋病的中医医院。

二、工作策略

(一)地方特色

2005年6月,曾毅院士、濮存昕、黄宏、张朝阳等与湖北大冶艾滋病孤儿共度六一儿童节。大冶市"一对一"帮扶政策和安全套推广项目两项工作在2006年全国艾滋病综合防治示范区工作会议上进行了典型经验分享。大冶市中医医院是国内较早关注老年艾滋病群体的单位,发表了多篇与老年艾滋病相关的文章,在老年艾滋病防治方面积累了一定经验。

(二)组织领导

为了确保中医药治疗艾滋病试点项目在大冶市顺利实施,根据湖北省试点项目启动会和《湖北省中医中药治疗艾滋病项目实施细则》精神,结合大冶市具体实际,2004年8月制定了《大冶市中医中药治疗艾滋病项目实施方案》(图6-4)。

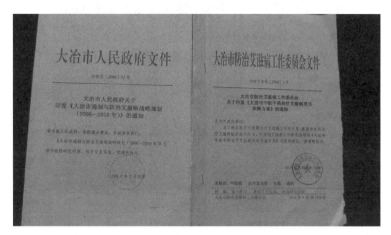

图6-4 大冶市人民政府文件

成立"大冶市中医药治疗艾滋病项目领导小组",大冶市人民政府分管文卫工作副市长任组长,原大冶市卫生局局长任副组长。主要职责是制定项目实施方案、工作计划,协调各单位、各小组工作,管理专项经费,督导检查、考核验收,向上级汇报有关工作。

成立"大冶市中医药治疗艾滋病项目专家组",大冶市中医医院分管副院长兼急诊科主任任组长。主要职责是指导和参与实施《中医药治疗艾滋病临床技术方案》,执行领导小组的决议,对参与本项目工作人员进行技术培训,对病例进行临床治疗观察、数据统计分析,进行药品质量控制,向项目领导小组汇报工作。

成立"大冶市中医药治疗艾滋病项目工作小组",原大冶市卫生局防保科科长任组长。主要职责是协调各参与单位的工作,提供进入项目的艾滋病患者名单及基础资料,以及方药调配、包装、发送。

确定项目参与单位,在原大冶市卫生局及项目领导小组的领导下,确定大冶市中医医院、大冶市疾病预防控制中心,大冶市第二人民医院(艾滋病患者较集中的医院)为本项目的参与单位,临床技术方案的实施以大冶市中医医院为主,其他单位做好协助工作。

将中医药治疗艾滋病项目纳入全市艾滋病防治体系之中,中医药治疗和抗病毒治疗、抗机会性感染治疗及母婴阻断等工作同步推进,各参与单位加强工作协调,信息、资源共享。

(三)培训管理

1. 病例选择 选择经湖北省疾病预防控制中心确证为HIV阳性的患者,作为试点项目临床治疗观察对象。

2. 加强了解 专家组和工作小组深入每个观察对象家中,了解患者本人及家庭情况,说明本项目治疗方法、作用、意义、背景,患者充分知情同意后,签署知情同意书,确定为临床治疗观察病例(图6-5)。

3. 建立中医药治疗艾滋病项目患者花名册 内容包括患者姓名、性别、年龄、住址、联系电话、感染途径、是否为发病期、CD4细胞计数、接受西药抗病毒治疗情况等。专家组成员与患者互留联系电话,以便回访、咨询、沟通。

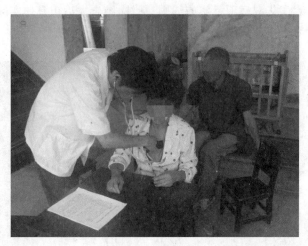

图 6-5 送医上门

4. 人员培训 本项目工作人员全体参加专业技术培训,培训内容包括《中医药治疗艾滋病临床技术方案》的具体内容,本项目的来源、背景、目的、意义,《中国艾滋病诊疗指南》和《艾滋病防治条例》的具体内容,职业暴露的防护,患者管理,药品发放程序,临床观察、填表、回访、不良反应监测及处理等。临床观察数据经电脑录入与上报。

5. 治疗与观察 专家组根据《中医药治疗艾滋病临床技术方案》,初诊时填写观察表,每个月对患者进行中医辨证施治,开具处方。每周电话随访 1 次,询问病情,告知患者生活、工作等方面注意事项。每个月根据《临床观察登记表》进行评分并记录。每 3 个月从大冶市疾病预防控制中心登记患者 CD4 细胞计数和理化检查数据。

6. 药品发放 大冶市中医医院药剂科根据处方调配药物,按每名患者的每天用量给药物包装、贴标签、登记,由专人专车送到患者所在地分发给每名患者,交接时,每个环节签字(图 6-6)。

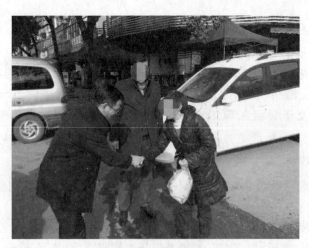

图 6-6 送药下乡

7. 定期随访 及时了解患者生理、心理状况,叮嘱患者家人消除恐惧、消除歧视,给予患者家庭温暖。适时安排相关专业人员进行心理干预,帮助其度过情绪消沉期,树立战胜艾滋病的勇气,积极面对生活、面对家人、面对社会,不断提高生活质量。

8. 扶持帮扶对象 对于经济困难的家庭,从经济和物质上给予一定的帮扶,每年组织工作人员慰问艾滋病患者及其家属,使其感受社会温暖,树立战胜疾病的勇气。同时向地方政府献计献策,发动各单位与艾滋病患者结成"一对一"帮扶小组,解决艾滋病患者的家庭困难,从经济、技术、政策等方面落实相关措施。

9. 招募志愿者 配合工作人员,采取走村串巷的方式,积极深入各村各户,一户一本艾滋病防治手册,面对面地宣教艾滋病防治知识,对于农村中老年人群,更要反复耐心讲解,避免不洁性行为,避免侥幸心理,洁身自好,学会正确使用安全套。

10. 提供防护用品 通过艾滋病患者了解农村及城乡接合部性交易场所位置,对从业人员讲解艾滋病性病防护知识,免费提供安全套等防护用品。

11. 加大宣传 积极与电视、广播、报纸等媒体协作,加大艾滋病防治宣传力度,长期定期举办艾滋病防治知识公益性讲座,使全社会参与艾滋病防治工作。

12. 汇报进度 专家组定期向领导小组汇报项目进展情况,反映存在的问题、困难,提出下一阶段工作的建议。

13. 不定期随访 领导小组不定期深入"温馨家园"或通过电话随访患者。对专家组、工作小组的工作进行督导检查。

14. 专家组交流 与大冶市疾病预防控制中心抗病毒治疗专家组进行学术交流、技术合作,针对疑难病例进行病案讨论,研究治疗方案。

15. 进修学习 选派精英多次赴首都医科大学附属北京地坛医院、武汉大学中南医院、武汉市金银潭医院等上级单位进修学习艾滋病防治管理知识,积极参加全国各级艾滋病防治学术交流会议。

16. 情况调查 与大冶市疾病预防控制中心合作完成大冶市艾滋病疫情调查。大冶市艾滋病新发人群已由青壮年向中老年过渡,2014年艾滋病新发人群中50岁及以上人员占比超过50%,感染途径以婚外性行为为主,其中丧偶或离异者逐年增多。截至2024年7月,存活且接受抗病毒治疗的HIV感染者/艾滋病患者中年龄60岁及以上的占53.9%,平均年龄59.1岁。

(四)经验成绩

十几年的实践证明,规范的中医药治疗对艾滋病有确切的疗效,可明显改善艾滋病患者发热、咳嗽、乏力、腹泻、气短、皮疹、黏膜溃疡等症状,提高和稳定艾滋病患者免疫功能,提高患者生活质量,减轻抗病毒药物的毒副作用等,同时对稳定艾滋病人群也起到了一定的作用。大冶市中医医院中西医协同防治艾滋病团队总结经验,完成了相关课题及论文,取得了一定的成绩。

(1)黄石市科学技术局重点课题"益气养血健脾祛湿法治疗无症状HIV感染者和艾滋病临床研究"(编号:2008A160-B),2011年10月通过黄石市科学技术局鉴定,达到国内先进水平。

(2)《艾滋病人隐私权与家属知情权的冲突与平衡》论文发表于《中国中医药现代远程教育》2011年第15期。

(3)《益气养血、健脾祛湿方治疗无症状HIV感染期临床研究》论文发表于《湖北中医杂志》2012年第3期。

(4)《中老年人成为HIV感染高发人群调查分析》论文发表于《中医学报》2014年第6期。

(5)《老年艾滋病群体婚外性行为调查分析》论文发表于《中医学报》2015年第1期。

(6)《中医药治疗艾滋病试点项目存在问题及建议》论文发表于《湖北中医杂志》2016年第2期。

(7)《故意性途径传播艾滋病现象浅析》论文发表于《中医学报》2016年第5期。

(8)《网络流行文化成为我国青少年感染艾滋病的高发因素》论文收录于中华中医药学会防治艾滋病分会2016年学术会议论文集。

(9)《扩大检测,关注和保护中学生群体远离AIDS——在高考体检中普查HIV的可行性分析》论文收录于中华中医药学会防治艾滋病分会2017年学术年会论文集。

(10)《湖北大冶地区中医药治疗艾滋病试点项目对象入组年龄调查分析》论文收录于中华中医药学会防治艾滋病分会2018年学术年会论文集。

(11)《湖北某地中学生群体HIV调查》论文收录于中华中医药学会防治艾滋病分会2019年学术年会论文集。

(12)《107例含依非韦伦ART方案艾滋病患者更换为400 mg后疗效观察》论文收录于第八届全国艾滋病学术交流大会论文集。

(13)"基于'三因制宜'思想中西医协同防治艾滋病应用研究"获得2020年湖北省科学技术进步奖一等奖。

(14)黄石市科学技术局重点课题"滋肾健脾免煎颗粒治疗AIDS脾肾亏虚证36例临床研究"(编号:2019A24)于2023年4月通过黄石市科学技术局鉴定,同名论文发表于《时珍国医国药》杂志2023年第9期。

(15)《湖北省大冶市2022—2023年HIV新治疗人群基线耐药分析》论文收录于第九届全国艾滋病学术交流大会论文集。

(五)中西医协同防治艾滋病特色之路

大冶市艾滋病传播途径最早是一些村民有偿供血感染HIV后导致的血液传播,近年来由于经济发展,卖淫嫖娼及男性同性恋群体的性传播成为艾滋病的主要传播方式。

2015年以后,随着地方经济的发展,通过危险性行为感染艾滋病的患者逐年增多。由于所有艾滋病患者纳入了免费抗病毒治疗范围,这大大超出了大冶市疾病预防控制中心的管理能力。为了更好地服务艾滋病患者,遏制HIV传播,各个乡镇卫生院开始负责管理各自乡镇的艾滋病患者的抗病毒治疗及随访工作。在管理早期,十几个乡镇卫生院的加入,确实缓解了艾滋病患者抗病毒治疗的难题,但是随着时间的推移,弊端逐渐显现:乡镇卫生院医疗条件及专业知识有限,而且十几个治疗点管理困难,导致治疗效果难以保证,部分患者出现不良反应或病毒学反弹等问题。

目前湖北省艾滋病治疗工作模式主要是中医院负责中医药治疗,其他医院或疾病预防控制中心负责抗病毒治疗,这种模式存在患者的实验室检测数据不能共享,患者须往返多家医疗机构等弊端。大冶市中医医院在2004年成为中医药治疗艾滋病试点项目定点医院,但由于该院只负责中医药治疗,缺乏抗病毒治疗知识,患者对该院缺乏信任。因患者须往返多家医疗机构,部分患者怕麻烦,担心身份暴露而遭受歧视,导致患者随访脱节、失访脱落比较多。在2019年成为艾滋病抗病毒治疗定点医院后,大冶市中医医院成为湖北省唯一一家中西医协同防治艾滋病的中医医院,为了掌握更专业的艾滋病防治知识,大冶市中医医院多次派出人员前往首都医科大学附属北京地坛医院、武汉大学中南医院、武汉市金银潭医院等学习艾滋病的中医药治疗及抗病毒治疗的相关知识。

在成为抗病毒治疗定点医院后,大冶市中医医院艾滋病防治工作人员系统学习了艾滋病抗病毒治疗专业知识,以便于更好地开展中西医协同治疗艾滋病工作,而且大冶市患者纳入大冶市中医医院统一管理,可以让更多的艾滋病患者享受中西医协同治疗的优势。由于患者不再需要往返多家医疗机构,节约了患者的时间,患者的依从性得到提高。同时由于管理的患者较多,患者的数据实现了共享,有利于大冶市中医医院开展科研工作,目前大冶市中医医院与湖北省中医院、湖北省疾病预防控制中心等多家单位合作开展了多项科研项目。

大冶市艾滋病患者以农村老年男性为主,管理比较困难,存在失访、停药、服药不规范等依从性问题。农村老年男性一般文化水平较低,认知能力不足,不能正确理解疾病的性质,不是高估了艾滋病的严重性,就是严重轻视该病对身体的危害,导致服药依从性差及危险性行为时有发生,部分患者因为担心婚外性行为曝光或将艾滋病传染给配偶而愧对配偶等产生抑郁、焦虑,加大了防控的难度。同时老年患者通常有非艾滋病相关的基础疾病,听力、认知力下降,沟通困难,导致出现较多药物间相互作用问题及错服、漏服现象,影响治疗效果,增加了耐药发生率。从2023年开始,大冶市中医医院爱心门诊强化个案管理师管理制度,设置专职个案管理师岗位,对HIV阳性人群实行全程个案管理,提升了大冶市个案管理水平,也提升了大冶市的治疗率和病毒学抑制率。

在后HAART时代,HIV感染者/艾滋病患者发现即得到治疗,患者的寿命得到延长,生活质量得到了极大的提高,但是非艾滋病相关疾病、免疫重建不良、药物不良反应、低病毒血症等问题还比较突出,中医药治疗艾滋病可以从这几个方面深入研究,发挥中医药的优势。

2020年,突如其来的新型冠状病毒感染疫情给中医药防治艾滋病增加了极大的困难。在疫情期间,许多艾滋病患者面临断药的风险,大冶市中医医院爱心门诊主动联系大冶市防艾办、大冶市疾病预防控制中心等兄弟单位,在上级部门的协调下,发动各乡镇卫生院,为艾滋病患者提供上门送医送药服务,尽最大努力避免艾滋病患者断药,让艾滋病患者继续接受中西医协同治疗,享受国家制定的"四免一关怀"政策(图6-7)。

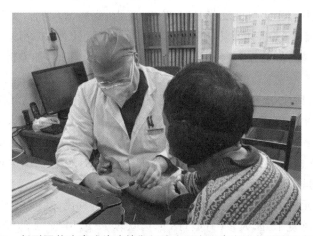

图6-7 新型冠状病毒感染疫情期间陈小明主任亲自为艾滋病患者采血

二十年如一日,大冶市中医医院爱心门诊在中西医协同防治艾滋病道路上,时刻任劳任怨,不忘初心,牢记使命,把患者的痛苦放在心上,履行治病救人、救死扶伤的医者职责。

三、典型案例

HIV 感染者/艾滋病患者的主要表现为发热、咳嗽、乏力、纳呆、腹泻、气短、自汗、脱发、头痛、皮肤瘙痒、皮疹、淋巴结肿大。无症状期中医临床特点以本虚为主，多表现为气血两亏。发病期病机以正虚为主，虚实夹杂。正虚以气虚、血虚、脾虚、肾虚为主，邪实以热毒、湿滞为多。根据以上分析，从患者治疗前后的症状体征、感冒次数、体重、卡洛夫斯基积分进行比较，患者病情均有一定程度的好转，CD4 细胞计数在治疗后有一定程度升高，生活质量明显提高。通过近几年来的回顾性总结，笔者认为 HIV 阳性者或艾滋病患者经过中药或中西医协同治疗，病情稳定，症状减轻，生活质量得到提高，中西医协同治疗优于单纯中药治疗。

案例1：但某某，女，52岁，2004年9月1日初诊。

主诉：反复发热、腹泻9年。

初诊：患者9年来反复发热、腹泻，伴乏力、气短、自汗、头痛、胸痛、腰痛、肌肉关节痛，皮肤瘙痒等，进行性消瘦，体重 41.5 kg，小便多。曾在大冶市第二人民医院住院治疗，长期卧床不起。1995年有偿供血（单采血浆），2000年9月被诊断为艾滋病发病期，2003年7月21日开始西药抗病毒治疗。既往无肝肾病史，无结核病及疫水接触史，无药物过敏史。

体格检查：体温 37.2 ℃，血压 152/91 mmHg，心率 99 次/分，呼吸 18 次/分。神志清楚，精神差，颈软，双肺呼吸音低，无其他阳性体征，病理反射未引出。

四诊检查：舌质淡红，苔薄白，脉细无力。

其他检查：2004年3月7日 CD4 细胞计数 40/μL。

中医诊断：虚劳病，属元气虚衰、脾肾亏虚型。

西医诊断：艾滋病发病期。

患者主诉反复发热、腹泻，伴乏力等症，属元气虚衰、脾肾亏虚型，治疗以益气健脾、固表止汗、疏风止痛为法。

方药：黄芪 30 g，白术 20 g，当归 18 g，桑葚 12 g，赤芍 15 g，陈皮 15 g，党参 18 g，肉苁蓉 15 g，防风 12 g，牡蛎 12 g，牡丹皮 15 g，甘草 10 g，熟地 12 g，五味子 15 g。

治疗3个月后患者症状明显改善，仅有咳嗽、乏力、头痛、肌肉痛、皮肤瘙痒，症状体征总积分12分，3个月感冒0次，体重上升到45 kg，CD4 细胞计数 89/μL，卡洛夫斯基积分80分。生活质量明显提高。上方去白术、防风、牡蛎、五味子、熟地，加桑叶、连翘、炙枇杷叶各12 g。

维持4个月后，到2005年3月，患者出现发热、腹泻、咳嗽、乏力、气短、头痛、胸痛、关节痛等症状。症状体征总积分20分，4个月感冒7次，体重43 kg。卡洛夫斯基积分50分。因患者个人原因，暂停中药治疗。从2005年7月开始，病情进一步加重，症状体征总积分31分，仅6月份1个月感冒6次，体重42 kg，卡洛夫斯基积分50分。中医辨证属元气虚衰、肾阴亏涸型。生活质量继续下降。

治疗上拟大补元气，滋阴益肾，行气止痛。拟方如下：黄芪 30 g，白术 20 g，当归 18 g，桑葚 12 g，赤芍 15 g，陈皮 15 g，人参（另煎）18 g，肉苁蓉 15 g，川芎 12 g，鳖甲（另煎）12 g，牡丹皮 15 g，甘草 10 g，熟地 12 g，五味子 15 g。

经中医药治疗3个月，患者症状、体征开始好转，生活质量明显提高。患者坚持治疗到2006年8月，仅有乏力、气短、自汗、皮肤瘙痒、轻度淋巴结肿大，症状体征总积分9分，12个月感冒8次，感冒次数明显减少，体重上升到45 kg，CD4 细胞计数升到 365/μL，卡洛夫斯基积分80分。生活质量进一步提高。上方人参剂量改为6 g,去鳖甲、熟地,继续治疗。

2007年6月,患者症状、体征基本消失,症状体征总积分2分,1年来感冒仅3次,体重上升到50 kg,CD4细胞计数390/μL,卡洛夫斯基积分90分。日常生活如常人,能从事一般体力劳动。

案例2:朱某某,男,54岁,系但××丈夫,2004年9月1日初诊。

主诉:反复发热、咳嗽5年。

初诊:患者5年来反复发热、咳嗽,伴乏力、纳呆、腹泻、气短、自汗、肌肉关节痛、皮肤瘙痒等,进行性消瘦,体重57.5 kg,淋巴结肿大,每个月感冒1次。配偶于2000年9月诊断为艾滋病发病期。朱××因夫妻性传播而感染HIV,2003年7月被诊断为艾滋病发病期。暂未进行抗病毒治疗,生活质量很差,基本丧失劳动能力。既往无肝肾病史,无结核病及疫水接触史,无药物过敏史。

体格检查:体温37.0 ℃,血压160/95 mmHg,心率86次/分,呼吸17次/分。神志清楚,精神差,颈软,双肺呼吸音粗,无其他阳性体征,病理反射未引出。

四诊检查:舌质红,苔白微腻,脉缓无力。

其他检查:2004年3月7日CD4细胞计数257/μL。

中医诊断:虚劳病,属脾肾亏虚、表虚不固型。

西医诊断:艾滋病发病期。

患者主诉反复发热、咳嗽,伴乏力、纳呆等症,属脾肾亏虚、表虚不固型,治疗上拟益气健脾,固表止汗,填精益髓。

方药:黄芪30 g,白术20 g,当归12 g,桑葚15 g,浮小麦15 g,陈皮15 g,党参18 g,肉苁蓉15 g,防风12 g,牡蛎12 g,牡丹皮15 g,甘草10 g,黄精12 g,五味子15 g。

经中医药治疗6个月,患者症状、体征基本消失,仅有轻度气短、自汗,淋巴结肿大明显减轻,症状体征总积分5分,6个月仅感冒1次,体重57 kg,CD4细胞计数升至327/μL,卡洛夫斯基积分90分。治疗上原方去浮小麦、防风、牡蛎、黄精,加茯苓15 g。

2006年2月,因春节期间嗜食烟酒肥甘厚味,患者病情加重,咳嗽、乏力、纳呆,皮肤瘙痒、疱疹、胸背部带状疱疹,水疱密布,疼痛难忍,舌质红、苔黄,脉弦滑,症状体征总积分16分,当月感冒1次,体重55 kg,CD4细胞计数238/μL,卡洛夫斯基积分80分。中医辨证属肝经风火、湿毒蕴结型。治疗拟清热解毒、疏肝止痛。

方药改为黄芩15 g,龙胆草15 g,栀子12 g,生地12 g,车前草12 g,泽泻12 g,连翘15 g,牡丹皮15 g,延胡索15 g,金银花15 g,甘草12 g。

上方治疗半个月后症状缓解,仍有气短、咳嗽、乏力、纳呆、大便溏等症状。中医辨证属脾肾亏虚、表虚不固型。治疗拟益气健脾、填精补肾。拟方如下:黄芪30 g,白术20 g,当归12 g,桑葚15 g,陈皮15 g,党参18 g,肉苁蓉15 g,杜仲12 g,牡丹皮15 g,甘草10 g,黄精12 g,五味子15 g。

经中医药治疗5个月,至2006年8月,患者症状、体征明显好转,仅有轻度乏力、皮肤瘙痒、轻度淋巴结肿大,症状体征总积分6分,5个月仅感冒1次,体重54 kg,CD4细胞计数306/μL,卡洛夫斯基积分90分。日常生活如常人。2007年7月CD4细胞计数461/μL,卡洛夫斯基积分90分。生活质量明显提高,能从事体力劳动。

近几年来,这对夫妇还经常在当地打临工,通过"一对一"帮扶,进行家庭养猪,开展生产自救。面临崩溃的家庭得到救助,他们过上了正常人的生活,对生活充满信心(图6-8)。

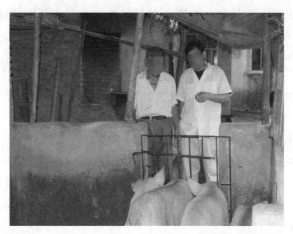

图 6-8　艾滋病患者"一对一"帮扶政策下养猪脱贫致富

第三节　武汉市金银潭医院中西医协同临证经验

中医药防治传染病历史悠久，从《黄帝内经》记录五疫，到明代以吴又可《温疫论》为代表的温疫学派盛行，再到张锡纯《医学衷中参西录》推广中西汇通，历经数千年沉淀，蕴含了丰富的治疗智慧，理论体系逐渐得到完善。现代医学具备严谨的科学态度、精确的诊断技术、高效的治疗手段。两相结合，古为今用，西为中用，为艾滋病防治带来了全新的视角和思路。武汉市金银潭医院中西医结合感染免疫科在多年的艾滋病防治工作中，深刻意识到构建中西医协同防治艾滋病临床科研体系的重大作用，致力于走出一条创新之路，在医防结合、全程管理、精准化医疗等方面持续探索、实践、总结；同时将临床和科研紧密结合，通过开展临床试验和科学研究，不断完善中西医协同诊疗体系，充分利用中医、西医各自的优势，综合评估病情，制订个体化方案，以达到最佳的防治效果。

一、基本情况

武汉市金银潭医院中西医结合感染免疫科正式成立于 2014 年，本着中西医协同、治疗与预防相结合、临床救治与科研创新相结合的思路，经过多年的发展，目前是"湖北省艾滋病患者和病毒感染者定点治疗机构""武汉市艾滋病临床医学研究中心""武汉市艾滋病诊疗质量管理中心""武汉市艾滋病职业暴露定点处置单位""武汉市中西医结合艾滋病重点专科"，承担全省艾滋病临床治疗技术指导、科学研究、质量控制、督导评估、教学培训、免费药品管理、信息管理、实验室管理、暴露前后预防等工作；在教学上，是湖北省艾滋病专科医师和个案管理师培训基地，华中科技大学同济医学院和湖北中医药大学硕士研究生培养单位，承担江汉大学"传染病学"的临床教学、实习任务。科室设有感染病房和爱心门诊：住院病房设置床位 57 张，开展中西医协同优势病种治疗 4 项，中医特色诊疗 3 项，取得了较好的疗效和评价。爱心门诊设普通诊室、中医诊室、心理咨询门诊、暴露前后预防诊室、个案管理和干预室，累计治疗管理 HIV 感染者/艾滋病患者 4000 余人，近年参与国家级科研项目 3 项，分单位主持湖北省重点研发计划1项,主持湖北省卫生健康委员会课题1项、武汉市卫生健康委员会课题3项。获湖北省科学技术进步奖一等奖1项,湖北省"优秀护理质量改善项目"展示评选二等奖,获评武汉市好医师团队、武汉市最佳志愿服务组织等荣誉称号。

二、背景

中医学和西医学是目前世界上应用较为广泛的两大医学理论体系,其形成和发展有着不同的哲学基础。中医诊疗以"证"为要,重视辨证论治,强调整体观念和具体问题具体分析;西医诊疗以"病"为主,重视局部微观变化,强调疾病病因、病理、病位。二者在临床工作中各有优势和局限性。中西医协同是中医学和西医学的相互交融和渗透,把两者有机结合起来,兼收并蓄,优势互补,提高疗效,这是一个长期复杂的系统工程。武汉市金银潭医院在临床和科研工作中遵循病证结合的思路,采用双辨诊断方法,先辨病,后辨证,同时将宏观辨证与微观辨证结合起来,在收集辨证素材的过程中引进现代医学的先进技术,以便从微观层面认识机体的结构、代谢和功能特点,为宏观辨证提供更完整、准确的物质基础,去粗取精、去伪存真;治疗上病证施治相结合,将辨证论治、病因治疗、对症治疗并举,制订出相应的诊疗方案和特色疗法,以充分发挥中医药的潜在优势,提高诊疗效果和患者的生活质量。

三、工作策略

(一)医疗服务

1. 推行艾滋病个案管理制度

(1)实行责任制服务、终身制管理:由个案管理师辅助医生完成患者病情告知、抗病毒治疗患者转介、患者家属及性伴咨询与检测、患者艾滋病知识咨询及依从性教育、抗病毒药物毒副作用告知及处理、艾滋病患者档案及信息管理、药品管理、远程服务等。

(2)提供一站式服务:个案管理师的工作内容涉及患者就诊的所有环节,包括信息转介、基线检查、门诊和住院部交接、异常结果告知、远程服务等,为患者一对一提供一站式服务。

(3)个案管理师在抗逆转录病毒治疗及随访中的作用:①对患者进行心理辅导、依从性教育,指导患者完成基线检查。②常规随访中观察毒副作用;定期监测HIV RNA、CD4细胞计数、安全性指标并告知异常结果;加强依从性教育。③指导、帮助患者告知配偶/性伴;督促配偶/性伴完成HIV抗体检测;进行行为干预。④协助医生完成机会性感染、非HIV定义性疾病的筛查和处理。

(4)分级管理:①分层管理:初治患者在前24周密集管理;治疗超过24周的患者进行网络监测、定期随访、疗效指标和安全性指标监测及需求指导。②分类管理:在档案中按年龄、合并病、CD4细胞水平、肝肾功能、血脂指标、停药失访与否、病毒载量等做出不同标记,分类处理。每次随访时医生均询问并记录患者联系方式,个案管理师及时在系统更新患者联系方式;告知门诊的联系方式,并利用QQ、微信等信息平台,让患者能及时与个案管理师联系和沟通;对于失联患者,及时与所在区疾病预防控制中心联系,每月向区疾病预防控制中心上报停药名单,区疾病预防控制中心每月向定点医院上报死亡名单,双方协作,共同找回停药/死亡患者并及时上报系统。③分流管理:设立专科门诊和专家门诊。

(5)人文关怀:①设立家庭病床,定期为行动不便的患者提供上门送医送药服务。②与社会组织、志愿者小组合作,举办各类活动,为患者提供长期的关怀服务。③定期举办讲座,介绍艾滋病相关的知识;进高校、进社区,讲解艾滋病的流行情况、传播途径、检测咨询方法,以及暴露后预防用药等相关知识。④设立应急预案,突发大型公共卫生事件时,积极有效地解决封控区域患者、外地滞留患者的取药及就诊难题。

2. 采取患者自报告结局(PROs)护理模式助力 HIV 感染者/艾滋病患者全程管理和以人为本的照护

(1)组建以护士为主导的 PROs 护理模式全程管理团队。

(2)每名个案管理师负责 800~1000 名患者;全面掌握艾滋病防控政策、艾滋病抗病毒方案、药物毒副作用、艾滋病检测、暴露前后预防、依从性教育、人文关怀等相关知识;指导患者完成 PROs 量表,提供综合心理支持、认知行为干预。

(3)心理咨询师持续提供心理评估和咨询服务及心理干预。

(4)建立常用的 PROs 测量工具数据库,并给予有针对性的干预措施:①医院焦虑抑郁量表(HADS)、匹兹堡睡眠质量指数量表(PSQI):依据量表评分,进行监测及心理干预,优化抗病毒治疗方案。②医疗社会支持量表(MOS-SSS-C):中文版共 20 个条目,考量实际性支持、情感性支持、社会互动性支持、信息情绪性支持 4 个维度,每个条目根据程度不同评为 1~5 分,每个维度的总分范围为 20~100 分。得分 65~85 分为中上等水平,50~64 分为中下等水平,分数越高说明该患者的社会支持情况越好。针对患者个体情况,动员社会组织、家庭给予生活支持;由关爱小组、父母、夫妻或性伴提供情感支持;加强医疗、政策、保密信息咨询等信息支持;通过行为干预、政府资源协调进行社会互动。③世界卫生组织艾滋病生存质量简表(WHOQOL-HIV BREF):中文版共 31 个条目,涉及生理、心理、独立性、社会关系、环境及个人信仰 6 个维度。每个维度得分范围为 4~20 分,总分范围为 24~120 分。各个维度得分及总分越高,说明调查对象相应维度或总体生存质量越高。依据量表,予以健康教育、认知教育,重建患者的自我赋权及积极信念;进行家庭支持动员,社区资源动员,提供经济、心理帮助;通过医疗资源动员,协调多学科医疗救治帮助。④心脑血管病(ASCVD)风险评估及 BMI 测定:给予行为干预、饮食干预,如戒烟、减重、限酒,给予运动指导,推荐地中海饮食或类似饮食等;制订个体化抗病毒治疗方案并关注药物相互作用。

(5)联合疾病预防控制中心艾防科,就阳性告知、患者转介、疫情随访、治疗随访、配偶监测、结核病筛查等建立闭环管理。

(6)由院内外专科医生进行医疗诊断和医学干预,搭建 MDT 平台,并共同完成医疗及科研体系的质量控制。

3. "一院式"服务 为满足艾滋病患者的全科治疗需求,武汉市金银潭医院专门提供"一院式"服务,即所有艾滋病相关性疾病及非艾滋病相关性疾病都能在武汉市金银潭医院得到治疗。武汉市金银潭医院中西医结合感染免疫科住院病房设置床位 57 张,此外,在结核科、呼吸与危重症医学科、普外骨外科、重症医学科、肿瘤科等均设立艾滋病床位;检验科设立艾滋病初筛及确证实验室、病毒载量检测及 CD4 细胞检测实验室,让艾滋病患者的实验室检测、治疗均在武汉市金银潭医院完成。因科室建设受限不能解决的,医院请外院专家来武汉市金银潭医院诊治,真正为患者提供"一院式"服务。

4. 24 h 提供 HIV 职业暴露处理及非职业暴露前后预防 武汉市金银潭医院为湖北省、武汉市卫生行政部门指定 HIV 职业暴露处置机构,制定了血源性病原体职业接触应急预案,规定了 HIV 职业接触(暴露)接诊处理流程和 HIV 职业接触(暴露)处理方法及报告流程。同时为减少艾滋病的传播,武汉市金银潭医院设立 24 h 艾滋病暴露前后预防门诊,对发生高危行为者提供检测、药物预防及随访服务。

(二)加强沟通协调

加强疾病预防控制机构和医疗机构沟通协调,提升艾滋病防治合力。

(三)构建中西医协同研究体系

构建包括检测预防、医疗救治、药物筛选、分子诊断、随访关怀、队列研究等在内的全链条中西医协同研究体系,开展多中心的具有国际一流水平的队列研究,搭建湖北省中西医协同诊疗艾滋病的学术交流、科研平台。近几年主持或参与科研项目如下。

(1)参与国家重点研发计划子课题"公共安全风险防控与应急技术装备'重点专项'中医药防治2019nCoV研究"之化湿败毒颗粒疗效评价(项目编号:2020YFCO841500)。

(2)主持湖北省卫生健康委员会课题"补肾生髓法治疗艾滋病免疫功能重建不全(脾肾亏虚证)临床研究"(项目编号:ZY2021M039)。

(3)参与湖北省重点研发计划"清肺化纤汤治疗COVID-19康复后肺纤维化研究"(项目编号:2020BCB006)。

(4)参与湖北省科技创新专项"艾滋病免疫功能低下人群的症候分布规律及中西医协同临床干预研究"(项目编号:2021BCA148)。

(5)主持武汉市卫生健康委员会课题"尿α1-微球蛋白、β2-微球蛋白预测HIV患者肾脏损伤的关联研究"(项目编号:WX21D21)。

(6)主持武汉市卫生健康委员会课题"武汉市HIV/AIDS患者血脂异常和心血管疾病危险因素调查及干预研究"(项目编号:WG21B01)。

(7)主持武汉市卫生健康委员会课题"武汉市HIV-1流行毒株的亚型分析和耐药基因变异研究"(项目编号:WX19D46)。

(8)参与中国疾病预防控制中心性病艾滋病预防控制中心真实世界研究"艾滋病真实世界临床诊疗数据收集项目"(项目编号:X220314682)。

(四)围绕优势病种形成相应的中西医协同诊疗规范、临床路径及特色疗法

1. 免疫重建不良 中医理论认为,"正气存内,邪不可干","邪之所凑,其气必虚",正气不足是疾病发生的内在根据。正气在发病中的主导作用主要体现在正虚感邪而发病和正虚生邪而发病两个方面。艾滋病患者免疫重建不良表现为以卫气及脾肾等脏腑功能虚弱或以虚为主的虚实夹杂证候。中医干预必先顾护正气,而肾为先天之本,是免疫功能的发源地;脾为后天之本,为机体免疫提供物质基础;肺主气,主呼吸之气,主宰周身之气,是机体免疫功能的主要参与者,脾、肺、肾功能直接影响人体正气的盛衰与免疫功能的强弱。故补虚以补脾、肺、肾功能为主,其他脏腑为辅,结合祛湿、化瘀等治疗,可达到较好疗效。同时依据"春夏养阳"理论,在每年的三伏天以中药(延胡索、细辛、麝香、白芥子、甘遂、姜汁等)直接贴敷于大椎、膏肓、百劳、肺俞、膈俞等穴。

2. 艾滋病相关慢性腹泻(泄泻) 慢性腹泻属于中医学"泄泻"范畴。艾滋病患者长期受疫毒侵袭,伤及脾胃,以致脾失健运,湿邪内阻,肠道分清泌浊、传导功能失司,清浊混杂而下,则大便溏泄。艾滋病相关慢性腹泻病机多为脾虚湿盛、寒热虚实错杂,病程常迁延数月甚至数年,必累及肾,继而导致脾肾两虚,中医从脾胃虚弱、寒热错杂、脾肾阳虚三个证候论治,并辅以艾灸、外敷穴位和饮食情志调节,在艾滋病相关慢性腹泻患者中取得良好疗效。武汉市金银潭医院中西医结合感染免疫科在给予患者口服中药汤剂的同时辅以艾灸治疗和贴敷神阙,具体方法如下。①艾灸治疗:取穴神阙、关元、足三里(双侧),顺序为足三里、关

元、神阙。配穴:脾虚湿盛者配脾俞、胃俞、中脘;寒热错杂者配劳宫、脾俞、大肠俞,脾肾阳虚者配肾俞、命门,每穴灸10～20 min,每天1～2次,维持治疗1～2个月。②中药贴敷神阙,每天1次,每次2 h,7天为1个疗程。

3. 艾滋病合并带状疱疹(蛇串疮) 带状疱疹是由水痘-带状疱疹病毒所致的急性炎症性皮肤病,HIV感染者合并带状疱疹较常见,约占HIV感染者总数的26%。本病如果早期发现、规范治疗,无论使用中医方法还是西医方法,预后均良好。如果后遗神经痛,中医常规治疗手段则优于西医方法。中医将带状疱疹称为"缠腰火丹""蛇串疮"等,病因初期多为湿热困阻、湿毒火盛,后期多为火热伤阴、气滞血瘀或脾虚失运,而HIV感染者多有正气亏虚,余毒未清,导致经络阻滞不通,气血运行障碍。治疗原则为扶正祛邪,用解毒除湿、清热泻火、益气养血、通络止痛治法,辅以针灸治疗,可取得显著的疗效。武汉市金银潭医院中西医结合感染免疫科采用"围针法"缓解蛇串疮后遗疼痛症状,具体方法如下:在疼痛部位边缘皮区刺入,针尖可呈15°～45°斜向中心,每针宜相隔0.5～3.0 cm,呈围刺状;进针深度以0.3～0.5寸为主,以得气为宜,留针25 min;同时在病灶中心刺入1～3针,进针略浅,留针时间相同。隔日治疗1次,10次为1个疗程。

4. 艾滋病合并重症社区获得性肺炎(风温肺热病) 社区获得性肺炎(community-acquired pneumonia,CAP)指在医院外罹患的感染性肺实质炎症,包括具有明确潜伏期、在入院后于潜伏期内发病的肺炎,病史及发病特点:起病急,传变快,病程短,四季发病,以冬春季多见。HIV感染合并CAP患者的病原学检测结果与HIV阴性者不一致。据报道,331例艾滋病合并CAP病例检测出的常见微生物,包括肺炎链球菌(30%)、肺孢子菌(13%)、混合病原菌(11%)、呼吸道病毒(5%)、流感嗜血杆菌(2%)和金黄色葡萄球菌,而当CD4细胞计数小于200/μL时,其最主要的病原菌是耶氏肺孢子菌。艾滋病合并CAP多属于中医学的"风温肺热""咳嗽"等病证范畴。主要有外邪侵袭、肺卫受邪,正气虚弱、抗邪无力两个方面。感受风热之邪,经口鼻侵袭肺脏,或风寒之邪入里化热,炼津为痰,痰热壅肺。病理过程中可化火生痰、伤津耗气或风热邪盛而逆传心包,甚至邪进正衰、正气不固而出现邪陷正脱。恢复期邪气渐去,正气已损,以正虚为主,或正虚邪恋,常以气阴两虚、肺脾气虚为主,兼有痰热或痰浊。邪实(痰热、痰浊)正虚贯穿于疾病整个病程,治疗以祛邪扶正为大法。祛邪则当分痰、热、毒、瘀、腑实,以祛痰(热)、毒为主,佐以活血、通腑。祛邪同时佐以扶正,或益气养阴或补益肺脾。中西医协同治疗本病能够缩短病程,改善临床症状和提高患者生活质量,促进体温及早恢复。对于持续高热的艾滋病合并CAP患者,武汉市金银潭医院采用刮痧退热法治疗,以减少非甾体抗炎药的使用量,操作简单,退热效果满意。具体操作方法如下:泻刮督脉大椎至命门的循行线,足太阳膀胱经第1侧线大杼至肾俞的循行线、第2侧线附分至志室的循行线,刮10～30次,手法轻柔,力度循序渐进;用拍法对刮拭之处进行拍击;角揉大椎、大杼,拍击曲池、委中,均要求出痧。

四、典型案例

(一)衷中参西,辨证求本治难症

西医强于病,中医优于证;辨病治其标,辨证求其本。中医的"证"从某种意义上说反映了疾病的"个体";而西医"病"的确立,是以客观的临床病因病理学为基础的,其反映了疾病的某些"共性"。辨"证"和辨"病"的结合,实际上是"个性"和"共性"的结合、主观和客观的统一。衷中参西,扩展了中医的传统内涵,使中医更具生命力。中医和西医有机结合,优势互补,疗效必定提高。

案例1:张某某,男,58岁。2015年3月5日初诊。

间断发热、头痛2个月,加重1周入院。

初诊:患者2个月前无明显诱因出现发热,体温最高为38.1 ℃,伴头痛、全身乏力、盗汗,无畏寒、寒战、恶心、呕吐、意识障碍、咳嗽、咳痰等症,就诊于当地医院,予抗感染治疗(具体不详)后,症状未缓解,因HIV抗体初筛阳性,转入我院,入院后腰椎穿刺提示:脑脊液压力350 mmH$_2$O,脑脊液总细胞50/μL,白细胞21/μL;蛋白质38.20 mg/dL,糖2.82 mmol/L,氯化物115 mmol/L;抗酸染色阴性;墨汁染色找到新型隐球菌。MRI示双侧额顶叶脑白质、半卵圆中心、放射冠、基底节散在分布斑点状异常信号灶,边界欠清晰,T1WI为稍低信号,T2WI及T2WI水抑制为高信号,增强后未见异常强化。CD4细胞计数42/μL。诊断为艾滋病、隐球菌脑膜炎,给予两性霉素B、氟康唑联合氟胞嘧啶抗隐球菌治疗,患者体温下降,头痛好转,但病情尚未稳定,患者强烈要求出院。出院后继续口服氟康唑治疗,自行停用氟胞嘧啶。1周前患者感头痛加重,呕吐胃内容物,呈喷射状,伴咳嗽、咳白色黏痰,再次入院。

体格检查:体温36.5 ℃,血压135/80 mmHg,心率81次/分,呼吸19次/分。神志清楚,颈稍强直,双肺呼吸音粗,无其他阳性体征,病理反射未引出。

理化检查:血常规示白细胞18.1×10^9/L,中性粒细胞89%,CRP 15 mg/L;肝肾功能正常。脑脊液墨汁染色阳性,涂片可见真菌孢子,抗酸染色阴性。血清新型隐球菌抗原阳性。

中医诊断:头痛,毒热动风。

西医诊断:艾滋病、隐球菌脑膜炎、耶氏肺孢子菌肺炎、低钾血症。

患者主症为头痛、发热、项强、大便秘结,舌红苔焦黄,脉弦数。宜疏风清热、通窍止痛,予谷精草合剂加减。

药物:谷精草15 g,木贼12 g,青葙子12 g,辛夷10 g,僵蚕10 g,蝉蜕12 g,葛根30 g,防风10 g,羌活10 g,川芎10 g,白芷10 g,黄芩10 g,甘草20 g。

二诊(2015年3月15日):头痛及项强较前缓解,间断头痛、头昏,背痛,心烦不寐,易怒,精神弱,纳差,口苦,大便干结。舌质红、苔焦黄厚腻、脉数。考虑肝阳上亢,宜清热活血、平肝潜阳。予天麻钩藤饮加减。

药物:天麻12 g,钩藤(后下)15 g,石决明(先煎)15 g,栀子10 g,黄芩10 g,川牛膝12 g,杜仲10 g,益母草9 g,女贞子10 g,墨旱莲10 g,桑寄生10 g,夜交藤10 g,茯神10 g。

三诊(2015年3月25日):病情较前好转,无头痛、头昏,精神可,纳食欠佳,双下肢稍麻木、活动不利,失眠,舌质淡红嫩,苔中部黄腻厚,脉滑。宜益气活血、化瘀通络。予补阳还五汤加减。

药物:生黄芪30 g,赤芍15 g,当归12 g,川芎10 g,地龙6 g,桃仁10 g,红花10 g,白芍15 g,玄参15 g,麦冬15 g,生地15 g,生麦芽30 g,苍术15 g,白术15 g。

四诊(2015年4月4日):神志清楚,精神及纳食可,肢体活动不利及麻木较前好转,舌脉同前。宜益气活血、化瘀通络,继续予补阳还五汤加减。

五诊(2015年4月14日):一般情况可,仍诉下肢麻木,余无不适。舌质淡红,苔薄白,脉细。宜补气养血、养阴清热、活血化瘀、通经活络。

药物:生黄芪30 g,当归15 g,玄参15 g,石斛15 g,金银花30 g,甘草5 g,赤芍15 g,丹参15 g,土茯苓15 g,苍术15 g,川牛膝15 g,黄柏10 g,薏苡仁30 g,桃仁10 g,红花10 g。

六诊(2019年9月28日):患者于2015年5月康复出院,并在本院爱心门诊接受

HAART,2019年CD4细胞计数120/μL,考虑为免疫重建不良所致,患者倦怠乏力、神疲懒言、气短、面色无华、恶风、自汗、舌质淡、苔薄白、脉细。属肺脾气虚证,宜益气扶正、活血解毒。予扶正抗艾方加减。组方:党参、黄芪、紫花地丁、紫草。

随访:依从性良好,稳定随访至今,无特殊不适。

(二)西为中用,同病异治巧辨证

案例2:陈某某,男,28岁。2017年12月11日初诊。

咳嗽、咳痰1个月余。

初诊:患者于1个月前无明显诱因出现咳嗽、咳少许白痰,伴盗汗,无畏寒、发热、咯血、胸痛、胸闷等。入院前确诊HIV感染、双肺继发性肺结核、淋巴结结核。

体格检查:形体消瘦,双侧颈部可触及数枚肿大淋巴结,最大一个约2 cm×2 cm,表面光滑,质软,可活动,无触痛,余浅表淋巴结未触及肿大,无其他阳性体征,舌红苔白,脉数。

中医诊断:肺痨,肺肾阴虚,虚火上炎证。

西医诊断:HIV感染,双肺继发性结核(涂(一)初治),淋巴结结核。

本例患者咳嗽、咳痰,盗汗,消瘦,舌红苔白,脉数。治宜益气养阴、止咳化痰,予百合固金汤加减。

药物:百合15 g,桔梗10 g,川贝母9 g,当归12 g,生地15 g,熟地15 g,麦冬15 g,玄参15 g,白芍9 g,炙甘草3 g。

随访:患者在服用中药同时接受利福布汀、乙胺丁醇、吡嗪酰胺、异烟肼抗结核治疗,2周后开始抗逆转录病毒治疗。疗效甚佳。

案例3:徐某某,男,22岁。2020年11月因艾滋病、左肺继发性结核(涂(+)初治)、结核性胸膜炎在我院结核病区住院。

患者偶尔干咳,无畏寒,间断夜间发热,体温最高38.6 ℃,无胸闷、心慌、头昏等不适,自觉脘腹胀满,嘈杂不适,食欲下降,口干咽燥,大便秘结,舌质红,少苔,脉细。

中医诊断:痞满,胃阴不足。

西医诊断:艾滋病、左肺继发性结核(涂(+)初治)、结核性胸膜炎。

治则:调中消痞,养阴益胃。予益胃汤加减。

药物:生地15 g,麦冬15 g,沙参10 g,玉竹10 g,香橼10 g,山楂10 g,炒二芽各15 g,火麻仁10 g,冰糖3 g。

随访:患者2周后出院,无特殊不适。

案例4:张某某,女,39岁,2021年1月因艾滋病、耶氏肺孢子菌肺炎、I型呼吸衰竭住院治疗。同年5月因继发性肺结核再次入院,予利福平、异烟肼、乙胺丁醇、吡嗪酰胺抗结核治疗。患者恶寒、发热,体温最高达39.1 ℃,咳嗽,咳少许黄黏痰,胸闷,间断胸痛,咳嗽时为甚,食欲下降,恶心欲呕,口苦,口干咽燥,盗汗,舌红,苔白厚腻,脉弦数。

中医诊断:外感发热,湿伏膜原。

西医诊断:艾滋病、双肺继发性结核(涂(一)初治)。

治则:开达膜原,辟秽化浊。予达原饮加减。

药物:槟榔15 g,厚朴10 g,知母10 g,草果仁12 g,黄芩10 g,白芍10 g,甘草10 g,柴胡12 g。

随访:患者依从性良好,效不更方,4周后出院,稳定随访至今,未诉不适。

(三)中西合参,病证结合彰疗效

西医精微观,中医胜宏观。传统中医诊断以"望闻问切"四诊手段收集"证候",再经辨证思维辨出所属何"证",继予辨证施(论)治。若结合现代医学疾病发病机理,将实验室检查指标纳入中医四诊范畴,拓展中医四诊视野,形成中医辨证分型治疗的具体思路,也是做好病证结合、提高中医疗效的重要方法。

案例5:梅某某,女,35岁。2019年4月11日初诊。

发热1周,咳嗽、气促3天入院。

初诊:患者1周前无明显诱因出现畏寒、发热,体温最高达40 ℃,为不规则热型,乏力,纳差,恶心欲呕,自服退热药(具体不详)体温可短暂降至正常,3天前出现咳嗽,咳少量白色黏痰,伴胸闷、气促,活动后加重,休息得缓。大便溏薄,小便清长,舌淡胖,少苔,脉沉细。

体格检查:体温37.7 ℃,心率93次/分,呼吸20次/分,血压115/85 mmHg,低流量吸氧(2 L/min)下血氧饱和度96%。右肺呼吸音粗,左肺呼吸音减弱,未闻及干湿啰音,无其他阳性体征。

辅助检查:胸部CT示双肺斑片状及磨玻璃影,左侧大量胸腔积液,心包肥厚、少量心包积液。

中医诊断:喘证,脾肾阳虚,水饮停胸。

西医诊断:艾滋病,肺部感染(耶氏肺孢子菌肺炎),多浆膜腔积液。

患者咳嗽、气促,畏寒,倦怠乏力,食少纳呆,大便溏薄,小便清长,舌淡胖,少苔,脉沉细。治宜温脾补肾、泻肺平喘,方用苓桂术甘汤合葶苈大枣泻肺汤加减。

药物:茯苓15 g,桂枝15 g,白术10 g,葶苈子6 g,大枣10枚,干姜10 g,甘草10 g,泽泻15 g,木香10 g。

二诊(2019年4月20日):胸闷、气促好转,纳呆,腹胀,舌淡胖,苔白,脉细。予金匮肾气丸加减。

药物:熟地15 g,山药12 g,山茱萸12 g,茯苓12 g,牡丹皮10 g,泽泻10 g,桂枝10 g,制附子6 g,车前子10 g,川牛膝10 g。

效不更法,依上方随证稍事加减变化。

随访:影像学检查提示胸腔积液与炎症渗出明显吸收,出院后在爱心门诊稳定随访,未诉不适。

第四节 依托质控中心,同质、创新抗病毒荆州模式

荆州市共有7个县市区定点医疗机构及疾病预防控制中心,共同承担全市艾滋病抗病毒诊疗工作,为统一治疗目标,充分发挥地方特色,成立荆州市艾滋病医疗质量控制中心,由荆州市第一人民医院和荆州市疾病预防控制中心统一协调管理,制定同质化质控管理目标,各地市结合本地患者年龄分布、流动性、突出问题制定特异性抗病毒模式,通过线上、线下质控相结合,建立荆州市艾滋病医疗质量控制体系。

一、基本情况

荆州,古称"江陵",湖北省地级市,是春秋战国时楚国都城所在地。荆州位于湖北省中南部,长江中游两岸,江汉平原腹地,是国务院公布的首批24座中国历史文化名城之一,常

住人口为500余万。近年来,荆州市艾滋病疫情呈逐年上升趋势,但总体上仍处于低流行水平。截至2022年底,全市累计发现HIV感染者/艾滋病患者4000余例,死亡1000余例。全市报告存活HIV感染者(PLHIV)2900余例(按现住址统计),全人群报告HIV感染率约为5.56/万。经性途径传播占主导地位,50岁以上老年感染者数量上升较快,校园疫情不容乐观。

2007年原荆州市胸科医院成立感染科,负责艾滋病患者合并机会性感染的诊治及抗病毒药物不良反应的诊治。2015年之前,艾滋病防治工作任务由各地市疾病预防控制中心承担,2015年后艾滋病抗病毒治疗工作逐步移交至当地定点医院,截至2023年,全市共有荆州城区、公安、松滋、石首、监利、洪湖6个治疗点,均设在各定点医院感染科,2015年荆州市城区及江陵县艾滋病抗病毒治疗工作移交至原荆州市胸科医院,2021年成立荆州市艾滋病医疗质量控制中心,2022年9月因荆州市医疗资源整合,原荆州市胸科医院合并至荆州市公共卫生临床中心,更名为综合感染科,科室设有病房和抗病毒门诊。病房设置床位54张,抗病毒门诊承担抗病毒治疗、个案管理、心理咨询、暴露前后预防等工作。

二、工作策略

（一）医疗服务

1. 艾滋病个案管理

(1)个案管理内容:由抗病毒门诊个案管理师和医生共同完成患者抗病毒治疗、随访检测、依从性教育、知识宣教、行为干预、抗病毒药物毒副作用告知监测及处理、艾滋病患者档案及信息管理。

(2)"一站式"服务:疾病预防控制中心将确诊结果告知患者,再将患者转介至荆州市第一人民医院,与个案管理师对接,后续提供基线检查、常规随访、异常结果告知、远程服务、联系住院等,为患者提供"一站式"服务。

(3)全病程治疗监测及随访管理:①对患者进行治疗前后心理、行为干预,依从性教育,告知其不良反应;②指导患者进行定期随访检查、不良反应监测,强化依从性教育;③给予患者生活指导、疾病就医指导。

(4)管理模式:①现场管理:联系患者定期院内随访、检测、评估、领药。②远程管理:针对外地务工人员开展电话网络随访、快递寄药工作。③按需管理:开设专科门诊和专家门诊。④失访管理:定期梳理失访患者,反馈至疾病预防控制中心,由疾病预防控制中心协同寻访,联系失访患者重新治疗,提高治疗覆盖率。

(5)人文关怀:①严格落实"四免一关怀"政策;②借助"艾滋病日"开展慰问、义诊、知识宣讲工作;③对市内经济困难的患者给予一定住院减免补贴。

2. 艾滋病全科医疗 为满足艾滋病患者的全科治疗需求,依托三甲综合医院多学科支持优势,荆州市第一人民医院一方面积极推进HIV感染者相关机会性感染诊疗工作全面开展,另一方面成立艾滋病手术团队,建立联合诊治机制,解决艾滋病患者手术需求,同时开展艾滋病全科医疗,加强对艾滋病患者非艾滋病相关疾病的诊治,全方位服务于艾滋病患者,切实履行公共卫生职能,真正实现"全方位"覆盖。

3. HIV职业暴露处理及非职业暴露前/后预防 荆州市第一人民医院为荆州市唯一HIV职业暴露处置机构,负责全市艾滋病职业暴露处置。开设24 h暴露前后预防门诊,规范高危行为暴露后人群评估管理及用药管理。

（二）荆州市艾滋病医疗质量控制中心

1. 背景及结构　随着抗病毒治疗工作逐渐移交到各定点医院，各定点医院工作独立，各自为战，缺乏统一诊疗管理模式，工作效率参差不齐。为进一步加强全市医疗机构艾滋病医疗质量控制、规范临床诊疗技术、建立艾滋病医疗质量控制体系、保证医疗质量和医疗安全、保护患者身体健康，成立荆州市艾滋病医疗质量控制中心（图6-9、图6-10），该中心由省级专家顾问、主任、副主任、秘书、中心成员组成。

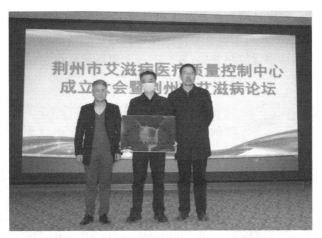

图6-9　荆州市艾滋病医疗质量控制中心授牌

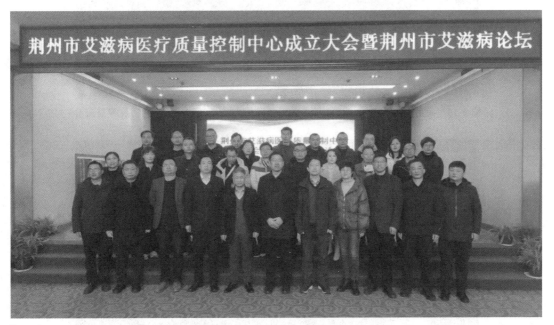

图6-10　荆州市艾滋病医疗质量控制中心成立

2. 中心工作开展　在荆州市卫生健康委员会领导下，由原荆州市胸科医院（现已合并至荆州市公共卫生临床中心）牵头，各定点医院与疾病预防控制中心紧密联系，扎实开展工作。2022年4月，荆州市艾滋病医疗质量控制中心选派三名专家，全程参与了武汉市医疗质量控制中心对辖区内三家定点医疗机构的督导核查,吸取了宝贵经验,并于 2022 年 5 月 25 日组织原荆州市胸科医院、荆州市疾病预防控制中心、石首市疾病预防控制中心、石首市人民医院进行艾滋病诊疗质量管理交流会(图 6-11),交流过程中大家针对共性问题、个性问题进行了有效的沟通、分析,从个案经验中寻找方法,以改进工作的方式、方法,提高工作效率。2022 年 7 月 4 日—6 日,由荆州市卫生健康委员会、原荆州市胸科医院、荆州市疾病预防控制中心相关领导及专家,特邀武汉市金银潭医院艾滋病质量控制专家分别在松滋市、石首市、监利市、公安县、洪湖市及原荆州市胸科医院进行了荆州市首次艾滋病诊疗质量控制督导(图 6-12 至图 6-17),这也是湖北省地级市的首次艾滋病诊疗质量控制督导,通过现场数据核查、典型个案交流等形式对全市各定点医疗机构存在的问题及先进经验进行了梳理,初步确立了每季度一次网络质量控制督导,每半年一次现场质量控制督导的工作机制;发掘了一部分适合本地推广的工作模式。

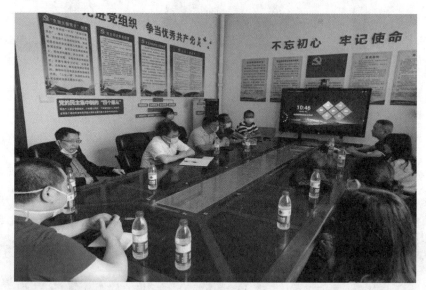

图 6-11　原荆州市胸科医院、荆州市疾病预防控制中心、石首市人民医院等交流会

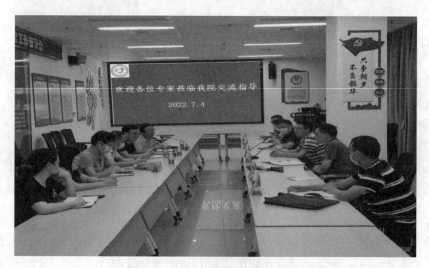

图 6-12　松滋市质量控制督导交流

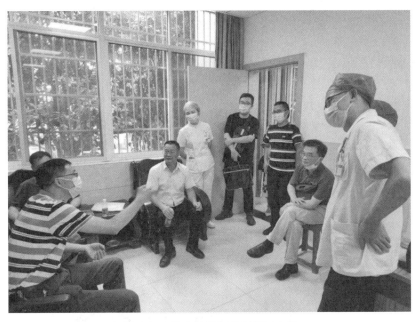

图 6-13　公安县质量控制督导交流

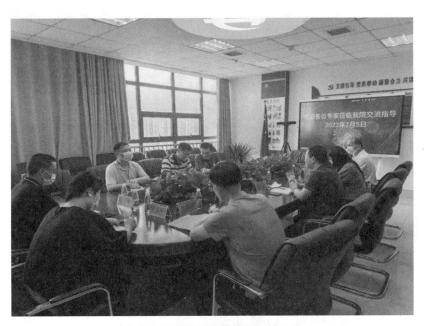

图 6-14　石首市质量控制督导交流

3. 经验推广

（1）公安县灵活变通，结合荆州市老年人群疫情较为突出的情况，借助"323"攻坚行动，加大对老年人群的筛查力度，尽早发现感染者并采取有效治疗措施，既提高了发现率，也有效减慢了疾病传播速度，同时当地疾病预防控制中心与医院结合实际问题，积极探索"疾控-医院-家庭"共管的模式，疾病预防控制中心加大筛查力度发现患者后，迅速开展流行病学调查，将患者转介至定点医院。老年人对疾病认知能力偏低，基础疾病复杂，沟通、行动困难，

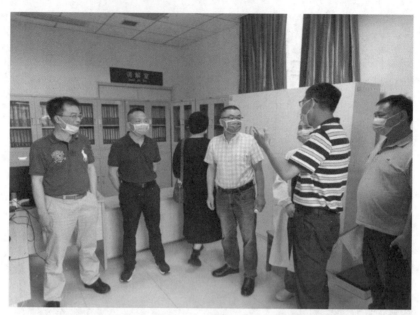

图6-15 监利市质量控制督导交流

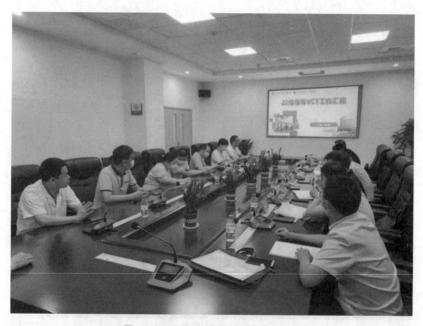

图6-16 洪湖市质量控制督导交流

难以耐受药物毒副作用,导致其依从性欠佳。针对这种普遍问题,积极寻求变通,邀请患者子女共同参与患者的治疗管理,确保其按时服药、随访,在老年人群的抗病毒治疗中已取得一定成效。

(2)中心城区与石首市总结新型冠状病毒感染疫情流行病学调查(流调)经验,探索"疾控-医院-公安"多方协作追踪随访等模式,通过大数据平台信息系统,加强失访者寻访工作,联系失访患者重新治疗,以提高治疗覆盖率,降低传播风险,并取得一定成效。

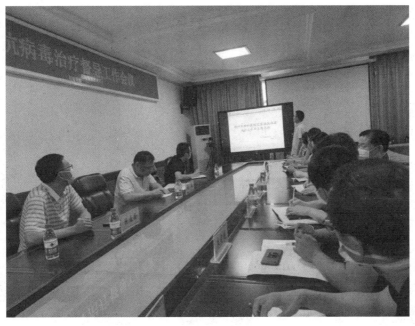

图 6-17 荆州市质量控制督导总结

（3）各县市定点医院结合当地患者实际情况进行分类管理，以提高工作效率。为方便外出务工人员治疗随访，各定点医疗机构开展在外务工患者电话网络随访、快递寄药工作，为患者提供便利，保证治疗持续性，提高了治疗效率。

（4）针对荆州市低病毒血症比例偏高现象，进行横纵向对比、数据分析、依从性调查、密切监测、实验室数据核查，初步总结为依从性欠佳、实验室误差、部分耐药三大主要原因，针对相关问题采取措施，加大对抗病毒治疗失败及低病毒血症患者的干预措施（如进行耐药检测、方案调整、依从性教育、实验室质量控制、基础用药调查和药物相互作用评估等）。联合多部门加快推动医保药品"双通道"政策落地执行，荆州市城区率先开通医保"双通道"办理手续，推动医保药品进医院、进药店，简化流程，实行一站式购药报销政策，大大提高患者就医体验感，同时督促全市范围加快医保政策实施，于2022年底做到全市所有辖区医保政策落地，推行"市级办理购药，地方随访管理"模式，满足部分患者（耐药患者、低病毒血症调整方案患者、产生严重药物不良反应患者）的用药需求，以减轻患者经济负担，提高治疗效果及生活质量，减少失访脱失。

（5）定点医疗机构与疾病预防控制中心相互配合，实行筛查、确诊流调、转介、治疗、随访、个案管理模式，对患者进行全方位管理。真正实现了艾滋病防治结合，大大提高了艾滋病患者治疗成功率，延长了患者的生存时间，提高了患者的生活质量。

（三）积极参与科研项目

2022年积极参与"艾滋病免疫功能低下状态人群的症候分布规律及中西医协同临床干预研究"。

基于HIV感染人群逐年增加，抗病毒治疗的普及已取得显著效果，患者生存时间逐渐延长，部分患者存在手术需求，为充分发挥荆州市第一人民医院资源优势，履行公共卫生职责，扩大荆州市第一人民医院在湖北省、荆州市影响力，强化市级学科龙头地位，切实解决患者就医需求，积极开展艾滋病患者相关手术（图6-18）。

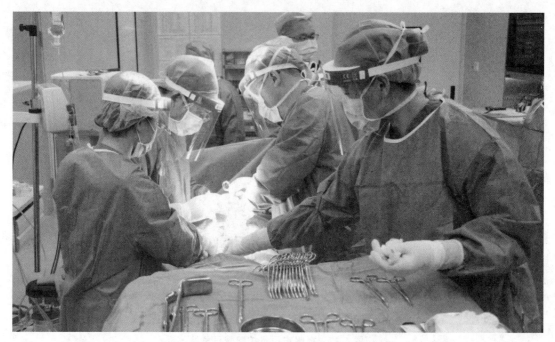

图 6-18　手术团队为 HIV 感染者进行手术

参考文献

[1] 叶元林,姜荣才,陈小明,等. 滋肾健脾免煎颗粒治疗 AIDS 脾肾亏虚证 36 例临床研究[J]. 时珍国医国药,2023,34(9):2158-2160.

[2] 陈小明,胡智平. 中老年人成为 HIV 感染高发人群调查分析[J]. 中医学报,2014(6):697-698.

[3] 中国疾病预防控制中心性病艾滋病预防控制中心. 国家免费艾滋病抗病毒药物治疗手册[M]. 5 版. 北京:人民卫生出版社,2023.

[4] 中华医学会感染病学分会艾滋病丙型肝炎学组,中国疾病预防控制中心. 中国艾滋病诊疗指南(2021 年版)[J]. 中华传染病杂志,2021,39(12):715-735.

[5] 中华中医药学会防治艾滋病分会. HIV 感染者中西医协同治疗专家共识[J]. 中医学报,2020,35(3):551-554.

[6] 中华中医药学会防治艾滋病分会. 艾滋病免疫功能重建不良中西医协同治疗专家共识[J]. 中医学报,2020,35(2):281-284.

[7] 中国中医科学院中医药防治艾滋病研究中心,中华中医药学会艾滋病分会. 艾滋病中医药治疗手册[M]. 北京:中医古籍出版社,2014.

[8] 李瀚旻,刘建忠. "髓"为中心的治疗靶点[J]. 中华中医药学刊,2022,40(1):1-6.

[9] 杨春玲,金艳涛,吴智慧,等. 中医药治疗艾滋病免疫重建不良临床疗效系统评价及 Meta 分析[J]. 中国中西医结合杂志,2022,42(9):1072-1079.

[10] 巩仪凡,刘志斌. 聚焦艾滋病中医药临床干预研究切入点[J]. 中国皮肤性病学杂志,2022,36(8):865-871.

附录

附录1 艾滋病免费抗病毒药品出入库登记表

药品名称：　　　　　　剂型或包装：　　　　　　规格：
计数单位：　　　　　　单价：

日期	单据号	批号	失效日期	收到	发放	其他出库	过期/破损	结存	经办人	备注

附录2　艾滋病免费抗病毒药品出库单

发货单位：　　　　　　　发货时间：　　　　　　　发货号：

药品名称	厂家/代理商	批号	规格	单价	数量/(盒/瓶)	总价	效期

药品管理员(签字)：　　　　　　　　仓库管理员(签字)：
领药人(签字)：

附录3 艾滋病免费抗病毒药品季度申请表

单位：				_____年 第_____季度				
联系人：			电话：					
药品名称	剂型	剂量	包装规格	目前使用人数	库存量/瓶	下季度预计使用人数	本次申请量/瓶
齐多夫定	口服液	240 mL	240 mL/瓶				
	胶囊	100 mg	60 片/瓶				
	胶囊	300 mg	60 片/瓶				
双夫定	片剂	复方	60 片/瓶				
依非韦伦	片剂	50 mg	30 片/瓶				
	片剂	200 mg	30 片/瓶				
	片剂	600 mg	30 片/瓶				
阿巴卡韦	口服液	240 mL	240 mL/瓶				
	片剂	300 mg	30 片/瓶				
拉米夫定	口服液	240 mL	240 mL/瓶				
	片剂	150 mg	60 片/瓶				
	片剂	300 mg	30 片/瓶				
奈韦拉平	口服液	240 mL	240 mL/瓶				
	片剂	200 mg	60 片/瓶				
克力芝	片剂	200 mg/50 mg	120 片/瓶				
	口服液	80 mg/20 mg	160 mL/瓶				
富马酸替诺福韦酯	片剂	300 mg	30 片/瓶				
—							
—							

附录4 艾滋病免费抗病毒药品发放登记表

患者姓名：		年龄：		性别：			体重：	
治疗编号：		始治时间：					电话：	

领药日期	领药数量							领药人签字	发药人签字
	AZT 300 mg/片	TDF 300 mg/片	3TC 300 mg/片	NVP 200 mg/片	EVF 200 mg/片	克力芝（LPV200 mg＋RTV50 mg）	其他		

附录5 艾滋病免费抗病毒药品门诊明细表

_____县(市)　____年____月　填表人_____

<table>
<tr><td rowspan="5">从库房领取记录</td><td>药品名称</td><td>时间</td><td colspan="2">计数单位</td><td colspan="2">数量</td><td colspan="2">失效日期</td><td colspan="2"></td></tr>
<tr><td></td><td></td><td colspan="2"></td><td colspan="2"></td><td colspan="2"></td><td colspan="2"></td></tr>
<tr><td></td><td></td><td colspan="2"></td><td colspan="2"></td><td colspan="2"></td><td colspan="2"></td></tr>
<tr><td></td><td></td><td colspan="2"></td><td colspan="2"></td><td colspan="2"></td><td colspan="2"></td></tr>
<tr><td colspan="9">备注:从库房领取药品后请加入当日结存中</td></tr>
</table>

药品	齐多夫定 (AZT) 300 mg/片		富马酸替诺福韦酯 (TDF) 300 mg/片		拉米夫定 (3TC) 300 mg/片		奈韦拉平 (NVP) 200 mg/片		施多宁 (EVF) 600 mg/片		克力芝 (LPV200 mg +RTV50 mg)	
上转												
日期	发放	结存	发放	结存	发放	结存	发放	结存	发放	结存	发放	结存
1												
2												
3												
4												
5												
6												
7												
8												
9												
10												
11												
12												
13												
14												
15												
16												
17												
18												
19												
20												

续表

药品	齐多夫定（AZT）300 mg/片		富马酸替诺福韦酯(TDF)300 mg/片		拉米夫定（3TC）300 mg/片		奈韦拉平（NVP）200 mg/片		施多宁（EVF）600 mg/片		克力芝（LPV 200 mg＋RTV 50 mg）	
上转												
日期	发放	结存	发放	结存	发放	结存	发放	结存	发放	结存	发放	结存
21												
22												
23												
24												
25												
26												
27												
28												
合计												

附录6 检测样本的采集、保存与运输要求

如当地具备 $CD4^+$ T 淋巴细胞计数、HIV-1 病毒载量和 HIV-1 基因型耐药检测的能力，则采样后直接进行相应检查；如当地不具备上述检测能力，采样后需按要求保存、处理样本，并及时将样本送到具备相应检测能力的机构。

1. 样本编码和记录要求

(1) 应制定样本编码的标准操作程序，规定样本编码的原则和方法，为样本制定唯一性编码(编号)，保证其唯一性。

(2) 采血前，先对试管进行标记，核对后编码。要将标签贴在试管的侧面，推荐使用预先印制好的、专门用于冷冻储存的耐低温标签。采血管的信息标识应清晰可辨，标明样本的唯一性编码或受检者姓名、种类和采集时间。

(3) 应使用专门的样本记录本或登记表记录样本信息，同时录入电脑保存。

2. 样本采集要求

(1) 合适的抗凝剂：可选用 EDTA 钠盐或钾盐、枸橼酸钠，不可使用肝素，因为肝素不利于后续的检测工作。

(2) 合适的采血量：按照真空采血管的容积水平采样，过多或过少均会影响抗凝剂的最终有效浓度，$CD4^+$ T 淋巴细胞计数检测采血 3~5 mL，HIV-1 病毒载量检测采血 6~8 mL，HIV-1 基因型耐药检测采血 4~5 mL。

(3) 样本的混匀。轻轻颠倒混匀 6~8 次，充分混匀血液和抗凝剂，防止血液凝固。

(4) 采血过程中注意观察患者是否有血脂过多、黄疸等情况，血脂过多、黄疸等情况会对病毒载量检测结果产生影响，对这类患者，建议空腹采血。

(5) 采血完成后的穿刺针头必须丢弃于放置尖锐危险品容器内，妥善处理，防止发生职业暴露。

3. 样本保存、处理要求

(1) 用于 HIV-1 病毒载量检测和 HIV-1 基因型耐药检测的样本：采血后 6 h 内离心分离血浆(1500~3000 r/min 离心 15 min，上层即为血浆)，将分离的血浆置于 2 mL 冻存管中，分 2 管分装，每管不少于 1.5 mL；分离过程中注意避免溶血情况的发生。4 天内进行检测的可存放于 4 ℃环境，3 个月以内检测的应存放于 -20 ℃以下环境，3 个月以后检测的应置于 -70 ℃以下环境保存。血浆样本冻融不应超过 3 次。

(2) 用于 $CD4^+$ T 淋巴细胞计数检测的全血：应保存在室温(18~25 ℃)，避免极端温度(零下或大于 37 ℃)，并需要及时送检，确保 48 h 之内完成检测；如果用 CD45 圈门进行检测，则可延长检测时间至 72 h。

4. 样本运输要求

全血、血浆的运输应符合生物安全要求，可参照《可感染人类的高致病性病原微生物菌(毒)种或样本运输管理规定》(卫生部令第 45 号，2006 年 2 月 1 日起施行)。

(1) 血液样本运输时应采用三层容器对样本进行包装。

第一层容器：直接装样本，应防渗漏。样本应置于带盖的试管内，试管上应有明显的标

记,标明样本的唯一性编码或受检者姓名、种类和采集时间。在试管的周围应垫有缓冲吸水材料,以免碰碎试管。

第二层容器:容纳并保护第一层容器,可以装若干个第一层容器。要求不易破碎、带盖、防渗漏,容器的材料要易于消毒处理。

第三层容器:容纳并保护第二层容器的运输用外层包装箱。外面要贴上醒目的标签,注明数量、收样人和发件人及联系方式,同时要注明"小心轻放""防止日晒""小心水浸""防止重压"等字样,还应易于消毒。

(2)随样本应附有与样本唯一性编码相对应的送检单,要按各项检测的规范要求填写相应的送检单,信息填写要完整、清晰、规范,送检单放置在第二层容器和第三层容器之间。

(3)用于HIV-1病毒载量检测和HIV-1基因型耐药检测的样本:在 $-20\ ℃$ 以下运输,容器中加冰袋,避免样本融化。

(4)用于$CD4^+$ T淋巴细胞计数检测的样本:需要及时送检,样本应保持在室温环境(18~25 ℃),无须加冰袋;高温季节,运输过程中使用隔热容器储存样本。

(5)运输样本必须有记录。

(6)运输样本的同时,向样本检测实验室发送电子送样单。

附录7 CD4⁺T淋巴细胞计数送检单

送检单位：　　　　　　　　　样品种类：　　　　　　　　　送检日期：　　年　　月　　日

采样时间			送检编号	姓名	性别	年龄	送检人群	确认时间	确认报告编号	目前是否接受抗病毒治疗		是否初次送检		上次送检时间 月　日	上次检测结果
月	日	时								是	否	是	否		

附录 8 HIV-1 病毒载量检测送样表

送样单位：　　　　　　　　　　　　　　　　送样时间：

序号	送检编号	姓名	性别	出生日期	确认日期	是否正在接受抗病毒治疗	抗病毒治疗编号	抗病毒治疗开始时间	采样时间	此两栏由收样单位填写	
										序号	收样编号

送样人：　　　　　　　　　　　　　　　　收样人：　　　　　　　　　　　　　　　　收样时间：

附录9 HIV-1基因型耐药检测送样单

申请单位：　　　　　　　　　　　送样人：　　　　　　　　　　　送样日期：

序号	患者姓名	性别	出生年月	抗病毒治疗编号	抗病毒治疗开始时间	采样日期	病毒载量基线载量值，如未做，可不填)	最近一次病毒载量检测时间	最近一次病毒载量结果/(copies/mL)	治疗方案
1										
2										
3										
4										
5										
6										
7										
8										
9										
10										
11										
12										
13										
14										

注：1. 送检样品为采集的EDTA抗凝全血分离的血浆两管（每管至少1.5 mL），送检前血浆冻存在-20 ℃冰箱，低温运输。
2. 请在拟采样前至少3天联系检测实验室并传送本送样单电子版，以确保有人员接收和处理样品。

附录10 二线药换药申请单

治疗单位		治疗编号		性别		年龄	
起始治疗时间		初始治疗方案				治疗时间	
换药情况				依从性			
				其他			

患者情况

时间				耐药报告* 　年　月　日						
CD4 细胞报告				NRTI					INSTI	
				AZT	3TC	TDF	FTC	d4T	RAL	DTG
时间										
病毒载量报告										
	毒副作用									
肾功能				NNRTI				PI		
血常规	红细胞：		白细胞：	EFV	NVP	RPV	ETR	LPV/r	ATV	DRV
	血红蛋白：		血小板：							
肝毒性指标	ALT	AST	TBIL	DBIL						
	□腹泻　□血脂异常(TG：　　TC：　　LDL-C：　　HDL-C：　　)　□皮疹									
其他，请描述										

处理意见（专家填写）

1. 继续原方案，加强依从性教育		2. 更换治疗方案	
3. 转入上级医院治疗			

专家签字：　　　　　　　　　　　　　　　年　月　日

治疗单位		治疗编号		性别		年龄	
起始治疗时间		初始治疗方案				治疗时间	
换药情况				依从性			
				其他			

附录 11 督导评估表

评估内容	具体要求或解决办法	评分依据和建议	考核方法	评分	备注
政策制定和落实（24分）	医院应成立领导小组，并定期召开协调会议	共2分。成立领导小组，得1分；定期召开协调会议，得1分	查看原始文件和会议记录		
	明确医院各相关部门抗病毒治疗工作职责、工作流程，并且做到流程图上墙	共8分。抗病毒治疗门诊、药剂科、检验科、其他相关科室有抗病毒治疗相关工作职责各得1分；有治疗相关工作流程，并且流程图上墙1分（该项共计4分）（该项共计4分）	查看原始文件、资料，现场查看流程图是否上墙		
	建立抗病毒治疗工作考核与激励机制	共4分。有抗病毒治疗工作考核机制，每半年组织1次考核，得2分；有抗病毒治疗工作激励机制并落实，得2分	查看原始文件、工作记录；访谈医院领导、科室主任、医务人员		
	定期向领导汇报抗病毒治疗工作	共4分。每半年向本级卫生行政主管部门请示、汇报抗病毒治疗工作，每汇报1次得1分，共2分；每季度向分管院领导请示，汇报抗病毒治疗工作，每汇报1次得0.5分，共2分	查看资料；访谈工作人员		
	省、市级定点医院需成立抗病毒治疗专家组，非主导或参与抗病毒治疗工作督导，督导后采取跟进措施（县区级不考核该项）	共6分。成立抗病毒治疗专家组，得2分；每组织或参与1次督导得1分，共2分；督导后采取跟进措施得2分	查看原始文件、督导报告等资料		

续表

评估内容	具体要求解决办法	评分依据和建议	考核方法	评分	备注
诊疗环境（6分）	由于艾滋病的特殊性，为消除患者的顾虑，诊疗环境应有利于保护患者的隐私	共2分。有专门的咨询室，即门诊和咨询室不是同一房间，得1分；医务人员在独立的诊室诊疗患者，即能保证每次不超过1名患者在场，得1分	现场查看		
	具有接收患者住院并处理合并症、不良反应的能力	共2分。能提供艾滋相关疾病的住院服务，得2分	现场查看		
	具有符合保密管理要求的档案管理室/柜	共1分。有单独的，具有防盗功能的档案室，或者带锁档案柜，得1分	现场查看		
	为了防止医院内交叉感染，必须在诊室中有预防和控制结核病传播的措施	共1分。诊室配备紫外线消毒设备，并定期消毒，得1分	现场查看，翻阅原始消毒记录		
人员能力建设（8分）	治疗人数超过150人的治疗点，需配备1名专职医护人员。根据治疗人数的增加，应适当增加治疗点工作人员数量	共4分。按两种情况分别打分：①治疗人数超过150人的治疗点，配备1名专职医护人员，做到得2分；能根据增加治疗人数适当增加治疗点人员数量，得2分。②治疗人数不超过150人的治疗点，医护人员投入抗病毒治疗工作的累计工作时长占50%以上的，得4分；占30%~50%的，得2分	访谈工作人员		
	医务人员必须经过规范化的培训，具有从事艾滋病抗病毒治疗的资质，才能从事艾滋病抗病毒治疗工作	共2分。临床医生到省或省级以上医疗机构接受不低于2个月的有关艾滋病诊治方面的专项学习，得2分；进修学习不足2个月的，得1分	访谈工作人员		
	有明确的人员分工，抗病毒治疗各环节有相应的责任人	共2分。有相应的责任人，得1分；人员有分工且有明确的工作职责，得1分	查看原始资料，访谈医生		
患者治疗管理（34分）	在开始抗病毒治疗前，安排至少3次咨询，以加强依从性教育。依从性评估合格后，方能入组治疗	共5分。每安排1次依从性教育得1分，共计3分；进行依从性评估，确定患者治疗意愿后才开展治疗，得2分	查看原始资料，访谈医生，抽查10份原始病历		

续表

评估内容	具体要求或解决办法	评分依据和建议	考核方法	评分	备注
	对于依从性评估合格的患者，应对其治疗适宜性（是否存在需要先处理的临床疾病或病状况）和基线实验室指标（CD4细胞计数及肝、肾功能等）进行评估	共5分。1例患者看临床评估、CD4细胞计数结果、肝、肾功能等一般检查结果，得0.5分	查看10份原始病历资料、访谈医生		
	新入组治疗患者第一年完成7次随访，以后每年完成4次随访。每年至少检测1次CD4细胞计数和病毒载量	共10分。1例1例患者随访、CD4细胞计数和病毒载量检测达标，得1分	查看10份原始病历资料、访谈医生		
	每例患者，每年完成1次病情随访，每年进行1次结核病筛查，有可疑症状者，进行结核病检查	共5分。随访次数每单达标1例患者，得0.5分			
患者治疗管理（34分）	有必要时协助患者转介到妇幼保健院、美沙酮门诊、上级抗病毒治疗定点医院等机构	共1分。能及时为患者提供转介服务，得1分	访谈医生		
	患者超过规定时间7天仍未来定点医院复查、取药，定点医院应通知随访人员及其家属，劝说患者及时复诊	共4分。有具体措施，得2分；按措施进行实施，得2分	访谈医生、了解工作流程		
	每季度对治疗中失访患者进行脱失原因分析，并及时把名单入组反馈给CDC	共2分。每季度有原因分析，得1分，少分析一次得0.5分；每季度将名单反馈给CDC，得1分，少反馈一次得0.5分	现场查看资料、访谈医生		
	每季度对治疗中死亡患者进行死亡原因分析，并及时把名单反馈给CDC	共2分。每季度有原因分析，得1分，少分析一次得0.5分；每季度将名单反馈给CDC，得1分，少反馈一次得0.5分	现场查看资料、访谈医生		
CD4细胞计数、病毒载量、耐药检测样本采集、保存、运输（4分）	样品管信息标识清晰可辨。标明样本的唯一性编码或受检者姓名、种类和采集时间；有信息完整的送检单	共2分。10份标本标识全部合格，得1分；有完整送检单得1分	查看现场或检测实验室；抽查10份标本；查看资料		

续表

评估内容	具体要求或解决办法	评分依据和建议	考核方法	评分	备注
CD4细胞计数、病毒载量、耐药检测样本采集、保存、运输（4分）	合适的抗凝剂，合适的采血量（CD4细胞计数检测采血3~5 mL，病毒载量检测采血6~8 mL，耐药检测采血4~5 mL），充分混匀血液和抗凝剂，防止血液凝固	共2分。10份标本采血量、保存、运输全部合格，得2分；否则不得分	访谈检测实验室工作人员；查看实验室资料；现场抽查10份标本进行查看		
	CD4细胞计数检测的全血，18~25 ℃保存，48 h之内完成检测；病毒载量和耐药检测样本，采血后6 h内离心分离血浆（1500~3000 r/min离心15 min），血浆置于2 mL冻存管中，分2管分装，每管不少于1.5 mL；4天内检测的存放于4 ℃环境，3个月以内检测的置于−20 ℃以下环境保存，3个月以后检测的置于−70 ℃以下环境保存				
	CD4细胞计数检测的全血，18~25 ℃运输；病毒载量检测和耐药检测样本，−20 ℃以下运输				
药品管理（12分）	由药剂科门诊发放药品，患者凭处方签字后领药	共5分。药剂科/艾滋病门诊处方到药剂科/艾滋病门诊保留药领处方，得1分；药剂科/艾滋病门诊诊留患者的处方，得1分；患者在"艾滋病免费抗病毒药品发放登记表"上签字，得2分	现场查看抗病毒药物的管理流程、药剂科/艾滋病门诊处方和免费抗病毒药品发放登记		
	药剂科有药品出入库记录和药品发放记录，同时做到账物相符	共2分。药剂科药品数量与药房药品数量与药房明细相符，得1分；库房药品数量与入库记录相符，得1分	现场查看药品出入库记录，核对库房和药房药品数量是否和记录相符		

续表

评估内容	具体要求或解决办法	评分依据和建议	考核方法	评分	备注
药品管理（12分）	药品保存条件（温度、湿度、空间、安全性等）达标	共1分。温度、湿度符合要求，药品摆放在柜子或架子上，药品安全有保障，得1分	现场查看抗病毒药品的保存条件		
	按要求进行药品计划制订和上报	共2分。按时上报药品计划得1分；当年患者药品使用未出现中断和药品过期报废，得1分（注：如果因省级或者市州级下发方面的原因，导致药品使用中断或药品过期报废则不扣分）	访谈本级和上级药品管理员，现场查看药品痕迹资料		
	药品及时下发到下级医疗机构	共2分。查看药品发放机构的药品出入库记录，收到药品后1周内下发到下级医疗机构，得2分；1个月内下发，得1分（注：不承担发药品的机构不考核此项）	查看药品领取和下发记录、回执等资料		
	医院与艾防医护人员签署"保密协议书"，并存入单位档案	共2分。医院与艾防医护人员签署"保密协议书"，得2分	查看原始资料		
档案管理（12分）	患者开始治疗前应有身份证复印件、确证阳性结果告知书（或复印件）、免费治疗知情同意书、转介单、免费抗病毒治疗结果报告单（有检测机构盖章）、CD4细胞计数检测结果报告单及其他常规检查结果报告	共5分。抽查1份病中各项资料齐全，得0.5分；抽查10份，均齐全，得5分	抽查10份在治患者病历档案		
	患者开始治疗后，及时填写"成人/儿童基本情况及用药表"和"艾滋病免费抗病毒药品发放登记表"（患者签名），每次随访应填写"成人/儿童随访及用药记录表"，每年完成1次"个案随访表"	共5分。核对信息系统中资料与原始病历资料的一致性。1份病历一致，同时录入日期表填写小于5个工作日，得0.5分；10份均一致，得5分	抽查10份在治患者病历档案，同时录入网络资料与档案的一致性		
	患者相关资料在工作开展后5个工作日之内及时、准确地录入艾滋病管理信息系统				

附录12 湖北省流动艾滋病患者抗病毒治疗管理方案（试行）

艾滋病患者一旦启动抗病毒治疗，要求终生按时服药，对患者治疗管理要求较高；流动艾滋病患者因为长期不在户籍地，现住址又经常变动，治疗管理难度较大，流入地对无当地暂住证的患者，往往不提供抗病毒治疗。《湖北省遏制艾滋病传播行动计划（2020—2022年）》（鄂卫通〔2020〕23号）对流动艾滋病患者的抗病毒治疗工作提出了要求。为规范湖北省流动艾滋病患者的抗病毒治疗工作，提高患者的治疗比例和治疗依从性，降低传播风险，依据《国家免费艾滋病抗病毒药物治疗手册》（第四版）和《艾滋病病毒感染者随访工作指南》（2016年版），制定本方案。

一、工作目标

规范湖北省流动艾滋病患者异地抗病毒治疗流程，提高患者抗病毒治疗比例和依从性，提高患者规范治疗率和治疗成功率，抑制患者病毒载量，降低传播风险。

二、工作内容

（一）患者出入组管理

1. 患者入组申请

符合异地治疗纳入标准的流动艾滋病患者（附件1），可以向流入地的艾滋病抗病毒治疗定点医疗机构（武汉市只能选择武汉大学中南医院/武汉市金银潭医院）提交异地治疗申请书（附件2）；户籍地疾控中心/原治疗机构向流入地治疗机构提交患者治疗转介卡（附件3）、确证报告、身份证、租房或社保证明、有效联系方式等相关资料，申请在流入地接受抗病毒治疗、随访管理。

一般分为以下3种情况：一是患者已在户籍地接受抗病毒治疗，但目前长期居住在流入地；二是患者长期居住在流入地，在户籍地未接受抗病毒治疗；三是患者因特殊原因，需在流入地快速接受抗病毒治疗。

2. 治疗机构审核

流入地治疗机构在收到患者治疗转介卡、确证报告、异地治疗申请书等相关资料5个工作日内进行资料审核，审核不通过的退回重新补充资料；资料审核通过的，安排后续治疗准备。

3. 患者退出标准

如患者治疗过程中出现死亡、无明确原因连续3个月不能按照要求接受流入地随访管理等情形时，在与户籍地疾控中心沟通后可视为退出治疗。

（二）抗病毒治疗管理

省级定点医院按照《国家免费艾滋病抗病毒药物治疗手册》的要求为患者开展基线临床检查和实验室检测，评估临床适宜性；同时进行抗病毒治疗依从性教育和依从性评估。为符合治疗条件的患者开展抗病毒治疗和随访检查，定期为患者提供CD4细胞计数和病毒载量等检测，并及时将患者治疗相关信息录入传染病监测系统。

(三) 疫情随访管理

户籍地疾控中心/定点医疗机构按照《艾滋病病毒感染者随访工作指南》要求，定期对流动患者进行疫情随访(可电话随访)，提供咨询和心理支持服务；并及时将随访信息录入传染病监测系统。

三、工作职责

(一) 流入地定点医院

(1) 负责流动艾滋病患者的抗病毒治疗和治疗随访。

(2) 及时向户籍地疾控中心/定点医疗机构反馈流动患者接受抗病毒治疗情况，以及患者 CD4 细胞计数检测、结核病筛查等相关信息，如患者配偶/固定性伴在流入地，则动员患者配偶/固定性伴到医院检测。

(二) 户籍地疾控中心/定点医疗机构

(1) 负责本地户籍，但在外地工作/居住的流动艾滋病患者的健康教育、治疗动员，治疗转介和转诊协调。

(2) 负责流动艾滋病患者的疫情随访、配偶检测等，定期与流入地定点医院沟通患者 CD4 细胞计数检测、结核病筛查、配偶检测和抗病毒治疗等相关信息。

四、组织领导与管理

(1) 省疾控艾防中心负责流动艾滋病患者抗病毒治疗工作的总体协调和质量管理工作。

(2) 艾滋病抗病毒治疗定点医院确定一位工作人员，具体负责流动艾滋病患者抗病毒治疗管理工作，以及与各级疾控中心的协调联络工作。

(3) 根据定点医院治疗管理流动艾滋病患者的人数，下发检测试剂和免费抗病毒药品，按标准每年安排一定的流动患者治疗管理专项经费。

五、评估

省疾控艾防中心定期对流动艾滋病患者治疗情况进行督导，发现问题及时与各级进行协调处理；定点医疗机构定期对本机构流动艾滋病患者的治疗相关情况进行分析，并将情况反馈给省疾控艾防中心。

附件1　流动艾滋病患者异地治疗纳入标准
附件2　流动艾滋病患者异地抗病毒治疗申请书
附件3　流动艾滋病患者异地抗病毒治疗转介卡
附件4　流动艾滋病患者治疗管理登记表

附件1　流动艾滋病患者异地治疗纳入标准

本方案中所指流动艾滋病患者必须同时满足以下四个条件：

(1)艾滋病确证实验室确证 HIV 阳性，如为外省报告，则需再次 HIV 初筛阳性(提供确证报告复印件)。

(2)因各种原因暂时未办理流入地暂住证，但每年至少有6个月在流入地内居住(提供租房证明或社保证明复印件)。

(3)户籍地为湖北省(提供身份证复印件)。

(4)患者自愿选择到流入地抗病毒治疗定点医疗机构治疗，并签署治疗申请书。

附件2　_____(市/县/区)流动艾滋病患者异地抗病毒治疗申请书

本人_____，身份证号码_____，于____年____月____日，在_____确证实验室确诊为 HIV 阳性。本人长期在_____工作/居住，因_____原因，暂未办理当地暂住证，不符合当地免费抗病毒治疗条件。为方便就近治疗，特申请到_____医院接受抗病毒治疗，并尽快办理暂住证。

本人承诺治疗期间按医生要求定期复查、取药，按医嘱定时服药；主动动员配偶/固定性伴到现住址定点医院/疾控中心接受 HIV 筛查；并配合接受户籍地疾控中心工作人员的随访；如现住址发生改变将及时和户籍地疾控中心工作人员联系。若违反上述规定，则自愿放弃免费治疗机会，同时将治疗信息转回户籍地。

申请人：
年　月　日

附件3　流动艾滋病患者异地抗病毒治疗转介卡

_____医院：

现有我地一位艾滋病患者_____，身份证号码_____，因长期在_____工作/居住，为方便就诊，该患者申请到贵机构接受艾滋病抗病毒治疗，请提供相关服务。

如有疑问，请与本单位联系。

联系人：　　　　　　　　　联系电话：

感谢贵单位大力协助！

转介单位公章
年　月　日

附:患者相关信息

患者感染途径_____,有/无配偶,配偶长居地_____,最近一次配偶检测情况_____。

既往是/否已开展治疗的患者,如已开展治疗:

抗病毒治疗编码_____

开始 ART 时间:_____,治疗方案:_____

有/无更改药物,更改药物时间:_____

更改原因_____,目前治疗方案_____

最近一次 CD4 检测时间:_____结果:_____/μL;

最近一次病毒载量检测时间:_____结果:_____copies/mL;

最近一次胸片检测时间:_____结果:_____;

目前患者手上的药大概可以用到:_____年____月____日。

附件 4 流动艾滋病患者治疗管理登记表

抗病毒治疗编码	户籍地	转入本机构治疗时间	配偶所在地(1.流入地;2.户籍地;3.无配偶)	配偶HIV筛查结果(1.未检;2.阴性;3.确证阳性;4.户籍地筛查)	结核检查结果(1.未检;2.阴性;3.阳性;4.户籍地筛查)	检查结果/检验单是否反馈给户籍地